人間の尊厳と遺伝子情報

ドイツ連邦議会審議会答申

人間の尊厳と遺伝子情報

現代医療の法と倫理（上）

松田 純 監訳

中野真紀・小椋宗一郎訳

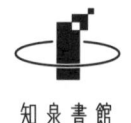

知泉書館

凡　例

(1) 本書はドイツ連邦議会のもとに設置された「現代医療の法と倫理」審議会が2002年5月に取りまとめ，公表した最終報告書（議会への答申）Deutscher Bundestag Referat Öffentlichkeit (Hrsg.) *Enquete-Kommission. Recht und Ethik der modernen Medizin. Schlussbericht*. Berlin. 2002. の翻訳である。同審議会事務局から翻訳の許可を得ているが，翻訳の責任はすべて監訳者にあり，ドイツ連邦議会にも審議会にもない。テクストは

　　http://www.bundestag.de/parlament/kommissionen/archiv/medi/
　　index.html

からもダウンロードすることができる。

(2) 章節番号について

　原書では章節番号の階層が最高7段階まであり，そののままでは分かりにくいため，独自の章節構造に改めた。巻末の原書目次でたやすく対応を照合できる。原答申の内容はいっさい変更していない。

(3) 注について

原注のうち単なる出典注は巻末に一括し，1），2）で表示した。内容を含む注は脚注とし，i），ii）で表示した。訳注は脚注にして，＊で，同一頁に複数あるときは＊1），＊2）で表示した。

(4) その他

・原書の強調は傍点・・・で表した。ゴチック部分はそのままゴチックとした。
・訳者による補足は〔　　　〕で表した。
・原書における文献の発行年などの間違いは，分かる範囲で適宜修正した。

日本語版への序文

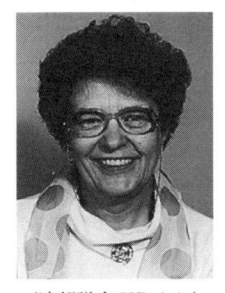
（連邦議会 HP より）

本審議会長である私にとって，審議会答申の日本語訳に序文を書かせて頂くことは特別な栄誉であり，魅力的なことです。

本答申の位置を正しく理解して頂くために，この答申はドイツ連邦議会の決定を先取りするのではなく，その決定のための準備とならなければならないということを指摘しなければなりません。本審議会の任務は，連邦議会議員が自然科学研究の複雑な事態とその評価をめぐるさまざまな対立について，みずからすばやく方向を見定め，独自の判断をなしうるために奉仕することです。自然科学の発展の見通しについての倫理的・法的な評価に関して，賛否こもごものさまざまな見解が提示され，それらが審議会の視点から整理されています。最終的な判断とそこから帰結する立法は議会の仕事であったし，いまもそうです。

ドイツでは生命倫理学をめぐって単に専門委員会の場だけではなく広範な公衆が参加して非常に情熱的に議論されてきました。その議論はドイツの精神史と政治史とに関わる次のような特徴を示しています。

(1) 生命倫理学をめぐる論争においては，人間の尊厳の尊重と保護がくりかえし論じられます。人間の尊厳をけっして侵害してはならないという禁止は，1949年発効のドイツ憲法の第一の基本的な規範です。その規範はドイツ基本法第1条として，個々の基本的な諸権利の目録の冒頭にあって，これら諸権利を法倫理学的に根拠づけています。人間の尊厳を侵害しないという絶対的な禁止は，ナチズム国家とそれがわたしたちの上にもたらした戦慄を歴史的に経験するなかから成立しました。わたしたちの憲法の第1条はナチズム体制が具現した道徳的ニヒリズムからの方向転換を指し示

す道標です。このことは，人間はだれもが個人として尊重されるという基本的な要請が尊重されるべきことを教えた哲学者イマヌエル・カントの定式化に立ち返ることによって生じました。ドイツの集団的な歴史的経験を背景にして，とりわけまた科学と科学者たちが国家社会主義体制にそそのかされて誤用されるがままになってしまったことを知り，国家の行為は法倫理学的よりどころを断念するわけにはいかないという洞察に達したために，生命倫理学をめぐるドイツの議論はとりわけ先鋭化しました。

(2) 同時にまた，現代の世俗化された国家制度は世界観的には中立であるため，個人的な信条や確信と，国家公民のすべてに妥当する権利との間を走る境界線を首尾よく維持しなければなりません。倫理と法との間に同一性があってはなりませんが，しかし国法を納得のいく正当なものとして示し自発的に従わせるような連絡線がなければなりません。このことを本審議会ははっきりと認識していました。それゆえ倫理的諸規範の一領域を画定することが重要でした。それら諸規範はたしかにその根をドイツとヨーロッパの精神史的・宗教的な伝統のなかにもってはいますが，しかしそのような伝統をもたない人々においても承認されるような規範です。憲法のなかに表現され憲法解釈を規定するような公共倫理のこうした領域に，立法者は依拠しなければなりません。何かを命じたり禁じたりしようとする場合は，そこに基づかなければなりません。自由を制約するような法律はどれも憲法に即して正統化されなければなりません。すなわち法倫理学的にも正統化されなければなりません。このことはとりわけ学問研究に当てはまります。というのも，学問研究は基本権として保証された自由を拠り所にすることができ，ドイツの憲法によれば，その限界は憲法そのものへの忠誠においてのみ見いだせるからです*)。

(3) ドイツにおける生命倫理学をめぐる議論の特徴の最後は，宗教戦争の経験とその破滅的な影響をともなったカトリックとプロテスタントとの共存という何百年にもおよぶ長い伝統に発しています。この伝統はおそらく論争しあう者どうしの付き合い方についての説明にもなるでしょう。同様に，長い激論の末に，本審議会においても連邦議会においても，ある一

---

*) ドイツ基本法第5条「(3) 芸術と学問，研究と教授は自由である。教授の自由は憲法への忠誠を免れるものではない」。

つの理解を探す営みが多数を占めるに至りました。それによって，しばらくの間ではあっても，法的状況を安定させることができました。この熱心な試みが勝利したとしても，それは単純に多数派の意見を少数派に対して押しつけ，敗者を法への責任から排除するのではなく，みずからが共有しえなかったさまざまな見解，もしも黙殺したら主張者の権利を侵害することになるような見解にも配慮します。もっとも，このような認識のなかでも，誰もが完全に満足するような法規則をつくれるわけではありません。しかしながら，ドイツのように人口が密集しそれぞれが隣り合わせで暮らしている国では，別の考え方をする者との平和的な隣人関係は大切であり，それを維持するために自己主張をある程度制約することも必要です。

　わたしたちは生命倫理学的議論における自分たちの道を唯一の正しい道とはみなしていません。それぞれの社会，それぞれの国民は提起された諸問題に対して，その社会に固有の伝統にふさわしい答え，その社会成員が納得できる答えを見いださなければなりません。とはいえ学問研究はとうに国際的に相互に結びついてしまっています。世界的に統一した法規則が開発される前に，少なくとも一つのことが差し迫った課題です。それはわたしたちが互いに理解しあうよう努めなければならないということです。

　2003年6月
　　　　第14期ドイツ連邦議会「現代医療の法と倫理」審議会長
　　　　　　　　マルゴット・フォン・レネッセ

監訳者まえがき

―――――

ドイツ連邦議会「現代医療の法と倫理」審議会と，
その答申について

1 「現代医療の法と倫理」審議会

日本では生命倫理に関する各種審議会は文部科学省や厚生労働省など各省庁に設置され，省庁をまたぐ総合的な戦略に関わるテーマについては，最終的に首相直属の総合科学技術会議に諮られるケースが多い。ドイツにおいても関連省庁のもとに各種審議会が設置されているが，基本原則から議論し法制化が必要な問題については連邦議会のもとに審議会（Enquete-Kommission アンケーテ・コミシオーン）が設置される。アンケーテ・コミシオーンは外務，国防などの常設委員会（ständiger Ausschuss）とは違って，「包括的で重要な諸案件の複合について立法的な決定を準備する課題をもつ」（連邦議会法第56条）。日本の省庁のもとに設置される審議会では，委員はすべて担当大臣によって任命されるため，すでに結論と筋書きができているのではないかと思われる場合がないわけではない。その点，議会のもとに審議会を設置するのは，政府主導ではなく，議会制民主主義の原則によりいっそう沿っていると言える。

　第14期（1998-2002年）ドイツ連邦議会は2000年3月24日，「現代医療の法と倫理」審議会を設置した。日進月歩の現代医療と生物医学が提起するさまざまな法的・倫理的問題を検討し，議会と政府に対して立法的・政策的提言を行うことを目的とする。「設置の趣旨」は本審議会の課題をこう

述べている。

「公共の議論を深め，政治的な決定の準備をするために本審議会は次の課題をもつ。医療の将来問題に関して，この問題に関わるさまざまな社会的なグループや制度，団体ならびに教会に適切に配慮しながら，倫理的な評価や社会的な取り扱い方について提言し，立法的・行政的な行動のための提言を仕上げること」。

委員は26名で構成され，半数が連邦議会議員，もう半数が議員以外の学識経験者である。後者は医学，自然科学，法学，神学，哲学，社会科学などの諸分野の専門家からなり，学際的な構成となっている。委員数は議席数に応じて各党派に割り振られる。社会民主党（SPD）が6人の議員と6人の学識経験者を推薦できる。同様に，キリスト教民主／社会同盟（CDU/CSU）が4議員＋4学識経験者，緑の党／90年連合，自由民主党（FDP），民主社会党（PDS）がそれぞれ1＋1である。議員については代理が認められている。常設委員会とは違って，議員でない学識経験者も議員と対等に議論に参加できることが確認されている。連邦議会ホームページ資料編（凡例1）には代理を含むすべての委員のプロフィールが掲載されている。

会長はSPDのマルゴット・フォン・レネッセ議員[1]が務めた。彼女は1940年ベルリン生まれの法学者。裁判官を経て，連邦議会議員。4人の子の母。彼女は設置にあたって，審議会が扱うテーマについて「公衆ができるだけ幅広く議論に参加できるように配慮しなければならない」と抱負を述べていた。実際の審議経過のなかで，外部から各分野の専門家を招聘し，諸団体からも意見を聴取した。そうしたヒアリングの前に，準備として詳細な所見や論文などを有償で提供してもらい，多様な情報と幅広い意見聴取に努めてきた。また「26人の委員は党派的にだけ区分されるのではなく，

---

[1] マルゴット・フォン・レネッセ（Margot von Renesse）は2002年9月の総選挙には立候補せず，現在は議員職を離れている。しかしドイツにおける彼女に対する評価は依然高く，2002年11月，民主的法治国家の発展に寄与した者に与えられる「アーノルド・フライムート賞」を受賞した。家庭・子供・女性問題への取り組みや本審議会長としての活躍などが授賞理由である。2004年6月24日には，ほぼ同様の理由で，ボーフム（ルール）大学福音神学部から名誉博士号を授与された。とりわけ現代医療の難しい諸問題のなかで，「倫理的に許される妥協点」を探る努力が高く評価された。

監訳者まえがき　　xiii

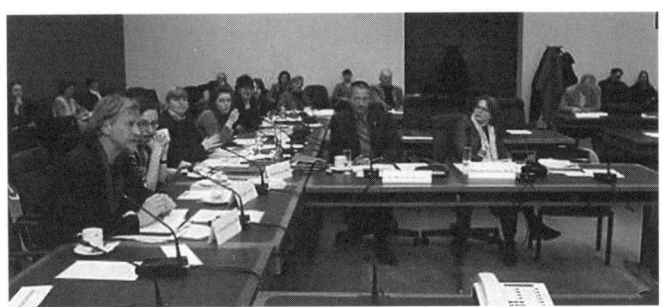

「現代医療の法と倫理」審議会　中央：ホネフェルダー委員一番左手：
ヴォダーク委員（SPD連邦議会議員）。手前が会長席（連邦議会HPより）

審議の対象にさまざまな視点からアプローチすること」を会長は期待した。「医学・人間科学における自然科学的な知と力能が急激に膨張する様を，抑制的・懐疑的・拒否的に見るか，それとも期待と希望と賛同をもって見るかは，所属する党派や職業，専門分野の背景によって前もって刻印されているわけでは必ずしもないから」というのがその理由である。

　審議会は2002年春までに最終報告書を議会に提出することを約束した。以来2年間にわたって精力的に審議を重ねてきた。審議会は原則非公開であるが，監訳者は委員の一人であるホネフェルダー教授[2]の紹介により2001年11月26日，帝国議事堂委員会室において特別に傍聴する機会を与えられた。議事に入る前に，マルゴット・フォン・レネッセ会長がわたしの傍聴を認めてよいかを委員に諮った。SPDのヴォダーク委員が即座に挙手し，"Herzlich　Willkommen！"（歓迎します）の一声を発した。それを受けて，会長が「これは国際的な議論の発展に貢献する」との意味づけを与え，傍聴を許可した。これにわたしがお礼を述べたあとで，議事に入った。

　当時，最終報告書の仕上げにむけて毎週月曜日にほぼ丸一日というハードな議事日程をこなしていた。この日は遺伝子情報をどうあつかうか（本訳書第Ⅱ部）が議題であった。すでにA4百数十ページの答申草案が出来ていた。これに対して数多くの修正が委員や事務局から事前に提案されて

　2）　ボン大学名誉教授。科学と倫理のための研究所長，生命諸科学における倫理のためのドイツ情報センター長。

いる。これらをパラグラフごとに一つずつ検討していく。和やかに終ることもあれば，激しい議論になることもある。ある程度議論しても一致しない時はすぐに挙手によって採決される。この光景を何度も目撃して，会長が設置にあたって述べていたことを思い出した。

「本審議会の答申に対する責任は最終的には審議会の多数派が担う。異なる意見の論拠と背景についても知らせるようにという連邦議会の要請には，次のことをもって応える。本審議会の答申は多数派の見解だけではなく，他の委員の異なる見解をも特別な意思表明や少数意見という形で含む〔例えば，答申G章1〕」。

その日は11時から始まって，昼休みもとらず15時すぎまで議論が続く。帝国議事堂レストランがワゴンでパンとコーヒーを運んできた。それを委員たちはそれぞれ自費で買って，パンを食べながら議論を続ける。なかには手弁当の人もいた。15時すぎから40分の休憩をとったのち，さらに19時まで議論が続く。休憩中にマスコミの取材が入った。会長は委員会室まえの廊下でテレビ局のインタヴューに答える。当時，ES細胞研究をめぐって本審議会の動向が注目されていたため，会長インタヴューは毎週放映されていた。

このような濃密な会議を毎週積み重ねて，2002年春最終報告書がまとめられ，5月14日連邦議会議長に手渡された[3]。同時にネット上でも公開さ

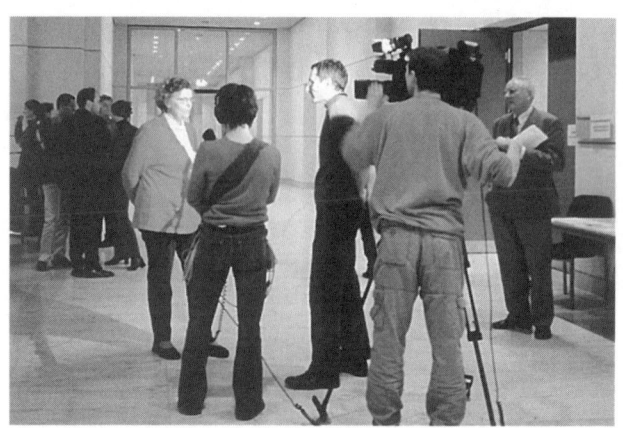

委員会室前でテレビ局の取材を受ける審議会長

れた。わたしは審議会を傍聴した際，他者に渡してならないことを条件に，その日の草案を渡された。最終報告書の「遺伝子情報」の章（C 2，本訳書第 II 部）をそれと比べてみると，かなりの変更がなされていて，精査と推敲の跡が窺われる。

2　答申の構成

答申全体の構成は以下のようである（詳細は巻末の原書目次参照）。

はじめに
A　序　　文

B　倫理的な準拠点と法的な準拠点
〔本訳書上巻第 I 部〕
1　人間の尊厳／人間の諸権利
2　個人倫理の準拠点と社会倫理の準拠点

C　テーマ別各論

3）　本審議会は答申をまとめた後，第14期連邦議会の任期満了とともに2002年9月に解散した。この種の審議会を再び設置するかについては議論があったが，第15期ドイツ連邦議会は2003年2月20日，新たに「現代医療の倫理と法」審議会の設置を，社会民主党（SPD），緑の党，キリスト教民主／社会同盟（CDU/CSU）の賛成多数で決定した。自由民主党（FDP）は設置に反対した。5月5日に新しい審議会が設置された。新会長は SPD のレネ・レシェペル議員（39歳，生物学士）。レシェペル議員は SPD 議員団のなかで178票中103票を獲得して会長に推薦された（2003年2月21日）。彼は生物医学研究の推進に好意的な党内勢力とヴォダーク委員のように研究に対して厳しい規制を主張する勢力との調整役を期待されている。

　副会長は CDU のフバート・ヒュペ議員である。ヒュペは着床前診断に対して強硬に反対している。CDU の別の委員トーマス・ラッヘル議員は生物医学研究の推進に好意的で着床前診断にも賛成である。このポストをめぐってキリスト教民主／社会同盟内では舞台裏で激しい奪い合いがあったという。

　議員委員13名中およそ3分の1の4人が再任されている。学識経験者13名中およそ半数の6人が再任されている。今後は医療資源の公正な配分，同意能力をもたない人を対象とした研究，ナノテクノロジーの利点，異種移植と生体移植をめぐる議論，終末期にある人の自己決定などを議論していくことが計画されている。新審議会については
http://www.bundestag.de/parlament/kommissionen/ethik_med/index.html 参照。

1　着床前診断〔受精卵診断〕〔本訳書下巻〕
2　**遺伝子情報**〔本訳書上巻第II部〕

D　議論と参加

〔以下Fまで本訳書下巻〕

1　民主主義的な諸要求
2　提　　言

E　残された課題

1　規則関係
2　横断的テーマ

F　倫理的議論をさらに前進させるための全般的な提言

1　作業方法と手続き
2　公衆との対話
3　ドイツにおける倫理的論争の構造と外国におけるそれ

G　付　　録

1　委員による特別な意見表明
2　委員による寄稿
3　文献一覧〔一部，本書巻末〕[4]

　当初はこれにさらに「バイオテクノロジーにおける知的財産（Schutz des geistigen Eigentums in der Biotechnologie）」〔いわゆる生物特許問題〕と「ES細胞研究」に関する章が予定されていた。しかし議会の決定を急ぐ必要から，知的財産についての章は2001年1月に，ES細胞研究についての章は同年11月に中間報告書として本体から切り離されて，連邦議会に提出され，公表された。このような措置によって答申のまとまりがなくなってしまうことを，審議会はかなりためらったが，結局は政治日程を

---

　[4]　本訳書は，「C　テーマ別各論」がそれぞれ独立したテーマであることふまえ，もとの構成を入れ替え，Bと「C2　遺伝子情報」を上巻『人間の尊厳と遺伝子情報』に，「C1　着床前診断」とD，E，Fを下巻『受精卵診断と生命倫理の合意形成』に配置した。遺伝子情報の取り扱いについて早めの対応が求められていると考え，これの翻訳を先行させたためである（そうこうしているうちに受精卵診断をめぐる情勢もにわかに再び緊迫してきたが）。生物特許とES細胞研究についての章が切り離されたように，Cはそれぞれ独立して扱えるテーマである。C1とC2との順序の入れ替えについて許容して頂けるものと思う。

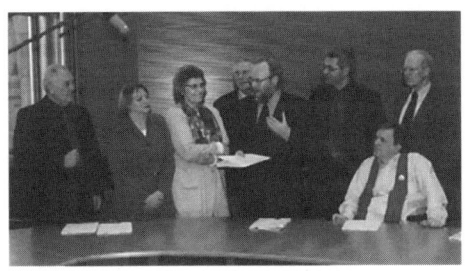

ES 細胞研究についての中間報告書を連邦議会議長に手渡すマルゴット・フォン・レネッセ会長と審議会委員　2001年11月（連邦議会 HP より）

優先せざるえなかった。この二つの中間報告書も含めれば，答申は全体として現代医療がもたらす法と倫理の諸問題をほとんど包括している。

　本答申はまず「B　倫理的な準拠点と法的な準拠点」（本書第 I 部）で，人間の尊厳と人権を民主主義国家の基本原理として確認し，ここから「自由と自己決定」，「同権と非差別」，「連帯と政治参加」の三つを社会倫理学的原理として展開している。

　「C　テーマ別各論」では，知的財産（生物特許）と ES 細胞研究に関する章が抜けたため，着床前診断と遺伝子情報の二大テーマとなっている。具体的な生命政策として，着床前診断の禁止，および遺伝子検査を厳密に規制する法律の制定を連邦議会に求めている。

　D では生命倫理・生命政策をめぐる公共的議論と政策決定過程のあり方が扱われた。とりわけ，政府や議会や国家のもとに設置される生命倫理委員会の形態と，それへの公衆の参画のありようが検討されている。

　E では時間切れで十分審議できなかったテーマ，今後の課題について問題点と検討課題が手短にまとめられている。主に，医療資源の配分，同意能力のない人に対する研究，ターミナル・ケアと安楽死，移植医療，医師―患者関係といったテーマである。

　F では本審議会の経験から得られた教訓と問題点について連邦議会にいくつかの提言を行なっている。意見の一致をみない場合の扱い方，公衆の参加の促進，生命倫理に関する国際的対話の促進等についての提言である。

3　わが国にとっての答申の意義

　本書は生命倫理(バイオエシックス)に関するドイツにおける議論を代表するものと言っていい。バイオエシックスはアメリカ生まれの学問である。それがヨーロッパや日本に輸入された。近年わが国において，アメリカ流のバイオエシックスに対する批判をよく耳にする。「自己決定と自己責任を原則とし，他人に害を及ぼさない限り個人の意思を最大限に認める自由主義が優勢」すぎるという批判である（米本昌平「人体と生命倫理　欧州の政策努力に学べ」毎日新聞2004年5月23日）。ヨーロッパとくに大陸系の生命倫理学はこれとは一味違う。その一つのモデルが「人間の尊厳」を基本に据えたドイツの生命倫理学である。日本の生命倫理がアメリカ流の価値観に一方的に流れることなく，「欧州での政策的対応を包括的に研究し，日本の参考とすべき」（米本，前掲寄稿）との指摘がされるなか，本書がその参照モデルの一つになれば幸いである。

松　田　　純

目　次

凡　例 　　　　　　　　　　　　　　　　　　　　　　　　　　v
日本語版への序文　　　　　　マルゴット・フォン・レネッセ　vii
監訳者まえがき　　　　　　　　　　　　　　　　　　　　　　xi

第Ⅰ部
人間の尊厳と人権
——現代民主主義国家と生命倫理の基礎——

第1章　人間の尊厳と人間の諸権利　　　　　　　　　　　　　　3
　Ⅰ　「人間の尊厳」概念の歴史とその根拠について　　　　　　4
　Ⅱ　国際法の概念としての「人間の尊厳」　　　　　　　　　　10
　Ⅲ　憲法の原則としての「人間の尊厳」　　　　　　　　　　　12
　Ⅳ　「人間の尊厳」の内容に関わる論点　　　　　　　　　　　17
　　1　「人間の尊厳」の保護は誰に対して妥当するか？　　　　18
　　　（付論）試験管内のヒト胚を扱う際の倫理的な規準　　　　19
　　　　　　ヒト胚は無条件の保護に値するという立場　　　　　20
　　　　　　ヒト胚は発達段階に応じて保護に値するという
　　　　　　立場　　　　　　　　　　　　　　　　　　　　　　21
　　　　　　共通点と差異　　　　　　　　　　　　　　　　　　23
　　2　人間の尊厳の保護はどんな内容をもつか？　　　　　　　23
　　3　「人間の尊厳」を保証することが他の基本的な諸権利
　　　　に対してもつ関係　　　　　　　　　　　　　　　　　　27

第2章　個人倫理の準拠点と社会倫理の準拠点　　　　　　　　31
　Ⅰ　法の基礎としての，道徳的確信と倫理的規準　　　　　　31

Ⅱ　医療における，合意可能な道徳的確信と倫理的規準　33
　　1　個人に関して　33
　　　1-1　道徳的な基本的な確信と基本的諸権利　33
　　　1-2　医療倫理学の諸原理　35
　　　1-3　研究倫理学の諸原理　37
　　2　社会的な相互性に関して　40
　　　2-1　制度倫理学としての社会倫理学　41
　　　2-2　諸構造についての倫理学としての社会倫理学　41
　　　2-3　正　義　42
　　　2-4　自由と自己決定　44
　　　2-5　同権と非差別　44
　　　2-6　連　帯　45
　　　2-7　参　加　47
　Ⅲ　法と倫理　47

第Ⅱ部
遺伝子情報

第1章　〔遺伝子検査と遺伝子情報をめぐる〕状況　51
　Ⅰ　関連諸科学をめぐる現状　51
　　1　発展の歴史と方法の開発　51
　　　1-1　概念の説明　51
　　　1-2　発展の歴史　53
　　2　応用と需要　55
　　　2-1　個人に対する，診断および予防を目的とした検査　58
　　　2-2　遺伝子集団検診（スクリーニング）　67
　　　2-3　薬理遺伝学的診断　71
　　3　将来的に予想される発展　75
　　　3-1　検査実施の拡大　75
　　　3-2　診断の可能性と治療の余地との間にある隔たり　75
　　　3-3　DNAチップ技術　76

Ⅱ　国内外の法的規制　　　　　　　　　　　　　　　　77

第 2 章　議論状況と評価　　　　　　　　　　　　　　　　83
　Ⅰ　全般的な視点　　　　　　　　　　　　　　　　　　　83
　　1　遺伝子情報の特殊性　　　　　　　　　　　　　　　83
　　2　知る権利と知らないでいる権利　　　　　　　　　　85
　　3　自発性の原理　　　　　　　　　　　　　　　　　　87
　　4　差別からの保護　　　　　　　　　　　　　　　　　90
　　5　情報保護　　　　　　　　　　　　　　　　　　　　92
　Ⅱ　特殊な適用分野，および特殊な問題をはらんだ領域　　96
　　1　遺伝子診断と職場医療　　　　　　　　　　　　　　96
　　　1-1　職場医療上の検査　　　　　　　　　　　　　　96
　　　1-2　職場医療における遺伝子検査の導入　　　　　　96
　　　1-3　法的規制　　　　　　　　　　　　　　　　　　98
　　　1-4　検査の目的　　　　　　　　　　　　　　　　　99
　　　1-5　技術発達の見通し　　　　　　　　　　　　　103
　　　1-6　基本的な保護目標　　　　　　　　　　　　　104
　　2　遺伝子診断と保険　　　　　　　　　　　　　　　107
　　　2-1　遺伝子検査とリスク査定　　　　　　　　　　107
　　　2-2　保険分野への遺伝子分析の導入　　　　　　　109
　　　2-3　法的規制　　　　　　　　　　　　　　　　　111
　　　2-4　将来展望　　　　　　　　　　　　　　　　　114
　　　2-5　保険分野における遺伝子検査利用の拡大がもたらすもの　116
　　　2-6　規則化の選択肢　　　　　　　　　　　　　　121
　　3　人の遺伝子試料を用いた研究　　　　　　　　　　122
　　4　同意能力のない者に対する遺伝子検査　　　　　　127
　　5　遺伝子集団検診（スクリーニング）　　　　　　　130
　　　5-1　遺伝子集団検診の利点とリスク　　　　　　　130
　　　5-2　医療目的に役立つ検査に制限する　　　　　　131
　　　5-3　説明とカウンセリング　　　　　　　　　　　132
　　　5-4　ヘテロ接合体スクリーニング　　　　　　　　133

	6 薬理遺伝学的診断	134
	6-1 安全性	136
	6-2 自発性とインフォームド・コンセント	137
	6-3 情報保護とプライバシー保護	138
	6-4 スティグマ化と差別	139
	6-5 配分的正義	140

第3章 規制化の必要性と可能性，および規制化の提案　141

I　規制化の必要性および行動の必要性　141
II　規制化のさまざまな可能性，および規制を社会のなかで徹底していくための手立て　143

1　質の確保　143
 1-1　新しい遺伝子検査の許可　145
 1-2　検査の実施・解釈・結果告知における質の確保　148
2　医療目的に限定する　150
3　医師の専属事項（Arztvorbehalt）　151
 3-1　全般的な医師の専属事項，制限付きの医師の専属事項，専門医の専属事項　152
 3-2　医師の専属事項への賛否両論　153
 3-3　医師の専属事項の法制化に関する本審議会の提言　155
 3-4　医師の専属事項と出生前遺伝子検査　155
4　情報提供，説明，カウンセリング　158
 4-1　情報提供，説明，インフォームド・コンセント　159
 4-2　人類遺伝学的カウンセリング　161
 4-3　心理社会的カウンセリング　162
 4-4　情報提供・説明・カウンセリング〔のあり方〕と検査利用との関係　163
 4-5　不足するキャパシティ　164
 4-6　情報提供・説明・カウンセリングの質が良いこと　168
 4-7　誰が情報提供と説明および／またはカウンセリングを行うべきか？　必要な資格と制度的なしくみ　170

4-8　情報提供と説明およびカウンセリングにおける質の監督　172
　　　4-9　カウンセリングを受ける義務（Pflichtberatung）対
　　　　　カウンセリングを提供する義務（Beratungspflicht）　173
　　　4-10　情報提供と説明に対する社会的な需要　174
　Ⅲ　遺伝子診断委員会　176
　Ⅳ　遺伝子診断法　178

第4章　評価と提言　181

出　典　注　189
文献一覧　197
解　　説　213
答申目次　229
監訳者あとがき　237
索引（人名・団体名，事項）　239

第Ⅰ部

人間の尊厳と人権

―― 現代民主主義国家と生命倫理の基礎 ――

第 1 章

人間の尊厳と人間の諸権利

――――――

　人間の尊厳，およびそこから帰結するもろもろの基本権と人権は，現代医療の倫理的・法的な評価のための基本的な尺度をなす。ドイツ連邦議会は，「現代医療の法と倫理」審議会[i]の設置に際し，またバイオテクノロジーと現代医療に関する基本原則についての議会討議（2001年3月31日。本会議議事録14/173）のなかで，「人間の尊厳」原則が生物医学政策にとって規範的な拘束力をもつことを強調した。新しい医学的な可能性を倫理的・法的に評価する際の規準をめぐる論争のなかで，人間の尊厳および人権はさまざまな方向から引き合いに出される[1]。
　生命倫理問題についての欧州連合理事会とユネスコや国連の条文からも読み取れるように，人間の尊厳と人権の思想は生物医学の諸問題をめぐる国際的討論においても特別な役割を果たしている。アングロサクソン地域の側からは，義務の思想から出発する義務論的（deontologisch）なアプローチとならんで，もっぱら行為の結果だけを評価する帰結主義的（konsequenzialistisch）なアプローチが主張される[ii]。人間の尊厳にもとづいて判断を下す際に困難が生じるのは，その概念自体がさまざまなコンテクストのなかで用いられるためである。一方に長い間の哲学的議論と憲法解釈があり，他方に日常的な語法があって，両者は完全に一致するわけでは

---

　　i)　本審議会は，とりわけ「医学研究・診断・治療ならびにそれらの応用の限度について，人間の尊厳を保持せよという無条件の命令を内容とする規準を発展させなければならない」（連邦議会刊行物14/3011）。
　　ii)　このアプローチはドイツにおいても主張されている（Birnbacher 1997; Hoerster 1995; 1998; Merkel 2001）。

ない。人間の尊厳という概念とそれに結びついた倫理的要求は，この概念がもとづく世界観的確信の基礎が世俗化された社会のなかにはもはやないという理由で，幾人かの生命倫理学者から拒否されている。

これに対して，本審議会は次の点から出発する。すなわち，世俗化された社会においても，個別ケースの比較考量に先立って普遍的な拘束力をもつ行為原則がなければならないということ，人間の尊厳と人権の概念が，現代医療のもろもろの問いに倫理的・法的に取り組む際に，放棄しえない枠組みを提示すること，ここから出発する。

I 「人間の尊厳」概念の歴史とその根拠について

古代哲学において尊厳という概念は二つの異なったコンテクストのなかで用いられていた[2]。第一に「尊厳」は，ある人間が社会に占める際立った地位を意味する。とりわけ個人の業績および社会における働きの表現として理解されている。そのかぎりで尊厳の高いものや低いものがある。こうした理解は人間の尊厳についての能力論（Leistungstheorie）に対応する。

しかし古代においてもすでに「尊厳」は，人間以外のものに対して人間を際立たせるものであり，したがって，すべての人間に尊厳がそなわり決して失われることのないものだという思想があった。そこでは，人間の尊厳についての普遍的概念が，つまり人間である限りでのすべての人間を包括した普遍的概念がテーマとなっている。

キリスト教的理解によれば，人間は神によって神の似姿として創造された[3]。この理解によれば，人間の尊厳は人間が神の似姿であることのなかに根ざし，神への人間の直接的関係——それはイエス・キリストにおいて神が人間になった（受肉した）ということによっても確証される——のなかに根ざしている。

ルネサンスのなかで，イタリアの人文主義者ピコ・デラ・ミランドラは，人間は神の似姿という思想と結びつけて，人間の自由を強調した。ピコにおいて人間の尊厳は，自由を行使するなかで自己自身を実現する人間の可能性に基礎をもつ。

近代そして啓蒙主義とともに、人間が自分自身の理性を用いて自己決定するという思想が注目されるようになった。フランスの思想家ブレーズ・パスカルにとって、人間の尊厳を基礎づけるものは、人間は考える存在であるという規定である。1776年のアメリカ人権宣言に影響を与えたサミュエル・プーフェンドルフの理論は、人間に理性が賦与されているという思想を、すべての人間が平等であるという思想に結びつけた。理性という特性は人間である限りのすべての人間に帰属するから、というのがその理由である。

その後「人間の尊厳」概念はイマヌエル・カントの哲学のなかでひとつの重要な位置を占めるに至った。カントはユダヤ・キリスト教的伝統に由来する人間の尊厳という概念を取り上げて、それに世俗化された理解を与え、宗教的コンテクストを超える妥当性を要求した。

19世紀中ごろ人間の尊厳という概念は、労働運動にとってひとつの政治的な主導概念となった。人間の尊厳に値する生活と状態への要求が初期社会主義者たちの主要な関心事であった。社会批判を行ったドイツの哲学者カール・マルクスにとって、

　「宗教に対する批判は、人間にとって人間が最高の存在であるという理論とともに終わる。それゆえ、人間が貶められ隷属させられ見捨てられ軽蔑された存在であるような諸関係のすべてを転覆せよという定言命法（至上命令）とともに宗教批判は終わる」[4]。

ドイツ法の伝統において、カントによる「人間の尊厳」概念の基礎づけは特別な意義をもつ。カントは人間の目的設定の領域において、価格（Preis）をもつものと尊厳（Würde）をもつものとを区別した。

　「価格をもつものは、何か他のものが等価なものとしてそれに代わりうる。これに対して、あらゆる価格を超絶し、したがって等価なものが存在しえないものは尊厳をもつ」[5]。

ある価格をもつということは、ほかの何かによって取り替えられ、したがって他のものの手段として用いられるということを意味する。これに対して、尊厳をもつということは、目的それ自体（ein Zweck an sich）であるということだ。自分自身で目的を設定する立場にあるものだけが、究極の基準点として、あらゆる目的設定の自己目的として主題となる。人間

的本性が尊厳をもつということの根拠は，カントによれば，人間の倫理的自律性にある。すなわち，道徳法則に自由に従い，それゆえに道徳的であることができるという人間の可能性である。人間の尊厳の根拠をなすものは，道徳へと向かう人間の能力なのだ。

人間の尊厳をもつということは，カントによれば，「いつでも同時に目的として用いられ，けっして単に手段としてだけ[6]」用いられてはならない，つまり人格の核心部において道具化されてはならないという要求をもつことを意味する。いかなる人間といえども，他人の目的実現のための単なる道具として扱われてはならない。人間の尊厳の主体は，他人の意志が自由に処分することができるような単なる客体にされてはならない。さらに，どの人間がもつ尊厳も他の諸目的と差引勘定することは許されない。もし差引勘定が許されるならば，それは尊厳ではなく，単に他のさまざまな価値のなかの一つの価値にすぎなくなってしまうだろう。

別のカント解釈は，人間性（Menschheit）という概念とカントの歴史哲学にもとづく[7]。人間性という概念をカントは人格内における人間性の統制的理念として，われわれに課せられた義務として展開した。理性は個別的な人間のなかにおいてではなく，類として人類（人間性）全体のなかにおいてのみ十全に発展しうる。「人間性（人類）という理念（die Idee der Menschheit）」は各々の人間のなかに具体化され，各人を尊厳の担い手とする。

人間の尊厳という思想は，批判的な議論にもさらされた。批判の一つは，人間の尊厳の内実とその根拠づけ，ならびにそれらの根底にあるカントの道徳哲学的構想に関わる。もう一つは，いのちの始まりと終わりにおいて人間の尊厳がどこまで及ぶかに関わる。

人間の尊厳という概念は自立的な規範内容を何らもたないのに，そこに互いに矛盾し合うさまざまな道徳的権利（人権）を結びつけているという異議が（例えばショーペンハウアー[8]らによって）唱えられた。しかしまさに基本権どうしが衝突する場合に（例えば，自己決定権と生きる権利との間で緊張関係が生じる安楽死をめぐる議論において）示されるように，諸権利とならんで人間の尊厳の不可侵性を独自の道徳的ないし法的な要請として確保するとともに，それの規範としての根拠を挙げることが重要で

ある。その規範としての根拠から個々人の人権が導出され，それらが互いに限界づけられ，さらに展開されていくからである。

　また次のような異議も唱えられた。カントの尊厳概念は自律と超越論的自由の思想に依拠しており，その思想は議論の余地のある形而上学的想定を伴う形でのみ基礎づけられる，と。

　この洞察から道徳哲学における道筋が二つに分かれる。一つの道は道徳的な基礎づけを断念する。もう一つの道は道徳の世俗的基礎づけを試みる。第一の道は，こんにち多くの生命倫理学者によって主張されているにしても，不十分なものであることがはっきりした。なぜなら論争となっている問題に行動指針を与えるのにふさわしくないからだ。人間の行為の事実だけからは，その規範的な正当性についていかなる言明も導くことはできない。これに対して世俗的基礎づけの立場では，そのような言明が完全に断念されているというわけではない。具体的な道徳的規範の妥当性の問題を直接的な方法で明らかにするのが困難なときには，それを未決のままにしておいたり，中間的な射程をもった規範の説得力に限定したり，コンテクストや手続きにもとづく根拠づけに限定することがたしかに多くの場合に賢明でありうる。しかしこのことは，道徳的な諸規範が拘束力をもつという前提と，これら規範が正当化を必要としており，その正当化が原理的に実行可能であるということを否定しない。それゆえ道徳的コミュニケィションは，基礎づけられたもろもろの価値や規範に立ち戻ることをけっして断念することができない。

　そうであるがゆえに現代の倫理学者も道徳の基礎づけの可能性にこだわる。しかしその基礎づけが，究極的に妥当する或る無制約なもの（カール＝オットー・アーペル[9]，アラン・ゲヴィルト[10]ほか），あるいは到達可能な最善の説得力（エルンスト・トゥーゲントハット[11]ほか）に立ち戻ることによって果たされるか，それとも，各々の議論のなかで想定されている諸前提へと立ち返る（ユルゲン・ハーバマース[12]，カール＝オットー・アーペル[13]）ことによって果たされるかについては議論がある。これらいずれの立場もカントに立ち返る。それはカントがすでに次のような想定から出発していたからだ。すなわち，道徳的に義務づけを行う判断のすべてにおいて，道徳的義務づけの妥当性が前提されていて，その妥当性は道徳

的に判断する理性の「事実」に立ち戻ることによってのみ示されうるという想定である。

　ユルゲン・ハーバマスは，道徳的義務づけが可能であることを示すという目的のために，道徳的コミュニケィションに注目するよう促す。個々人の理性とそれによる道徳的立法に代わって，道徳的コミュニケィションが登場する。このコミュニケィションのなかで参加者たちは，道徳的規範の妥当性について，一般に合意可能な論拠にもとづいて決定する。ある規範の妥当性についての合意が達成されるのは，すべての潜在的な関係者が強制されることなくその規範に同意できる時である。かくして道徳的な基礎づけは，われわれが義務づけられているという想定にもとづいていることが明らかになる。理性的に行為する存在であるわれわれが，その想定を疑うことはまったく無意味である。われわれはコミュニケィション的に行為するなかで，いつもすでにそれを前提しているのだ。

　人間の尊厳という思想に対する，もっと最近のいくつかの異議は，普遍主義的な単一の道徳思想が成り立つ可能性を根本から疑問視する。

　たとえば幾人かのフェミニストは，人間の尊厳についてのカントの思想は，自由で独立した理性主体というフィクションにもとづいていると抗議した。それゆえその思想は道徳現象についての「典型的に男性的な」見方に対応しているというわけだ。道徳的規範はいつでも権力を伴ったり，あるいは権力を志向しており，それによって，たとえば両性間にヒエラルヒー的権力関係を形成したり保持したりするということ。ここに批判が向けられている。ただしヒエラルヒー的権力関係への批判も，最後は人間の尊厳において基礎づけられるような規範的要求に結びついている。すなわち，人間の諸権利を等しく尊重するためには公正な社会的関係が必要だ，という規範的要求に結びついている。

　さらにまた，人間の尊厳とそれにもとづく基本権というような絶対的な価値規範あるいは原理がありうるという主張に対しては，しばしば異論が唱えられる。現代において，価値規範や原理は覆せないような妥当性を要求することはもはやできず，それらは単に文化相対的な妥当性をもつに過ぎないとされる。普遍的な道徳などというものはなく，文化的特殊性に刻印された多くの道徳が存在する。カント的に刻印された西洋的な道徳理解

が国際的に拘束力ある尺度として宣言されるならば，他の文化の道徳的な伝統が低く評価されることになろう，と批判される。ただしこうした異議もやはり，人々の文化的に多様な社会化を等しく尊重するという一つの普遍主義的な規範に訴えている。さらに確認すべきことは，文化間での争いにおいて〔尊厳や権利が〕傷つけられた人や傷つけられる恐れのある人々は，通例は彼らの文化に特有の正当性（諸権利）（kulturspezifische Rechte）への尊重を盾に取るのではなく，普遍的な正当性（諸権利）（universelle Rechte）（主体の基本的諸権利）への尊重を盾に取る。それら諸権利はまたも人間の尊厳のなかに基礎づけられる。

　本審議会は，まさしく性に特有の〔男性支配的な〕不平等な扱いと文化特有の不平等な扱いという批判に関しても，人間の尊厳のなかに基礎づけられた主体の諸権利の妥当性を承認することをけっして断念できないという考えに立っている。

　人間の尊厳が不可侵であるということが妥当する範囲をめぐっては，いま議論になっている。その妥当範囲は「誰が人間の尊厳の担い手であるのか？」という問いのなかに浮かび上がってくる。人類に属しているということに人間の尊厳の妥当性を求め，その妥当範囲をまだ生まれ出ない人間，さらには受精卵にまで拡張することは許しがたい自然主義化（Naturalisierung）だとみなす人々がいる。しかしその際，次のことが見逃されている。すなわち，尊厳を人間という生き物に結びつけ，まだ生まれ出ない人間にまで尊厳の担い手を拡張するのは，人間の尊厳が人間としての人間に帰属しそれ以外のどんな特性にも依存しないという人間の尊厳の規範的な要請から帰結するということ，これが見逃されている。したがって立証責任は，〔人間の尊厳の適用を〕制限する側が引き受けなければならない[14]。それゆえ，誰に人間の尊厳が当てはまるかではなく，誰から人間の尊厳を根拠をもって奪いうるかが問題なのだ。どのような人間に人間の尊厳がまったく帰属しないのか，どのような人間に尊厳が多く属したり少なく属したりするのかという趣旨で境界線を引こうとするすべての試みには問題がつきまとう。その種の線引きのために持ち出される経験的な基準はどれも，たとえば感覚能力，痛みを感じる能力，自己意識，合理性，協調能力あるいは自己尊重能力といったさまざまな能力に関連する。そうした

基準はいつでも多かれ少なかれ恣意的なものであり，道徳的にいかがわしい結論へと導かれる。たとえば，新生児はまだ自己意識をもたないから苦痛を与えず殺害しても苦しまない，というような説である。重い精神障害をもつ人や昏睡状態や痴呆の人についても同様のことが言われる。それゆえ，人間の尊厳は時間とともに獲得されたり失われたりするものではないということから出発しなければならない。

II 国際法の概念としての「人間の尊厳」

第二次世界大戦とナチズムによる恐怖政治を経験したあとで，尊厳概念が国際法のなかに取り入れられるようになった。世界人権宣言（1948年10月10日）の前文にこう書かれている。

>「人類家族のすべての構成員に内在する尊厳と，譲り渡すことのできない平等な諸権利とを承認することは，世界における自由と正義と平和の基礎である」。

これによって国連は人間の尊厳についてのひとつの普遍主義的な理解に従っている。尊厳は「人間」という類の一員（「人間という家族の一員」）である限りの人間にすでに属している。それ以外の追加的なもろもろの条件や能力や前提を必要としない。世界人権宣言第1条においても人間の尊厳は次のように取り上げられている。

>「すべての人間は，生まれながらにして自由であり，かつ，尊厳と権利とについて平等である」。

1947年のニュルンベルク綱領（ニュルンベルク法廷における〔ナチスの〕医師たちへの判決の一部）は，ナチス医学の恐怖に対するひとつの答えを表している。

>「被験者の自由意思にもとづく同意は絶対に必要である」[15]

という原則はとりわけ人間の尊厳という思想に含まれている道具化の禁止を具体化したものだ[16]。

インフォームド・コンセントの必要性は1966年の「市民的および政治的権利に関する国際規約（市民協約）」のなかにおいても明記されている。

市民協約は世界人権宣言の具体化のひとつであり，宣言の基本的諸原則を国際法における有効な原則へと具体化する。市民協約第7条には，自由な同意のない人体実験は人権侵害であることが次のようにはっきりと確認されている。

「なんびとも拷問または残酷な，非人道的もしくは屈辱的な取り扱いや刑罰を受けてはならない。とくに，自由意思にもとづく同意なしに医学的または科学的な実験の対象とされてはならない」。

「生物学および医学の適用に関する人権と人間の尊厳の保護のための協定。1997年10月4日付け欧州連合理事会による生物医学に関する人権協約」は，人間の尊厳という概念とならんで類的存在としての人間の保護をその前文に取り入れている。

「人間を個人としても人類の一員としても尊重する必要性を確信し，人間の尊厳を保証することの重要性を認めて……」

また，生物医学に関する人権協約第1条にも人間の尊厳の保護がしっかりと定められている。

「本協約の締結国は生物学および医学の応用に関して，すべての人間の尊厳と同一性を保護し，すべての者に対して差別なく，〔人格の〕不可侵性（integrity）を尊重し，他の諸権利ともろもろの基本的自由を保証する」。

この倫理協約は，同意能力のない者に対して本人以外のところで役立つ研究を認めたため〔第17条〕，この規定をめぐって，ドイツ連邦議会およびドイツ社会のなかで激しい議論が巻き起こった。

国際法に関する最近の文書としては，EU基本権憲章も人間の尊厳という概念を受け入れている。その第1条いわく

「人間の人格の尊厳（The dignity of the human person）は尊重され，保護されなければならない」

この条文は公式のドイツ語訳では，「人間の尊厳（Die Würde des Menschen）は尊重され守られなければならない」と訳されている。

III 憲法の原則としての「人間の尊厳」

　ドイツ連邦共和国において人間の尊厳は「憲法の価値体系の中心[iii]」をなし，基本的諸権利の土台であるとともに，その妥当根拠でもある。基本法が人間の尊厳を保障する仕方には三つある。つまり，「人間の尊厳」原則が，現に通用している法を解釈し決定する際にいつも規準となり，すべての国家行為の目標となり，各人に帰属する基本的諸権利の根拠であること，この三つである。

　基本法第1条（「人間の尊厳は不可侵である。それを尊重し保護することはすべての国家権力の義務である」）の中心的な立場は，ナチズムによる犯罪，国家社会主義という支配体制に対する対応であった。この体制においては，諸個人は無に等しく，ナチスの「民族」像に奉仕する場合にのみ価値が認められた。この犯罪には，価値が低いとみなされた人種やグループに向けられた絶滅政策，「生きるに値しない生命[*]」の選別と抹殺，強制収容所や殲滅戦における人体実験が含まれる。人間の尊厳という概念はこうした歴史を背景として，その後の裁判のなかで，尊厳が侵害された状態の定義についていっそう厳密に規定されてきた。

　人間の尊厳という思想と基本法における「人間の尊厳」原則の由来がキリスト教の基本的な確信と結びついているであろうことは争えない。しかし基本法第1条の成立史は，「憲法の産みの親たち」が「人間の尊厳」原則を特定の世界観的・哲学的確信に基礎づけることを意識的に断念したことをも示している。人間の尊厳を「各人に生まれつき（von Natur aus）

　　[iii]　連邦憲法裁判所1973年6月5日判決，BVerfGE 35, S. 202 (25).
　　[*]　ドイツの法学者ビンディング（Binding）と精神科医ホッヘ（Hoche）は『生きるに値しない生命の抹消の解禁，その基準と形式』（*Die Freigabe der Vernichtung lebensunwerten Lebens. Ihr Maß und ihre Form.* 1920）を著した。この書のなかで，両者は「治療不能な知的障害者」を「生きるに値しない生命」と規定し，彼らの殺害（安楽死）を正当化した。ナチズムによる「障害者安楽死作戦」（T4計画）に影響を与えた。カール・ビンディング／アルフレート・ホッヘ『「生きるに値しない命」とは誰のことか――ナチス安楽死思想の原典を読む』森下直貴・佐野誠訳，窓社，2001年参照。

固有の永遠の諸権利」から導出したり，人間に「神から与えられたもの」として宣言したりする定式化は引き継がれなかった。宗教ないしは世界観によって刻印された定式化を断念したのは，現代国家の世俗化された多元的な性格に適合している。現代国家における法と政治は，すべての社会成員を拘束することを要求できるような共通の宗教的・世界観的確信にはもはやもとづかない。けれども憲法の諸原則は，多様な文化的な価値や確信が許容される社会においても，妥当性を要求できるものでなければならない。基本法における人間の尊厳という原則は，キリスト教の普遍主義的ヒューマニズムの諸要素を発展的に継承し保存してはいるけれども，それらの宗教的根拠に依存してはいない。その原則はたしかに特定の文化的伝統から生じたが，しかし同時にあらゆる人間に妥当しうる原理として，しかもまさしく現代の多元主義的な社会において相互尊重の基盤を形成する原理として理解されなければならない。

「人間の尊厳」原則は，基本法のなかで中心的な地位を占めている。基本法第1条で定められた諸原則を変更することは，同法第79条第3項により許されていない。さらに人間の尊厳は「不可侵」である。もし不可侵でなければ基本的諸権利との比較考量も妥当であろうが，人間の尊厳はこうした議論を免れている。人間の尊厳に触れるかぎり，「他の善（財）との調整や妥協の余地はなく，絶対的に[iv]」妥当する。

重要なことは，人間の尊厳の保護が一方では客観的価値を表していながら，他方でまた主体的権利ともきわめて緊密に結びついているということである[17]。国家には人間の尊厳を保護する義務があるとする第1条第1項は，すぐに第1条第2項で，具体的な諸権利のなかで「とらえ直されている」[18]。いわく

「それゆえ（darum），ドイツ国民は侵すことも譲り渡すこともできない人権を，世界のあらゆる人間社会の基礎，平和および正義の基礎として認める」。

それゆえ基本法において人間の尊厳と人権は互いに緊密に結びつけられている。人間の尊厳という基礎から（人間が尊厳をもつが「ゆえに

---

iv) 連邦憲法裁判所1987年6月3日判決，BVerfGE 75, S. 369 (380).

(darum)」）人権が帰結し，また人間の尊厳は人権による具体化を必要とする。人間の尊厳は前もって与えられており基本法によって初めて生み出されたものではない，というところから基本法は出発する。人権の思想も人間の尊厳の思想と同様に，その核心部において普遍主義的である。すなわち人権はすべての人間に妥当するものであって，そのために特定の能力を必要としたり特定の「質（Qualitäten）」が満たされなければならないということはない。これについて連邦憲法裁判所は次のように説明している。人間の尊厳の概念には

> 「人間が社会的に価値あるものであり尊重に値するものだという要求が結びついている。そうした要求は人間を国家にとって単なる客体としたり，その主体としての質を原理的に疑問に付したりするような扱いを禁じる。この意味での人間の尊厳とは個々の人格の個人的尊厳であるだけではなく，類的存在としての人間の尊厳でもある。いずれの人間もその身分や能力や社会的地位に関わりなく，尊厳を有する。それはいずれの人間にも生まれながらにして具わっているものであり，身体や精神の状態をもとにして論じても意味のないものだ。尊厳は〈尊厳を傷つける〉（unwürdig）行いによってさえも失われることはない」[v]。

　基本法の構成のなかで，基本的諸権利の形式における人権は，直ちに通用する権利へと移される。人格的な自由と不可侵性の権利とならんで生きる権利および身体を害されない権利を明記した基本法第2条がここでは最も重要である。しかしまた，たとえば良心・信仰・思想・集会の自由への権利といった他の基本的諸権利は，ある核心部において人間の尊厳の具体化をあらわしている。それゆえ基本権をめぐる葛藤が生じた場合には，基本権を傷つけないような調停が探られる。

　基本権の構成上とりわけ強調されているのは，基本法第3条の平等原理である。それは基本的諸権利および人権の普遍的性格をあらわしている。基本的諸権利および人権の法的地位は個々人の身体的ないしは精神的能力に左右されるものではないという思想は，第3条第3項第2文にも含まれ

---

v) 連邦憲法裁判所1992年10月20日決定，BVerfGE 87, S. 209 (228).

ている。「なんびとも障害のゆえに不利に扱われてはならない」。

　それゆえ障害をもつ人たちは基本権および人権を主張するために特定の能力を証明したり特定の資格を取得したりする必要はなく，彼らは権利主体の平等のなかに初めから包摂されている。

　基本的諸権利の根拠としての人間の尊厳は，ある本質的な点で，基本的諸権利からは区別される。人間の尊厳は主体的権利としても国家の目標としても，他の諸権利との比較考量を受けつけないのに対して，基本的諸権利は原則的には制限されうる。つまり基本的諸権利は絶対的に通用するわけではない。たいていの基本権においては，それが法律によって制限される可能性が憲法の条文のなかに明示的に含まれている。ただし，それら諸権利の本質的内容を守るという条件のもとで（基本法第19条第2項）。しかし，制限が挙げられていない場合（たとえば研究の自由）であっても，基本権が内在的な制限なく通用するということはない。

　いかなる原則も，たとえそれがどんなに説得力のあるものであっても，その適用の規則を自動的に与えはしない。基本的な諸権利全般と同様に，人間の尊厳という原則も，それが適用される際には，解釈されなければならない。基本法第1条の制定過程においてすでに，テオドア・ホイスは人間の尊厳を「解明されていないテーゼ」と特徴づけた[19]。尊厳をめぐる解釈はしばしばあい対立する。例えば憲法解釈の次元でも，尊厳についてさまざまな考え方が，尊厳についての能力論（Leistungstheorie）や地位論（Statustheorie）という形で繰り返し現れてくる。だがその際，能力論を貫徹することはできないということを確認しておかなくてはならない[vi]。

---

　　vi）　人間の尊厳を能力論の意味で解釈しようとする試みは，法学者にして社会学者であるニクラス・ルーマン（Luhmann 1974, S. 68f.）に由来する。彼によれば，尊厳とは人間に自然的に具わったものでもなければ，ひとつの価値でもない。ルーマンにとって尊厳とはただ，個人があげた業績（Leistung）のことであり，個人はその業績をあげる能力を欠くこともありうる。これには次のように反論することもできよう。ルーマンのように尊厳を自らが打ち立てた尊厳に限定すれば，能力のある者の目から見て，能力のない者，あるいはもはやないと見えるあらゆる人々が保護されなくなってしまうであろう（Reiter 2001, S. 449）。能力論によれば，最も保護に頼らなければならない人々が人間の尊厳が保護される領域から抜け落ちてしまう。ルーマン批判者であるクリスティアン・シュタルク（Christian Starck）も，それゆえ憲法上の尊厳の保護は，もしもそれが尊厳にふさわしい能力に依存させられるならば，完全に空洞化されてしまうと見る。

尊厳については，能力論とならんで，承認論（Anerkennungstheorie）あるいはコミュニケィション論（Kommunikationstheorie）がある[20]。これによれば，尊厳は具体的な承認共同体あるいはコミュニケィション共同体によって構成される関係概念である。ある一つの承認共同体の構成員は，尊厳の担い手であることを互いに承認しあう。しかしながら承認論によって理解された尊厳概念の内部では，承認共同体の構成員が特定の人間たちをこの共同体へ受け入れることを拒むこともできる。そうなると尊厳は第三者によって認定された結果となる。誰が人間の尊厳の担い手であるかという問題は，すでにその承認共同体の構成員である者の意志によって決定されるということになる[vii]。

　尊厳についての能力論も承認論も持ちこたえることができないということがわかった。なぜなら，それらは筋が通らない（承認論）か，基本法第１条第１項の意図および内容と両立しない（能力論）かのいずれかであるからだ。それゆえさらなる考察の対象となるのは，尊厳についての地位論（Statustheorie）である。地位論から帰結するのは，すべての人間がその個人的特徴や能力によらず人間の尊厳の担い手であるということである。人間の尊厳は，個人が特定の能力や力量の証明を提示することによって獲得できるような資格証明書ではなく，すべての人間そのものに帰属する一つの普遍的な法的地位（Status）である。

　ドイツ連邦共和国においては，尊厳はすべての人間に帰属するという理解が一般に行きわたっている。

　「"およそ人間というものの"尊厳，それゆえ"どのような人間の"尊厳も保護されている。国籍，年齢，知的成熟，コミュニケィション能力は取るに足りない事柄であり，知覚能力さえ前提とされない。それとともに，自らの尊厳についての意識，それどころか尊厳に値する行いさえも前提とされない」[21]。

---

　vii）「承認論」の指導的な提唱者であるハッソー・ホフマン（Hasso Hoffmann 1993）は，「承認共同体」の基礎づけをしたあとでは，もはやこのアプローチの論理的帰結に従おうとはしていないのは明らかだ。「われわれは誰もが同じように共同社会の尊厳ある成員であることを互いに認め合おうという相互の約束は，どんな理由からにせよ，この地位を或る個人に原理的に認めない権能を誰か或るひとに与えることを結果的に排除する」（S. 376）。それゆえこの立場は結局は不整合である。

連邦憲法裁判所は「人間の生命が存在するところ，その生命に人間の尊厳が帰属する[viii]」と説明する。この言明は次の拒否を含んでいる。

「ひとは，ある特定の身体的もしくは心理的，道徳的な発達段階ないしは成熟段階に達して初めて，基本法第1条に定められた尊重および保護を自分のために請求することができるという意味で，尊厳を資格材料にもとづいて理解することの拒否」[22]。

それゆえわれわれの憲法の基礎の上には，「生きるに値しない生命(いのち)」〔p.12訳注＊参照〕も，社会が処分してもよいような「余計なお荷物」もけっして存在しない[23]。

人間をその知性に還元しない包括的な人間観は，人間の本性には人間の不完全性や個性も属するということを考慮に入れる。人間の尊厳が基準とされるときには，尊厳は人間の不完全さと不十分さをも考慮しなければならない[24]。

ナチズムの過去から教訓を引き出し，人間を「価値ある者」と「価値のない生命」とに分類することを二度とできないようにするという要求に合致するような，人権と人間の尊厳についての考え方に立てば，個々人をその知的な諸能力に還元することはできない。その考え方は，人間はいつでも身体的な存在であり不完全で傷つきやすい存在でもあるということを含んでいなければならない。また，とくに保護を必要とする人々が尊重されることを保証しなければならない。

知ることと出来ることとがますます急激に増大していく世界にあっては，社会的・技術的・医学的な新たな発展が人間の尊厳にどの程度影響することになるのかを繰り返し改めて突き止めなければならない。

IV 「人間の尊厳」の内容に関わる論点

人間の尊厳は基本法において包括的かつ完結的に定義されているわけではない。これに固定的な定義を与えたにしても，意味がないであろう。なぜ

[viii] 連邦憲法裁判所1975年2月25日判決，BVerfGE 39, S. 1 (41).

なら，そうした定義では，人間の尊厳を侵害するような，起こりうるすべての事実構成用件を拾い上げることができないからだ。人間の尊厳は空虚な定式ではなく実践的な重要性をもつがゆえに，その適用範囲を具体的に明確にすることが不可欠である。そのような明確化のために，とりわけ次の三つの問いを立てることが必要である。

(1) 人間の尊厳の保護は誰に対して妥当するか？
(2) どこに人間の尊厳は成り立つのか？
(3) 人間の尊厳は他の基本的な諸権利に対して，どのような関係にあるのか？

1 「人間の尊厳」の保護は誰に対して妥当するか？

基本法の字句上では，「およそ人間の（des Menschen）」尊厳は不可侵である。基本法第1条はそれ以上の前提をあげていない。それゆえ人間である以上，人間の尊厳が保証する保護請求に守られているために，特別な資格や能力をもつ必要はなにもない。老いも若きも，強者も弱者も，病気の人も健康な人も，どの人間も自らの尊厳が尊重されることを要求する権利をもつ。この保護義務は，生まれ出る前のいのちについても当てはまる。

人権の体系上考慮しなければならない人類史的に新しい現象は，人間の胚が人体の外に生じるというあり方である。今日では技術的進歩にもとづいて，男女の直接的な性交渉なしに胚を生み出し，女性の体外で少なくとも一定期間育てることができるようになった。性行為による生殖とは異なって，試験管内での受精には常に第三者が関与する。この第三者が授精という技術的行為を遂行し，胚を培養保存し，あるいは子宮へ移植する。試験管内の胚は無保護状態であるために，操作や誤用という新たな危険が生じる。そうした形での危険は，自然な仕方で生み出された胚にはなかったものだ。なぜなら女性の体内にある胚は第三者の介入を十分に免れていたからだ。それゆえに生殖行為によって生み出された（gezeugt）胚とは違って，〔人工的に〕作成された（erzeugt）胚は，きわめて無防備な状態でこの世にあるということが確認できる。体外授精によって生じた新しい干渉の可能性によって，新しい保護要請も生じたのだ。

これまで知られていなかったあり方をする人間の生命が体外授精によって創りだされた。この生命は，妊娠の場合のように女性の身体と結びついて一人で自立して生きられる人間へと発達していく前に，母体の外に存在する。試験管内のヒト胚はどのような人権上の地位をもつのかという問題に，連邦憲法裁判所のこれまでの判決は結論的な形で答えてはいない。妊娠中絶の問題についての憲法裁判所の判決は，人間の生命(いのち)には最初から人間の尊厳があることをたしかに確認してはいるが，他方でしかし，妊娠という状況，すなわち子宮に着床した時点からの胚の発達だけを扱っているにすぎない。

　生体内の胚と同様に，試験管内の胚も人間として発達する潜在能力をもっている。胚がさらに発達するためには子宮内に着床することが重要だということを度外視しても，試験管内で作られた胚は，すでに人間の生命であって，着床後は将来の人格へむかって発達してゆく。体内受精と体外授精のいずれの場合においても，胚からは一人の子どもが生じる。その子はかつて自分であった胚について，「私」として回顧的に語ることができる。

　多くのひとはヒトの胎児のなかに，すでに言葉の完全な意味における「人間」をみる。これに対して，他の人々にとってそれは，将来ひとりの人間になるもの，あるいは潜在的人間である。しかしながら尊厳についての法的地位論によれば，人間という概念を，人類という種のなかの，言語・行為・相互作用能力をもった自己意識的なメンバーに限定することができないということは争う余地がない。むしろ人間という存在は，一つの発達として理解される。その発達はいつでもさまざまな局面を含んでいる。「人間に特殊なもの」とみなされる諸能力，例えば自己意識や言語等々の能力がなかったり，まだ存在していなかったり，それらすべてが必ずしもそろっていなかったりする。あるいはそれらの能力の現れ方の明瞭さもさまざまである。そうした包括的な人間理解から出発すれば，ヒト胚を人間の尊厳の保護範囲から排除することはできない。

（付論）　試験管内のヒト胚を扱う際の倫理的な規準

　人間の胚，とりわけ母体外で作られた胚には介入の可能性があるため，特

別の保護を必要とする。こうした胚の取り扱いに関しては，胚の道徳的・法的地位を問うことが特に重要な役割を果たす。ここには，まだ生まれていない人間が道徳的観点からどのような財（Gut）とみなされなければならないかという問いが含まれる。また，さらにそこからどのような保護の要請ないしは義務づけが倫理的（および法的）に帰結するかという問いも含まれる。この問いに答える際に，試験管内の胚に関して，われわれの社会にはさまざまな基本的立場がある。それらはともに権利を基礎に据えた見方であるにもかかわらず，互いに異なっている。胚が生存の始まりの初期段階からすでに無条件に保護されるべきなのか，それとも胚が保護に値することは胚の発達段階に応じて増大し，ある程度の発達段階に達して初めて十全な保護を自らへ引き寄せるのかによって，それらの立場が区別される。

ヒト胚は無条件の保護に値するという立場

第一の立場は，責任ある行為主体としての人間に帰せられる自己目的性が，主体と同一である生体，倫理的主体でありうる能力をもつ生体にまで及んでいるということ（種という規準／同一性という規準）から出発する。誕生した人間は，誕生前の人間と連続していて，前者は後者から発達するのだから（連続性という論拠），誕生前の人間も保護に値する。しかもこれは，新しい生命が発生した時点からそうなのだ。というのも，それは新しい生命体として，誕生した人間へと発達してゆく現実的な潜勢力をもつからだ（潜在的能力という論拠）。

　第一の立場を唱える人々にとって，この論拠は，受精の過程において一つの個性的なゲノムを具えた新しい生命が形成され，そのゲノムがその生命のさらなる発達を規定する場合に，現実のものとなる。受精とともに発生する生命の発達は一つの連続性を示しているから，保護に値することの始まりを受精以外の別の時点に設定することはどれも恣意的という抗議にさらされる。さらに，受精以外の別の始まりを設定することは，人間が保護に値するということを人間であるという規準とは別の規準に依存させてはならない，という人権思想に含まれている禁止にも反する。

　第一の立場の主張者たちとともに，身体をそなえた生命が倫理的主体た

りうる能力のための条件であるということから出発するならば，尊厳の不可侵と生命の保護とは緊密に結びついている。そこで，次のような問題がもちあがる。この見方からすれば，生命保護に対する侵害は尊厳の侵害をも示すのか，それとも生命保護と尊厳保護という二つの保護請求は区別されうるのか？

　第一の立場に立つ幾人かは，そのような区別は不可能であり，尊厳の保護は無制限の生命保護をも必ず含んでいる，しかもそのことは，卵子と精子が融合した時点からそうだということから出発する。胚に道徳的な地位（Status）ないしは保護される資格を帰する場合，次のような問題が生じる。ヒト胚はすでにその初期段階において諸権利の担い手ないし主体であるのか，それとも，胚に人間の尊厳という地位と保護が帰属するのは，胚が保護に値する主体と同じ人間の生命であることを示している場合だけなのか？　これについては，人間の生命はそのものとしていつでも尊厳を有していて，権利主体がすでに成立しているか否かに左右されない，という意見が唱えられる。

ヒト胚は発達段階に応じて保護に値するという立場

これに対して，胚にはたしかに最初から人間の尊厳が属するのであるが，しかしこの尊厳は絶対的な生命保護までも命じるものではない，という見方もある。人間の尊厳は他のもろもろの基本的権利・倫理的な価値や財（善）・倫理的な命令との比較考量を許さないが，生命保護の命令においては事情が異なる。胚のいのちを絶つことは人間の尊厳の侵害を必ずしも意味しない。生命保護と他のもろもろの価値や基本的権利とを比較考量することは倫理的でもある。胚の発達が誕生に近づけば近づくほど，生命保護の義務はそれだけ重くなり，その分だけ強い保護が要求される。

　この第二の立場は次のことから出発する。すなわち，十全な保護を他の主体としての人間に義務づけるような資格は，人間のある特定の発達段階において初めて想定される。したがってヒト胚は，特にその発達の初期段階においては，派生的にのみ保護に値する。

　第二の立場のラディカルな型は，人間が発達過程のなかで獲得する特性を有する人間のみが人格（Person）とみなされ，それに応じて保護に値

する資格をもつということから出発する。人格とみなされる人はもろもろの利害関心の持ち主である。それらの利害は侵害されることもありうるがゆえに，利害がもろもろの権利を理由づける。あるいは，人格は自己意識，未来への関わり等々の能力の持ち主である。それらの能力は利益選好の発達にとって必要であって，一般に通用している殺害禁止を根拠づける。第二の立場のこうしたラディカルな型は，人権思想のなかに含まれる要請にふさわしくない，という根本的な抗議にさらされている。その要請とは，人間に固有な道徳的な地位とそこから帰結する保護に値することを，第三者による認定に依存させるのではなく，まさに人間であるという性質に依存させること。そして，それに応じて倫理的・法的見地ではすべての人間が基本的に平等だという考えから出発するということ。これである。

　第二の立場のうち，胚の保護される資格が漸次的に高まるとする型は，次の考えから出発する。すなわち，人間は受精の完了時から保護に値するけれども，この保護資格の度合いは，誕生前のひとの生命（いのち）が受精完了後にたどる発達段階によるということ，人間の尊厳という権原（Titel）と結びついた十全な保護，ならびに比較考量の余地のない生きる権利と結びついた十全な保護はある特定の発達状態に達してから要求されるということ，ここから出発する。重要な区切りとしては，原始線条の形成による形態形成の開始，自然的な多胎形成の排除，それと結びついた最終的な個体化，子宮への着床，刺激の意識的処理のための神経系の基盤形成（脳の生活の始まり），子宮外での生存能力などが挙げられる。初めの三つのメルクマールにとくに重きが置かれるのは，それらが試験管内の胚と子宮内の胚との区別に関わり，受精完了後およそ12日目から14日目に達成される発達時点に該当するからである。

　この漸次的段階づけの立場は，人間に成ることが一つの過程であることにもとづく。しかしそれは，多くの漸次的段階づけの立場と同様に批判される。つまり，一つの連続的発達のなかに道徳面と重大な関わりをもつ区切りを設けようとする試みはいずれも恣意性を免れない，という批判にさらされる。

共通点と差異

ヒト胚の道徳的地位に関して，〔成人と〕等価の保護に値するとする第一の立場と，第二の立場のうち保護に値することに漸次的な段階づけを設ける見解とは次の点で共通する。人間の生命の始まりを受精の完了のなかに見て，この人間の生命を初めから保護に値するとし，したがって発生のどの時点においても，人間の生命を任意に処分できないものとみなすこと。ここに表明されている道徳上の基本的確信は，人間の生命は一つの価値をもっていて，その価値は第三者から認定されることから独立しており，そのような価値として保護される資格を自身に引き寄せるということである。

いまあげた二つの立場〔第一の立場と，第二の立場のうち漸次的段階づけの型〕を分ける決定的な差異は，もろもろの財（善）が競合した場合の比較考量の際に明らかになる。漸次的段階づけの見解にしたがえば，発達の初期段階において高次の目的に直面したとき，胚が保護に値することを比較考量することが是認される。この発達段階における胚には，後の段階に認められるような十全な道徳的地位を付与する必要がまだないからだ。これに対して，第一の立場を主張する者たちにとって，比較考量はそもそも，同じランクの二つの善もしくは悪が葛藤したなかで比較考量されることが許されるという形でのみ，正当である。

試験管内のヒト胚がもつ憲法上の地位は，これまで憲法裁判所の決定の明示的な対象ではなかった。しかし連邦憲法裁判所は妊娠中絶に関するふたつの判決に関連して，上記ふたつの立場のうち，第一の立場の方向を指し示すかたちで見解を表明している。

2　人間の尊厳の保護はどんな内容をもつか？

人間の尊厳の担い手は誰かという問題と並んで，人間の尊厳は厳密にはどこに存するのかという問題が立てられる。これについての肯定的な定義はこれまで成功せず，そうした定義は必ずや柔軟性を欠いた性格づけにもとづくため，そもそも望みうるのか，それさえも疑わしいのだから，残された道は，人間の尊厳に対して侵害された事態からアプローチする試みである[25]。こうした見方は憲法学において圧倒的に支配的である[26]。連邦憲法

裁判所も通例この観点から判決を下す。

> 「人間の尊厳が不可侵であるという原則に関しては，人間の尊厳が侵害されうるのはどのような状況においてであるかを確定することにすべてがかかっている。明らかにそれは一般的に言えることではなく，いつでも具体的なケースについてのみ言えることである」[27]。

よく引用されるデューリヒ（Günter Dürig）の客体化公式も，人間の尊厳の侵害を視野に入れている。

> 「具体的人間が客体に貶められ，単なる手段，代替可能な量とされたときに，人間の尊厳が問題となる」[28]。

ここで注目すべきは，人間の尊厳に反することは，一般的に認められる多くのケース（ユダヤ人を識別する星マークを身に付けることの義務づけ，数字の入れ墨，全裸状態で公衆の見世物にされること，烙印，拷問等々）のように外に向かって明らさまになるとは限らないということである。外観はさほど「残忍」でも「非人間的」でもないように見える巧妙な振る舞いも，尊厳に反するものとみなされる。たとえば，水も漏らさぬ完全な監視やデータの掌握とか，だましや向精神薬を用いて他人を操作することなどが考えられる。そのような場合，苦痛が加えられることもないし，「血が流される」必要もない。人間の尊厳を——例えば殺人によって——侵害するために，犯人たちの側に特別に低劣な心根をつけ加える必要は必ずしもない。ある人が殺害された理由が，彼は「ユダヤ人として」「価値の低い人種」に属しているがゆえ死に至る人体実験が「許される」と犯人には思われたという場合と，彼を死に至らしめる研究によって，人間の生命を維持するのに貢献するような新しい治療法を開発するという目標を犯人が追求した場合との間には，何の違いもない。それぞれの動機はたしかに動機としては異なる仕方で評価されなければならないだろう。憲法上やってはならない或る行為を，その行為の基礎にある動機だけで正当化するわけにはいかない。「善き意図」があるからといって，客観的に傷つけてしまった尊厳を「癒す」ことはできないのだ[ix]。

---

　ix) Vgl. Höfling 1995, S. 860; Kunig 2000, Rz. 24; Dreier 1996, Rz. 39. 反対に，誰かが「尊厳を貶める意図」をもって行為したけれども，「介入の度合いが尊厳を侵害する程度にまでは達しなかった」場合は，人間の尊厳に反してはいない（Höfling a. a. O.; Kunig

デューリヒによる定式化はしかし，アプローチの最初の一歩を示しているに過ぎない。連邦憲法裁判所はその定式を控えめに評価している。

「人間を国家権力の単なる客体に貶めてはならないという一般的な公式は，人間の尊厳を侵害するケースが見いだされうるような方向を示唆しているだけである」[29]。

議論の余地なく人間の尊厳の侵害となる行為を数えあげる際には，とりわけ重大な事実構成要件が，たとえば拷問，奴隷状態，大量駆逐，民族虐殺，辱め，烙印，迫害，蔑視が問題となっていることが示される[30]。これに加えて，人間の尊厳は「不可侵」であり，それゆえ他の基本的諸権利との比較考量のなかに引き込まれてはならず，しかも，改憲可能な多数をもってしても尊厳の妥当性を制限することはできないということを考慮するならば，そこから次のことが結論される。すなわち「人間の尊厳」の保証によって「人間存在の一つの絶対的な核心部分[31]」がしっかりと確保されているということ[x]。基本法による尊厳の保証はけっして〔日常もちいる〕「小銭」（ギュンター・デューリヒ）ではなく[*]，どうしても必要となったときにのみ手をつけるべき「非常用の携帯食料（eiserne Ration）」（グラーフ・フィツトゥーム Graf Vitzthum）なのだ。

それゆえ人間の尊厳の保証が適用される範囲を最終的に定義することは不可能であり，意味もない。現代医療の法的・倫理的問題との関連においても，人間の尊厳についての積極的定義は見つからない。とはいえ，次の4つの領域において，人間の尊厳の保護を具体的に記述することができる。

 1) 権利についての基本的な平等の保証
 2) 人格の自由権と不可侵性への権利の保証
 3) 社会保障請求権の保証

---

a. a. O.)。

 x) Vgl. Starck 1985, Rz. 14：「人間の尊厳の保護は，考えられうる善きものや快適なものや有用なものそれらの，すべてを保証するわけではない。尊厳の保護は，それが妥当するがゆえに，基本的なものとして理解しなければならない」。

 *) 人間の尊厳という論拠がむやみに持ち出され，「インフレ的に使用される」ケースがままあった。たとえば，公用の郵便物の宛名で，自分の名前のウムラウトöが自動化によってoeと記されたことによって，尊厳が侵害されたと訴え，三つの審級の裁判所で争ったケースなどである。ギュンター・デューリヒはこうした傾向に対して，人間の尊厳を「小銭」（kleine Münze）に落ちぶれさせてはならないと警告した。

4）政治的参加権の保証

1）権利についての基本的な平等の保証は，人間の尊厳の保証についての核心にかかわる。人間の尊厳を，人間である以上どの人間にも属する地位（Status）として理解すれば，その理解から，どの人間も権利の担い手であることが帰結する。また，個別の基本的諸権利は特定の条件下において制限されることがあっても，「もろもろの権利をもつ権利」（ハンナ・アーレント）は制限されない。それゆえ人間の個々のグループに対して，地位を示す特定の目印にもとづいて，そもそも権利の担い手であることを否認するわけにはいかない。さらに，幾人かの人間やグループが，特定の印や特性にもとづいて不当に不平等な扱いにさらされてはならない。たとえば医療の分野で，同意する能力のない人たちが無権利の対象とされるようなことがあってはならない。また権利についての平等は，人間は遺伝子的素質や障害にもとづいて差別されてはならない，ということを意味する。

2）基本的防御権は，人格の自由と不可侵性を侵害から保護する。医療分野への応用においては，基本的防御権からとりわけ人格による自己決定に対する尊重が導かれる。自己決定はインフォームド・コンセントの要求のなかで実現される。たとえば，本人が前もってなされた説明にもとづいて，強制や圧力を受けることなく自由に同意していなければ，その人の臓器や組織を摘出したり遺伝子情報を読み取ったりするならば人格権の侵害となる，ということを意味している。

3）もろもろの社会保障請求権は，諸個人が自らの権利一般を主張するために欠くことのできない条件を確保するのに必要である。たとえば最低限度の生活が保障され，保健サービスが受けられるということは，ともかく生存し人格的権利を主張しうるための前提である。病気や障害のために自分自身を十分にケアできない人は，共同社会（Gemeinschaft）による支援を請求する権利をもっている。

社会保障請求の保証がどの程度であるべきかを，人間の尊厳の保証から読み取ることはもちろんできない。また，身体を無傷に保つ権利というよ

うな個人的防御権は，他人による請求権によって廃棄されえないということも確認しておかなくてはならない。たとえば，誰も他人の臓器を請求することはできない。

　4）自身の自由権および不可侵権を主張できるためのさらなる前提は，参加権，すなわち社会全般に重要な関わりをもつ決定過程に参加できるということである。それゆえ民主制においては，選挙権や出版・集会の自由が人間の尊厳の保証を確実にするための措置と理解されなければならない。市民は自分たちの尊厳要求と権利要求をどのように理解し，どのように実現していこうとするかをみずから説明する可能性をもたなければならない。現代医療との関連において参加は，現代医療の倫理的・法的・社会的に争点となっている諸問題について判断し，それを表明する可能性をもたなければならないということを意味する。また，個々の社会的グループが他のグループに自分たちの価値観や見解を押し付けてはならず，その決定に関わりをもつ人々が，問われている諸問題と道徳的な価値評価の基盤について理解を深め，そうした理解を表明する機会をもたなければならない。影響力と資金面で社会的に他より劣る社会的グループにも，現代医療の問題に関して意思形成過程と決定過程に参与する機会が保証されなくてはならない。
　それゆえ人間の尊厳を保証するには，法の整備が必要である。他方，法の整備の方は，民主的社会において，社会全般を拘束する規則と決定に至る過程に参与できる可能性を必要としている。

3　「人間の尊厳」を保証することが他の基本的な諸権利に対してもつ関係

　人間の尊厳は「不可侵」である。立法者はそれを制限することはできない。人間の尊厳は，他の利害や価値との比較考量のなかに引き入れられてはならない。人間の尊厳には当然，絶対的な優位が与えられる。このようなことは，（基本法第2条以下に規定された）他の基本権には基本的に当てはまらない。いくつかの基本権には法律の留保[*]が明記されている。その他

の諸権利も少なくとも憲法に内在する制約の下にある。それゆえ，人間の尊厳は他の基本的な諸権利，とりわけ生きる権利に対してどのような関係にあるのかという問いが立てられる。

　人間の尊厳が保護する領域と他の基本的諸権利が保護する領域とは明らかに同一ではない。基本権の侵害のすべてが同時に人間の尊厳の侵害となるわけではない。しかし他方で，基本法第1条第3項の条文から，人間の尊厳と「以下の」基本的諸権利とのあいだに一つの連関が成り立っていることもすでに明らかである。人間の尊厳への脅威およびその毀損をそれだけ孤立させて考えることはほとんどできない。人間の尊厳への侵害が起きるのはいつも生活領域の一つにおいてであり，その範囲は，特殊な基本的自由権が保証されるところだけでなく平等が保証されるような領域にもわたっている[32]。人間の尊厳は無制限の一般条項としての保証領域をもっているがゆえに，この領域は，他の基本的諸権利の保証領域と必然的に交差する。たとえば拷問は，身体を無傷に保つ権利への介入を表していると同時に，また人間の尊厳に対する背反でもある。これに対して，別の形の傷害は法的に許される場合もありうるし，人間の尊厳に反するというほどの深刻さに達しないこともありうる。

　同様に，殺害行為または生命を危険におとしめる行為のどれもが，人間の尊厳に対する侵害をも自動的に意味するというわけではない。たとえば，正当防衛という状況や兵士ないし救助隊の投入がそうである[33]。それゆえ，現代医療において基本権の葛藤が生じる場合に，胚の生きる権利に無条件の優位が認められなければならないとは必ずしも言えない。

　しかし他方で，人間の尊厳の保証と生きる権利とが完全には一致しないということから，両者の保護領域を切り離して考え過ぎるとすれば，それもまた誤りであろう。殺害行為が人間の尊厳に合致しないということ以上に自明なものはないであろう。たとえば胚を保護する範囲で起こるかもしれない生きる権利の制限は，同じような深刻さをもつ葛藤状況を前提としなければならない（殺害禁止に関する古典的な例外の場合のように[xi]）と

　　＊）　自由を制限するには法律の根拠が必要だとする説。
　　xi）　憲法学の文献では，正当防衛と並んで，とくに警察による救助のための射撃，および兵士，警察官，消防士の生命をかける義務があげられる。Vgl. Dreier 1995, S. 1037.

いうことにむしろ注意すべきである。殺人は人間の尊厳の保護領域に抵触し正当化できないというところから，ふつうは出発しなければならない[xii]。しかし，妊娠をめぐる葛藤において，妊娠を中絶する以外に女性の権利と尊厳を守ることができないところにまで至っている場合には，臨月まで懐胎し続けることを女性の意に反してまで押し付けないという可能性は排除されていないし，胚の尊厳という地位と両立しないわけではない[*]。

[xii] 言い換えれば，〈生きる権利〉がもつ人間の尊厳という内実は，たとえば自由に意見を表明する権利や通信の秘密がもつ人間の尊厳という内実よりも本質的に大きい。

[*] 「しかし」以降の最後の一文に対して，ベックマンやホネフェルダーら7名の委員は連名で不同意を表明している。この一文はＢ１〔第Ⅰ部第１章〕の最後の文でありながら，全体の基調に反し，中絶が，詳しく範囲を限定されることなく，基本法第１条第１項に遡って容認されるとの印象を与える，というのが不同意の理由である（特別意見1.1原書 S. 455-456）。

第 2 章
個人倫理の準拠点と社会倫理の準拠点

――――――

I　法の基礎としての，道徳的確信と倫理的規準

　現代医療に関わる法的規制を方向づける倫理的規準とは何か，が問われるとき，譲り渡すことのできない人間の尊厳という思想と並んで，この尊厳が実際に守られるために不可欠な条件を確保するようないくつかの基本的な確信をもあげなければならない。なぜなら，人間は身体的な存在であって，そうした身体的存在は互いに承認しあう諸個人の社会的な共同性のなかでのみ自らの本質を開花させることができるからだ。それゆえ人間が身体的かつ社会的にまとまりをもったものであることから，いくつかの基本的な要請が生じる。それらの要請は，人間の尊厳という思想と結びついた道徳的価値観と人間の尊厳から導出される基本的な諸権利の一覧表のなかに表れている。それらは医療に関する法と職業倫理の根底にもあり，まずは個:人:に関するもろもろの基本的な要求と権利を要請し〔II.1〕，さらには社:会:的:な:相:互:性:の規範となるもろもろの基本的な要求と権利をも要請する〔II.2〕。
　倫理と法のこうした連関はわれわれの基本法のなかに明確に現れている。この基本法は国家社会主義が終焉したのちに，すべての法秩序の価値的基盤として，したがってあらゆる法秩序のための法として構想された。とりわけ，人間の尊厳が不可侵であることを包括的規範と規定する基本法第1条は，改変不可能なまでの効力を要求している。改変不可能を定めたこの

規定*)は，ナチズムの犯罪が二度と繰り返されないことを保証するねらいをもつ。ナチズムの憲法体制は人間の尊厳を踏みにじって成立したからだ。人間の尊厳は，古典古代とユダヤ教，キリスト教，ヨーロッパ啓蒙主義に由来する尊厳概念に立ち返る。その法的内容は，連邦憲法裁判所の判決によって詳しく展開されてきた。

　人間の尊厳は不可侵だという考え方は多様な精神史的根源(ルーツ)のなかで育ってきた。また，さまざまな世界観のなかから人間の尊厳についていくつもの解釈が生じている。これら多様なルーツと解釈を目の当たりにすると，尊厳概念を法的実践に応用する際，この概念がもつ射程と意義を確定するにあたっては，きわめて慎重でなければならないことは言うまでもない。そうでないと，それぞれの人が前もってこの概念のなかに入れ込んでおいたものを，そのつどこの概念から取り出してしまうという危険が生じるからだ。いずれにしても基本法第１条はある一つのことを保証しようとする。すなわち，生物と無生物を含む全自然における人間の無条件で変更不可能な特別の地位は本来的に，あらゆる国家権力によって尊重され，さらには法秩序そのものからも尊重されなければならないということ，これである。

　基本法第１条に記された人間の尊厳についての規範的言明の妥当性は，今日まで幅広い社会的合意によって支えられてきた。憲法によってすべての法の冒頭に据えられた人間の尊厳という価値は法秩序をかたどり，反対に，その倫理的な根本的意義は法秩序によって強固なものにされている。その法秩序は，合意によって支えられた基礎的な規範であるがゆえに，人間に対して無条件の尊厳を保証することをわきまえていないような道徳観をもつ人々をも，もちろん拘束する。

---

　　*）　基本法第79条第３項「第１条の原則に定められている原則〔人間の尊厳は不可侵〕に抵触するような，この基本法の改定は許されない」。

II 医療における，合意可能な道徳的確信と倫理的規準

1 個人に関して

1-1 道徳的な基本的な確信と基本的諸権利

そのつど道徳的に命じられ，あるいは禁じられ，ないしは許容されることは何かと問うとき，個々人は，自分が拘束的なものとみなす規範的枠組みを参照する。そうした規範的枠組みの吟味は倫理学の課題である。個々人によって承認された倫理的観念はその性質上，法よりもさらに先へと進み，人格に対して，法的な命令や禁止よりも高次の拘束力をもつ。それゆえ法は，その人の良心に反するような行為を強いてはならない。

　道徳的規範が拘束力をもつのは，ひとが自分自身や他の人間に対してもつ関係，そして自分の環境に対してもつ関係の枠組みにおいてである。この拘束の根拠はさまざまでありうる。たとえば，「人間は自分自身を善と結びつける存在であるから，人間には無条件の価値が置かれる」という根本的な価値判断のなかに，拘束性の根拠を据えることができる。他方また，相互承認関係における対等なパートナーと認めることのなかに据えることもできる。また，別の動機から発する道徳的立場に立とうとする心構えのなかに据えることもできる。この場合には，各人は自らが規準となると認めた倫理的な義務を厳守する自由を他のどの人にも許容しなければならない。ここから次のことが明らかになる。すなわち，すべての人間に対して，人間が類的存在として有する特性において等しい地位を与え，すべての人間を自分で目的を設定する主体ないしは道徳的責任の名宛人として承認する構えは，どんな倫理学においても核心をなすものである。

　人間が自由かつ自律的にみずからの行為を決定することを本性とする存在であるとするならば，生存を確かなものにし自然環境と社会環境のなかで自らの人格的発展を可能にするような一連の基本的諸権利が人間に認められなければならない。こうした基本的諸権利の列挙はまずは国家による

介入に対する防衛の形で定式化されていて，基本法第1条に続く条文のうちに見いだされる。それらの諸権利は「もろもろの基本権の根拠」としての「人間の尊厳」の保証にもとづき，尊厳という権原のもとに保護されている人間の特別な地位が扇状に展開していく様を表している。同時にそうした展開の仕上げは，基本的諸権利が他の諸権利と衝突するとき，その権利は人間の尊厳を傷つけることなくどこまで制限されうるのか，という問いに答えを与えている。その答えは基本的諸権利を制限することが可能であることを含んでいる。

人間の尊厳から帰結する基本的な諸要求は，みずから思考し意欲し行為する主体であることができるという，人間に固有の能力に関わる。第一に，どの人間も自分が善いと認めたものあるいは義務と認めたものに従うことができる自由を承認してほしいという要求が，これに属する。人間が倫理的主体であるためにどうしても必要なこの基本的自由は，個人の自己決定への要求ないし人格の妨げられることのない発展への要求という形で現れる*1)。この自由は，意見や良心の自由ならびに自ら選んだ宗教を信仰する自由をも含んでいる*2)。自らの見解に従う自由には，科学に刻印された文化という諸条件のもとで，研究の自由も含まれるので*3)，それに結びついた諸要求もまた基本権の保証の対象である。

もう一方で，人間は身体をもち社会にはめこまれている存在であるから，人間の尊厳から帰結するもろもろの基本的要求とそこから導かれる基本的諸権利は，身体的・社会的な諸条件を保証することに結びついている。そうした諸条件なくしては，身体的・社会的な人間存在はみずからの生存形態を実現できないからだ。この基本的諸要求とそこから導かれる基本的諸権利には，とりわけ，身体と生命の統合性を保ちたいという要求*4)や，

---

　*1)　基本法第2条「(1) なんびとも，他人の権利を侵害せずかつ憲法的秩序または道徳律に違反しない限り，自らの人格の自由な発展を求める権利を有する」。
　*2　基本法第4条「(1) 信仰および良心の自由ならびに信仰告白および世界観の告白の自由は不可侵である。(2) 宗教的活動の自由は保証される。」。
　*3　基本法第5条「(3) 芸術および学問ならびに研究および教授は自由である。教授の自由は憲法に対する忠誠を免除しない」。
　*4)　基本法第2条「(2) なんびとも，生命に対する権利および身体を害されない権利を有する。人身の自由は不可侵である。これらの権利は，ただ法律の根拠にもとづいてのみ侵すことができる」。

所有の保全への要求*），社会福祉への要求，健全な環境の確保への要求が属している。

　個人の尊厳から導かれた要求はどれも，個人の内面で葛藤に陥るだけではなく，諸個人相互の間にも緊張を引き起こすことがあるということから出発しなければならない。個人間のこの種の争いの元となるもろもろの諸要求については，個人によって主張されたどんな要求も，他人の同等の要求のなかにその限界をもつと言える。これに対して，個人の尊厳の不可侵性への要請はどんな制約をも許さない。

1-2　医療倫理学の諸原理

いくつかの基本的な倫理的確信は，古代以来の医療のなかで専門的な職業倫理として彫琢され発展してきた規範枠のなかにも表現されている。職業倫理は，その職の遂行が他の人々に重大な影響を与えうるような職業には不可欠である。医療における職業倫理は次のような義務を含んでいる。患者をけっして傷つけてはならない（nil nocere）。すべての行いを患者の治療目的に捧げる（病める者の救済が最高の法：Salus aegroti suprema lex）。医術の諸規則にのっとって職務を遂行する。専門知識や自由に扱いうる手段を患者の救済のために投入し，専門知識を保持し拡げるためにたえず精進する，といった義務である。さらに，患者の気持ちを思いやることや患者に病状を説明する際に真実を語ること，信頼性を確保し第三者および他の人々に対して秘密を守ることが医師には必要である。

　医師として行為するすべての者にとって職業倫理上の中心的な義務は，患者の自律を尊重することである。（とりわけ医師と患者とが職業の性質上対称的な関係でないからこそ，そうである）。このことは，治療の断念が問題となる場合にとくに言えることだ。医療の介入は医術（医学的処方）の諸規則に照らして正当化されるだけではなく，患者の意思によっても正当化されなければならない。それゆえこの職業倫理は（とりわけナチズムにおける医師の行為の濫用についての経験と，その経験から生まれた1947年のニュルンベルク綱領に照らして）正当にも，すべての医学的介入

　　＊）　基本法第14条「⑴ 所有権および相続権はこれを保障する。内容および制限は，法律で定める」。

に対して，説明にもとづく患者の同意（インフォームド・コンセント）を義務づけた。この原理は，ベルモント報告[i]を経由して，三ないし四個の原理の第一のものとなった。これらの諸原理は医療倫理の「四原理（自律，無危害，恩恵，正義[ii]）方式（Four-principle-way）」と呼ばれ，米国で展開され世界的にも注目されるようになったものである。「欧州連合理事会による生物医学に関する人権協約」は，人間の尊厳の保護（第1条）と職業倫理の諸原理（第4条）と並んで，中心的な位置にある患者のインフォームド・コンセントの原理（第5条[*1]）を掲げている。しかし同協約はまた，同意能力のない者を対象とした，本人以外のところで役立つ研究〔第6，17条〕や胚を消耗する研究〔第18条〕に関する規則をも含んでいて，これらをめぐってはドイツで議論となっている。

医師の行為においてさまざまな倫理的命令と禁止が，あるいはさまざまな「善きもの」と目的が矛盾に陥った場合に，倫理的な考察や比較考量が必要となることは珍しくない。たとえば患者の秘密を守ることと第三者が保護に値することとが衝突するような場合である[*2]。こうした場合，関連するもろもろの規則を挙げてみても，もろもろの職業倫理的な義務を数え挙げてみても十分ではない。決疑論を練り上げてみても限界にぶつかる。

かくして，行為する人々が倫理的な判断を下すよう挑発される。その判断は，衝突しあう諸価値のひとつを他の価値に優先させる（あるいは，それぞれの価値を極力たいせつに扱って実践的な優先順位を辞書的秩序でつけていく［praktische Konkordanz］という形に結びつける）可能性の前に立たされる。このことは，倫理的に意図することが対立するなかで実践

---

　　i) 〔米国〕「生物医学と行動研究における被験者保護のための国家委員会」が1978年に公表したベルモント・レポート「被験者の保護のための倫理原則と指針」は，とりわけ被験者が情報を得た上で自由意思によって同意することを保証するための制度的措置をテーマとした。この報告では，人格の尊重，恩恵，正義という原理が規範的な強調点として挙げられている。

　　ii) 自己決定もしくは自律尊重の原理，傷害を回避する原理，積極的にケアする〔仁恵〕原理，正義の原理。これについては Beauchamp/Childress 1994 を参照。

　　*1) 原文では第6条であるが，第5条と訂正。

　　*2) たとえば，心理セラピストが患者から或る人を殺害する意図を聞いた時，その人に危険を警告すべきか，それとも守秘義務を守るべきかという葛藤。これはビーチャム／チルドレス『生命医学倫理』第3版に「事例1——タラソフ殺人事件」として挙げられている（成文堂，1997年，483頁以下）。

的規範を見いだすべき場合にも当てはまるし，個別ケースにおける比較考量の際にも当てはまる。後者の場合，判断能力と並んで，責任を引き受ける能力と覚悟が要求される。それゆえ医師の職業倫理はもろもろの規範と規則以上の，医師としての信念と心構え（いくつかの徳）をも指示する。

1-3 研究倫理学の諸原理

現代医療において研究は中心的な役割を果たしており，その役割は将来もますます大きくなる。研究は，新しい診断や治療ないし予防の手がかりが得られるような基礎的知識を獲得するのに必要である。それらのアイデアを実用可能なところにまで成熟させるさらなる開発にも研究が必要だ。研究はこれだけではなく，医療的介入の安全性と質を確保するためにも不可欠である。それゆえ研究は，現代医療においては，単に学問上の責務であるだけではなく，倫理的義務でもある。

しかし，人間に対する研究を対象（テーマ）とする医療的介入には，倫理的・法的観点から特別の正当化を必要とする。医師－患者関係の内部で当該患者の診断と治療（予防を含む）に奉仕する医師の行為は，厳密に患者個人の効用のためになされる。研究行為は，これとは違って，規則性についての認識，理想的には，特定の諸要因の法則的な諸連関についての認識を目指す。被験者は予想される規則性を示す可能的な一事例を表している限りで，関心の対象となる。他の諸要因はすべて捨象されなければならない。研究という視点では，患者は被験者として現れる。

医学的研究のなかで，医療と研究の両方を同時に目的とすることがありうる。たとえば新たに開発される医薬品が第III，IV相の研究の枠内で試験される場合である*)。これに対して，まだ被験者に利益のない研究の場合には，医療と研究の二つの行為は分離しうる。たとえば，人体実験や，医

---

*) 治験の3番目の段階「第III相試験」は，多数の患者に対して被検薬を投与し，実際の治療に近い形で効果と安全性を確認する。すでに承認され使用され評価が固まっている他の薬との比較試験を行う場合がある。

「第IV相試験」は，医薬品として承認され市販された後に実施するので，治験とは呼ばれず，「市販後臨床試験」と呼ばれる。市販後の調査であるため，より多くの患者に投与することにより，安全性や効果について多くのデータを得ることができる。その医薬品の最適な使用法を明らかにする上で重要な試験と考えられている。

薬品の第Ⅰ相試験*⁾がそうである。

　患者や被験者をもちいて行われる研究が〔彼らに直接効用をもたらさない〕上記のような目的をもって、それに合致した方法論的規準でなされた場合には、患者や被験者の一種の道具化を多かれ少なかれ伴うことは避けがたく、特別なリスクや傷害の危険と結びついている。そのため、そうした研究は、特別に追加された規準に照らしてのみ倫理的かつ法的に正当化されたものとみなしうる。

　上述の倫理的・法的・医療倫理的規範は、治療行為の枠内で患者に対して行う研究に、もちろん無条件にあてはまる。しかしそれと結びついた研究に関しては、追加的な規範〔被験者を用いた研究をするための規準〕にも注意を払わなくてはならない。このことはとりわけ当該患者にとって治療的意味がまったくないような研究について言える。この規準にまず含まれるのは、適切な説明にもとづいた本人による同意である。治療的介入が正当化されるためには、どっちみち同意が必要ではあるが、研究の場合には、それに加えて書面による同意の証拠が必要である。さらに、当該研究方法に代わるものがないこと、重要な学問的成果が期待されることが示されなければならない。そして、期待される治療的成果や科学的知見の獲得にくらべて、被害やリスクの見込みが是認可能な比率のものでなければならない。患者は、自分の健康や病気治療に不利な結果がもたらされることなく、研究的処置への参加をいつでも中止できるようでなければならない。また、研究的処置へ参加期間は被験者保険によって保護されていなければならない。さらに、〔研究組織から〕独立した倫理委員会の協力を求めなければならない。その際、倫理委員会の構成と権限資格が吟味されなければならない。危険やリスクを見通すのが難しいような特に革新的な分野の研究の場合には、さらに追加的な吟味の手続きを組み入れなければならない。たとえば特殊な専門的学識を有する者をメンバーとする中央倫理委員会でさらに吟味するとか、場合によっては、研究をいくつかの特別なセン

---

　　*）　治験の最初の段階で、健康な成人ボランティアに対して開発中の薬剤を投与し、その安全性（副作用の有無）を中心に、薬剤が人体にどのように吸収され排泄されていくか（薬物動態）を確認する。人体に対する安全性がまだ確認されていないので、母体保護の観点から、被験者は通常男性である。

ターに結びつけ，〔研究経過について〕登録義務を負わせるといった措置が必要である。

インフォームド・コンセントが得られない状況にある人に対して研究が計画される場合には，特別な問題が生じる。少なくとも可能性としてその人自身に役立ち，その有用性が潜在的なリスクに勝ることが期待される研究的処置の場合，インフォームド・コンセントがその当人の意思を代行する者によってなされるということが倫理的・法的に是認されうる。そのように，世界医師会による「ヒトを対象とする研究に関するヘルシンキ宣言」および「欧州連合理事会による生物医学に関する人権協約」でも言われている。法的観点で〔ドイツ〕薬事法は小児疾患に関する診断学と予防学の治験について，未成年者を対象とする研究を厳しい条件の下で認めている[iii]。

同意能力のない人を対象として本人以外のところに利益をもたらす研究を計画することが許されるかという問いに対する答えは，論議を呼んでいる。それに対する答えは，倫理的観点からは，次の条件による。つまり，同意できない本人の潜在的な利益のためになされるのではなく，本人が属する対象グループ〔例えば同じ病気をもつ人々〕のなかの他の人の利益によってのみ正当化されうるような研究的介入（侵襲）が，そのものとしてすでに人格の許されざる道具化とはならず，その限りで法的代理人の意思からかけ離れていないということにかかっている。世話法〔1990年制定，92年施行〕が世話人に同意を許しているのは，それが被世話人の福利に資する場合だけである[iv]。また「欧州連合理事会による生物医学に関する人権協約」は，同意能力のない人を対象とした，本人以外のところで役立つ研究を，次の場合に許容している。つまり，その研究が「最小限のリス

[iii] その根底には，予防診断と予防接種が子供と青少年にとって潜在的にプラスになるという考慮がある。健康な未成年者を対象とした臨床試験に医薬品を用いる場合は，薬事法第40条第4項2によれば，「未成年者の病気について認識するための研究，ないしは未成年者を病気から守るための研究であることが，医学の認識に即して告知されなければならない」。

[iv] 子供に対する親の配慮も，子供の福利のためだけに行使することが許される。このことは，子供に個人的利益をもたらさず他人のためにだけ益をもたらすような介入に同意することを排除する。

ク」と「最小限の負担」とのみ結びつき，しかも同じ疾患をもった人を治療するための他の選択肢がない場合だけである[v]。さらに，権限をもった倫理委員会ならびに法的な代理人がその研究に同意していなければならないし，本人が拒否を示していてはならない。ヘルシンキ宣言のエジンバラ2000年版も同様の規則を組み込んでいる。

　「生物医学に関する人権協約」を批判する人々は，同意能力のない人への負担が最小限であることの主観的な認知は，第三者によっては適切に評価できないことが多々あると指摘する。こうした研究の対象となる人々はたいてい世界を直観的に知覚するので，一般に負担が少ないと見積もられている処置を，不安をかきたてるものと初めからみなしてしまうことがある。それゆえに，本人以外のところで役に立つ研究が，こうした対象グループに属する人たちを許しがたく道具化する危険が基本的には生じうる。

　「生物医学に関する人権協約」を支持する人々は，同意能力のない人々を対象とした研究を禁じることは，このグループを少なくとも部分的には医療の進歩と治療機会から排除してしまう，と指摘する。

　ドイツの世話法は，まったく他人の役にしか立たない研究に対して代理人が同意するということを許していない。なぜなら，世話人は被世話人の福利になることにのみ同意が許されているからだ。この規定によって，自分で同意できない人を対象として当人以外のところで益をもたらす研究は排除されている。ただしそうした研究を潜在的な効用に結びつけた場合には，グレーゾーンが生じる。

2　社会的な相互性に関して

現代医療の現在の実践と今後の新たな発展は，現代社会のダイナミックで複雑な構造を背景にして，社会倫理学的な視点から見てゆかなければならない。現代医療の内部での発展が，社会的現実を肯定的なものやあるいは否定的なものへさまざまな仕方で変貌させている。医療の発展が行為の新しい選択肢を作り出し，それとともに，われわれに新しい決断を強いる。

---

v)　「E.残された課題　1.2.同意能力のない人に対する研究」（下巻所収）参照。

医療の発展は，たとえば，これから親になる人たちに期待される役割にも影響するし，医師－患者関係や医療行為をも変容させ，さらには保健医療制度全体をも変える。さらに生・病・死についてのわれわれの理解を変える。医療の発達によって直接的または間接的にもたらされる帰結を分析し倫理的に判断することができるのは，社会諸科学と倫理学とが分野横断的に協働することによってだけである。

このことは，本審議会の課題との関連では，次のことを意味している。
- 現代医療が，とりわけ新しい行為の可能性を切り拓くことによって，問題をはらんだ社会的諸条件のなかでどんな結果をもたらすかを，倫理的規範を背景にして見極めなければならない。
- 社会の諸構造をより良いものへ変えることができるような行為の可能性を見つけなければならない。
- 社会的諸条件と，行為のさまざまな選択肢についての分析とをふまえて，解決策をまとめなければならない。

2-1 制度倫理学としての社会倫理学

個人倫理学（Individualethik）とは違って社会倫理学（Sozialethik）は，諸個人が社会に対して主張することのできる諸権利，ならびに社会――そのなかで生きるすべての人々の法共同体（諸権利の共同体）として理解された社会――に対する諸個人の義務とを強調してきた。

それゆえ社会倫理学は，主体の諸権利を社会に根づかせ，これを制度的に保証すること，ならびに「社会的な共同世界に対する責任」を論じる[1]。この意味で社会倫理学は「制度倫理学」（ヴィルヘルム・コルフ）として理解できる。その際，学問や経済の国際化によって，国際的な視野がますます必要となってきている。

2-2 諸構造についての倫理学としての社会倫理学

さらに社会的なもろもろの価値や規範のダイナミックな変貌も，社会倫理学に重要な影響をもたらす。個人的な道徳的確信は社会的規範システムから影響を受ける。反対に，個人の確信に従った行為は社会的な規範システムへと反作用する。こうした連関は「主観的現実と客観的現実との間の弁

証法的関係」として描くことができる[2]。このことは，たとえば科学研究や医療における公共的な行動や，それらに関わる政治的決断についても言える。これらは社会的な現実を形成し変化させるが，しかし同時に，社会的な価値と規範による正当化に拘束されている。このように描写された社会的な諸構造は，倫理学的な省察の対象でもある。この意味で社会倫理学は「諸構造についての倫理学（Strukturenethik）」（ヴィルヘルム・コルフ）としても理解されうる。

現代社会は，宗教的な諸制度によって「独占的に管理」された意味解釈をもって正統化されるような統合的な社会構造をまったくもたない[3]。しかしこれは，現代社会において「合理化」（マックス・ウェーバー）が増大する道のなかで意味構築がもはや生じないという意味ではない。ただ意味構築がもはや一元的（einheitlich）ではなく，ある程度「私化されている（privatisiert）」だけである。意味は，ますます個人的な親密圏（家族，パートナー，友達関係）から構築されているように見えるが，しかしまた自然諸科学と経済からも構築されているように見える。そこから，現代社会に併存しているさまざまな生活スタイルや道徳的・政治的確信ならびに世界像・人間像における多元化が帰結する。この多元性（Pluralität）が社会倫理学を独特な形で挑発している。

公共的行動は，こうした複雑な社会的諸構造に直面しつつも，普遍妥当的な社会倫理学的諸原理に立脚できるようでなければならない。公共的行動は，利己的な利害追求にまったく奉仕しきろうとしているわけではない。問題はどんな原理が普遍的に妥当しうるかにある。ここでまず初めに課題となるのは，社会構造と社会制度のレベルで正義を打ち立て，しかも人間の尊厳ならびに人権を擁護するような諸原理である。

2-3　正　義

正義（Gerechtigkeit）とは規範的尺度であり，それによってもろもろの社会的制度と社会構造が判断される。「たいへんよく機能し，よく適合した法律や制度であっても，それらが正義に反するときには変更ないし廃止されなければならない」[4]。ここでテーマとなるのは，まず（個人的な徳としての正義ではなく）社会的な正義であり，それとともにもろもろの権

利と義務の公正な配分ならびに社会的・経済的な財の公正な配分である。道徳的平等の理念が現代におけるすべての正義観念の基礎をなしている。もちろん正義についてのさまざまな考え方は，互いにかなり異なっている。

たとえば効用最大化という目標にもとづいて功利主義的に正義を理解する考え方は，基本的な道徳的諸権利ならびに配分面を不十分な仕方でしか考慮しない。それゆえ道徳的な平等の理念を基本的には傷つける。これに対して，譲渡しえない諸権利から出発し，すべてのひとの社会的協働から生じる利益と負担の配分にあたって「中立的な立場」に立とうとすること（ジョン・ロールズ）は，道徳的平等の理念を表現している。

コミュニタリアンによる正義理解は，さまざまな共同体は正義についてさまざまな理解をもっていて，その理解はその共同体内部でのみ妥当し，その射程はそのつどの共同体の成員に限定されるということから出発する。これに対して，カントふうの普遍主義的道徳論においては，正義への問いはもろもろの共同体や社会や文化や世代のあいだの境界を踏み越える。

カント的伝統においては，正義はさまざまな善のうちの一つの善ではなく，人格間の最上の規範なのであって，それに照らしてもろもろの権利の衝突やさまざまな善（財）の比較考量について或る決断がなされうる。正義は普遍妥当性を要求する。「正義」という概念はさしあたって形式的なものに過ぎず，内容が詰まっていない。だから，公共的な行動を導きうるためには，正義の概念が社会倫理学的な諸原理によって満たされなければならない。言いかえれば，正義は普遍的な社会倫理学的原理であって，社会倫理学の個別の諸原理によって具体化されなければならない。

この意味で，公共的な行動は，社会倫理学の個別の諸原理または「公正な政治のための諸規準」（オットフリート・ヘフェ）に即したものでなければならない。人間の尊厳から考えれば，これらの諸原理は主体の基本的諸権利から得なければならない。基本的諸権利の三つの基本形態は，個人の自由権，社会保障請求権，政治的参画権である。本審議会の見解では，社会倫理学的視点からこれらに対応するのは，それぞれ，自由と自己決定の原理〔2-4〕，同権と非差別の原理〔2-5〕，連帯と政治参加の原理〔2-6，2-7〕である。しかしこれらの原理は，もろもろの行為を直接に命じたり禁じたりするわけではなく，制度的・構造的な社会的秩序の発展に関して

政治的な決定をする際の主要な規範的原理を提示する。社会倫理学を主導する原理は、正義に適った諸制度の構築と、もろもろの社会システムにおける構造的暴力からの「解放の倫理（Ethik der Befreiung）」を指し示す[5]。

2-4 自由と自己決定

個人の自己決定の保護と人格の自由な発展への権利も、「人間の尊厳」原理に属している。社会倫理学的観点から見て、ここから帰結するのは、社会的諸制度をあらゆる組織化のレベルで、個人の自由な活動領域を可能な限り広くとらえて個人の自己決定能力を最大限に促進するような形で具体化するという義務である。そこから一方では、国家の介入に対する個人の防御権が生じ、他方では、個人の自由な活動領域が第三者の行為によって過度に制限される場合や、若干名の基本的諸権利に対する尊重が第三者の行為によって危険にさらされる場合に国家が仲裁する義務が生じる。しかし自己決定を擁護するという社会倫理学的な義務づけは、自由の制限に対し個人の行動範囲を守るだけではなく、個人の自己決定能力を（たとえば教養形成や情報への自由なアクセス等々によって）積極的に促進する義務をも含んでいる。

したがって、個人の自由権は社会保障請求権と密接に結びついている。なぜなら、誰もが人生の多くの局面（たとえば、幼少時や病気のときや老境など）で、みずからの個人的自由権を主張し守るために他者の支えを頼りとするのだから。

2-5 同権と非差別

同権（Gleichberechtigung）への要求は、すべての人間の主体的な基本的諸権利を等しく考慮することにもとづいている。なんびとも、その肌の色や性別、社会的役割、健康状態にもとづき、あるいは他の（道徳的に見て）恣意的な観点にもとづいて、特権を要求することは許されない。生活形態（ライフスタイル）の選択は個人の自由な決定に任せるべきであって、〔自由な選択を妨げる〕経済的な隷属や文化的強制を外から前もって設定すべきではない。

財産や性別、性的指向、肌の色、文化的由来、年齢、健康状態、個人的

能力によらず，すべての人間が同権であるということは，社会倫理および社会政策上の主導原理である。この原理は，もろもろの社会的グループに対する直接的・間接的な差別に対抗することを必要とする。直接的な差別とは，道徳的に正当化できない不平等な扱いや排除を他人やさまざまな制度から受けることである。たとえば，遺伝子検査にもとづいて被雇用者や被保険者や障害をもつ者を差別することがこれに含まれるであろう。間接的な差別は，特定の人間を蔑視するような社会的価値や規範と解釈される。たとえば慢性疾患や障害を根拠に「生命の価値評価」をするような社会的規範を定着させることがこれに含まれるであろう。

基本法第3条第3項第2文[*1]で保証されている同権という社会倫理学的原則は，障害をもつ人々を社会に完全に融和統合していく必要性を指示している。障害をもつ人々を社会生活から排除することは，直接的な差別とみなさざるをえない。また，障害者と非障害者とが出会う機会がないということは，偏見や間接的差別を生む温床となる。同権という社会倫理学的原則はまた公共生活および家庭生活における男女対等の促進をも要求する（基本法第3条第2項参照[*2]）。

2-6 連　　帯

連帯（Solidarität）もまた，まったく一般的に見れば，平等と関係している。連帯は，社会的な立場の平等，ないしはある特定のグループや社会・国家に等しく帰属することを意味しているか，それとも，すべての人間の道徳的な平等を意味しているかのいずれかである。人間の尊厳にもとづく社会倫理学的な連帯原理の規範的内容にとっては，とりわけ後者〔万人の道徳的平等〕が重要である。連帯とは，不法が認められる状況のなかで正義（公正）の構築ないし再構築をめざす行為である。それゆえ連帯の要求は，さまざまな点で同時にすでに正義の要求である。にもかかわらず連帯は正義に尽きるものではない[6]。

社会倫理と政治の主導的な原理としての連帯は，生活共同体における人

　[*1]　「なんびとも障害を理由として差別されてはならない」。
　[*2]　「男女は平等の権利を有する。国家は男女の平等が実際に実現するように促進し，現在ある不平等の除去にむけて努力する」。

間同士の相互支援から出発し，主体の基本権として社会保障請求権を強調する。それは，物質的困窮，病気，障害，高齢といった状況にある人が共同体に対してケアと支援を請求することができる権利のことである。このことは社会的なレベルでは，社会保障請求権を制度的に保証する必要を指示している。個人の基本権とそれに対する国家の保護義務に並び立つのは，福祉国家原理（das Sozialstaatsprinzip）である（基本法第20条第1項[*]）。その原理から，とりわけ，弱者を保護せよという要請，分配の正義を保証せよという要請が導かれる。他方でしかし，医学的に可能で望ましいケアをなんでも要求できる権利は成り立たない。公的保健制度の遂行力の枠内で「行き届いた」ケアを請求できるだけである。

　連帯は隣人愛と同胞精神の思想，すなわち困窮する他者を救済し支援せよという訴えと密接に結びついている。労働運動によって，連帯の理解は連帯主義社会ないしは連帯主義的世界秩序という目標へと拡張された[7]。

　共同体内のさまざまなグループはさまざまな仕方で不正に出会う。連帯という原理はそのような不平等が起こりうることを覚悟し，不当であるかぎりでの不平等を均しあるいは廃棄することを要求する。その際しかし，他者の具体的なアイデンティティを尊重することを要求する。こうした連関において連帯的な思想と行為は，不遇なグループのメンバーと，彼らと連帯するよう他の人々に要求することとの間にあって，不当な扱いに対する正当な抵抗を分かち合う。

　それゆえ社会倫理的で政治的な連帯原理は，共同の福祉を促進する社会的実践をめざすとともに，人々を大切に扱う社会的な共同生活をめざす。そうした共同生活は，個々人の諸権利を保護しながら，生活様式の多元性にもかなっている。連帯は個人主義や競争や業績主義との緊張関係のなかにあって，もろもろの社会的な構造と制度を秩序あるものへと政策的に具体化していくことを教える。そうした具体化は，自由にして依存的な存在である人間にふさわしいものでなければならない。

---

　[*]）「ドイツ連邦共和国は民主的で社会福祉的な連邦国家（ein demokratischer und sozialer Bundesstaat）である」。

2-7 参　　加

当事者が決定に参与することとしての参加（Partizipation），あるいは政治的自由の表現としての参加は，あらゆる民主主義社会に必須の要件である。社会倫理学的な主要原理としての政治参加は，この意味で，「人道的な諸規範の制定と実現に諸個人が最大限に協働すること」（オットフリート・ヘフェ）を意味する。

政治参加は形式上，（市民によって）直接的に組織されることもあれば，あるいは（選ばれた代理人によって）代表される形で組織されることもある。とりわけ直接的な政治参加は利権団体の影響を監視し，他の人々を排除や操作から保護するのに役立つ。参加原理からは政治的コミュニケイションを促進する指導的理念が導かれる。この政治的コミュニケイションは，当事者すべてが同意できるような普遍化可能な政治的解決をともに探求していく営みである[8]。しかしその解決がすべての当事者によって受け入れられるためには，ときには妥協もありうる。これは，公の場で明らかに論争になっている現代医療の倫理的・法的な諸問題にとって特に重要である。さらに保健医療政策の分野において参加原理は，そうした政策決定に患者の側が適切に関与するとともに，〔医師会などの〕当該職業団体が適切に関与することを要求する。

政治的参加の可能性は，個人の自由権と社会保障請求権の尊重，社会的融和統合（共生）と同権を前提とする。各々の社会的グループ（たとえば慢性疾患や障害をもつ人々）が，自分たちに関わる医学的な研究と診療の分野における政治的決定に参加することがこれに含まれる。

III　法　と　倫　理

現代医療における規制に関する諸問題で，法と倫理の関係がさまざまな形で現れてくる。社会にはさまざまに異なる倫理的確信があるため，法の使命は，基本権として保証された権利にふれる問題や，なくてはならない共同の利益に関わる問題を，拘束力をもって規制することに限られる。その

際，実定法は共通の倫理的確信を引き合いに出す。それは，実定法がわれわれの憲法の基本権部分での法規範に方向づけられており，その法規範のなかに，共同の倫理的確信が表現されているからだ。職業法（Berufsrecht）の分野では，法の形成は，職業団体内部で発展してきた倫理観（エートス）を引き合いに出す。この倫理観は，医師という職業の自己了解を表現してもいる。職業法の規則化は法律による委任にもとづいてなされ，州政府によって発効されるので，職業倫理（Berufsethos）は実定法のなかにも入り込んでいる[*]。

　法と倫理の関連が特殊な問題を投げかけるのは，医療における新たな発展を規制する際に，基本権に関わる特定の規範についての解釈ならびにそうした規範のさらなる展開と具体化とが必要となり，それに関して倫理的意見の不一致が社会に現れるときである。たとえば過去には，臓器を摘出する際の基準をめぐる議論（「脳死」基準と死の理解）において，現在では試験管内の胚の道徳的地位についての問いをめぐる議論において，こうした状況が認められる。

　こういう不合意があるなかで一致できる法的規則化を見いだすためにはさまざまな道が考慮に値する。憲法の規準に立ち戻り，その規範に照らして無条件に命じられる最低限度のことのみを法的に保証し，それを超える決断は個人の倫理的責任にゆだねること。倫理的にも法的にも許されない事柄と，（刑）法上の制裁をもって責めたてることのできない事柄とを区別すること。社会のなかで幅広く議論されたことに従って議会が決定するために，わざわざそのために召集された審議会によって準備すること。こうした道が考慮に値する。ここに提起された諸問題をめぐる論争は，今日にいたるもまだ終わっていない。

---

　[*]　ドイツの医師は各州の医師法（Heilberufsgesetz）によって，州の医師会（Ärztekammer）に所属することが義務づけられている。医師に対する懲罰などを審理する医師会内の職業裁判（Berufsgerichtsbarkeit）は法律的に位置づけられている。

第II部
遺伝子情報

第 1 章
〔遺伝子検査と遺伝子情報をめぐる〕状況

―――――

I　関連諸科学をめぐる現状

1　発展の歴史と方法の開発

1-1　概念の説明

「遺伝子情報」とは，これ以降，人間の遺伝に関するすべての情報として理解される。

「遺伝子検査」という概念は，これ以降，人間に遺伝的に備わっているものに関する情報の入手を直接の目的とするすべての検査の総称として用いられる。「DNA分析」ないしは「分子遺伝学的検査」は，個々の遺伝子の構造を確認するための方法と解釈される。簡略化して「遺伝子検査 (Gentest)」という言い方をすることもある。「細胞遺伝学的検査」は染色体の数や構造を解明するための検査である。

「医療目的に役立つ検査」とは，本答申では，診療に関係した検査のことを指す。

これと区別しなければならない検査には次のようなものがある。
- 一個人の血統を解明するために用いられる遺伝子検査（親子鑑定）。
- 人物の同定に用いられる遺伝子検査（犯罪学上の検査）。
- これまでさほど重要ではなかった遺伝子上の特徴を調べる検査で，被検者やその血縁者，さらに場合によってはその子孫にとって，何の病気にも値しないような特徴を調べるもの。

このような検査は診療以外で用いられるので，情報保護や当該者の人格権（Persönlichkeitsrechte プライバシー権）の保護などについては，それぞれの社会的な分野で規制される必要がある。

　医療目的に役立つ遺伝子検査はさまざまな目標を設定している。これに関しては，以下のように区分することができる。

- 厳密な意味で病気に関連した検査は，臨床上の疑診を裏付けるのに用いられる（たとえば新生児に染色体障害または遺伝性の代謝障害の疑いがある場合など）。ただしこの場合，血縁者の遺伝子上の素質に関する情報も入手される。
- 「予測的遺伝子検査」と称されるのは，遺伝子構造を同定し，将来的に病気や障害を患うリスク，その可能性や確実性について言明する目的で実施される検査である。ときに「発症前検査」とも言われる。予測検査は，適切な処置の可能性（個人的な生活習慣の変更，発症を予防する医学的治療）がある場合には，病気の予防に役立つ。障害が予想される子供の誕生を場合によっては阻止する決断に役立つだけの検査は，この意味では予防検査とは理解されない。
- 薬理遺伝学的な検査は，薬剤に含まれる特定の作用物質に対する遺伝的要因の感受性を同定するのに役立つ。これによって将来，個々人に合わせた薬剤投与量や薬剤選択が可能となるかもしれない。
- 病気を患っていない人に対して行われる，ヘテロ接合体の遺伝子素質の保因者であるかどうかを調べる検査はヘテロ接合体検査と称される。これはあるカップルからある種の疾患（膵線維症など）をもった子供が生まれるリスクを診断するのに用いることができ，これによって家族計画が影響を受ける*)。

---

　　*) 親から子へ遺伝子が伝えられる時に，どちらか一方が選ばれるような関係にある一連の遺伝子を「対立遺伝子」と言う。同じ対立遺伝子をもつものを「ホモ接合体」，違う対立遺伝子をもつものを「ヘテロ接合体」と言う。たとえば，ヒトのABO式血液型ではAA，BBおよびOOの遺伝子型がホモ。AO，BOおよびABの遺伝子型がヘテロである。ヘテロ接合体において一方の遺伝子のみが他方の遺伝子の発現を抑えて現れる場合，このように発現する遺伝子を「優性遺伝子」といい，発現しない遺伝子を「劣性遺伝子」と言う。病気の原因となる劣性遺伝子のみをもっている人を「保因者（キャリア）」と言う。キャリアは病気の遺伝子をもっていても，発症することはない。

・遺伝子検査のために採取される試料が，すでに生まれている人間に由来する場合には，出生後（postnatal）遺伝子検査と呼ばれる。
・妊娠中に胚や胎児の遺伝子的特徴を同定するのに用いられる検査は，出生前（pränatal）遺伝子検査と呼ばれる。

このように区分してみると，かつては一個人としての患者に対する診断・予防・治療といった処置に限定されていた医療行為の範囲が遺伝子検査によって拡大し，それに伴って医療実践を導く疾患理解が変わってきていることが明らかとなる[1]。さらに考慮すべきことは，ここで取り入れた諸概念が専門文献で必ずしも統一的に用いられているわけではないということ，遺伝子検査の分野における概念の形成はまだ完結していないということである。

1-2 発展の歴史

分子生物学の「出生時刻」は，1944年にアヴェリー（Avery）とその共同研究者が，分子レベルではタンパク質ではなくDNAこそが遺伝情報の運び屋だと記述したときと言えよう。それに続く重要な里程標は，1953年におけるワトソンとクリックによる二重らせん構造の発見であった。分子医療の今後の発展，そしてとりわけ遺伝子診断のさらなる発展にとっても，決定的な推進力となるのは「ヒトゲノム計画」であろう。この計画は先ごろ人間の遺伝子型の詳細な地図作成をもってその第一段階を終了した[2]。

表1は，分子生物学，遺伝子検査とスクリーニング法の発展の歩みのうちいくつか重要なものを例示している。

しかし，遺伝子診断の根本的な問題は，診断できる可能性が拡大するのとほぼ足並みをそろえて予防と治療も進歩していくという状況にはないという点にある。したがって，いくつか将来的に有望な試みがあったにもかかわらず，これまでのところ，病気に関連した遺伝的変異にもとづいて開発された予防戦略で，しかも安全性と効果が科学的に実証されているようなものは一つもない[3]。

表1 分子生物学，遺伝子検査法，スクリーニング法の発達史

年	分子遺伝学，遺伝子検査法，スクリーニング法の発達
1944	DNA は遺伝物質である
1948	一つの遺伝子は一種類のタンパク質の〔作成を指示する〕暗号である
1953	DNA は二重らせんである
1960年まで	細胞遺伝学的な染色体診断の基礎
1961	（普遍的）遺伝子コードの解読
1961	助産術における超音波画像診断法の導入
1963	フェニルケトン尿症（PKU）の出生後診断の導入
1965年頃	まず初めに胎児赤芽球症の出生前診断のために羊水穿刺を導入
1966	合衆国でガスリー法を用いた出生後 PKU スクリーニング計画が始まる
1967/68	制限酵素とリガーゼ[a]が多くの研究グループによって発見される
1968	人間の或る遺伝子の位置を或る常染色体上に初めて特定
1969	染色体の同定のためのバンド染色[b]
1970年頃	羊水穿刺および羊水の細胞学的および生化学的な検査による出生前診断の導入。合衆国において，遺伝的欠失がある少数集団に対するヘテロ接合体スクリーニングの導入。
1973	遺伝子組み換え技術の基礎（コーエン・ボイヤー特許）
1975	分子遺伝学的診断の基礎としてのサザン・ブロット・ハイブリダイゼーション[c]
1977	DNA 塩基配列読み取り法[d]
1980年以降	出生前・出生後スクリーニングの手段として分子遺伝学的診断が発展
1981	制限酵素断片長多型（RFLP）[e]によって鎌状赤血球症が出生前に検出可能となる
1983	DNA マーカーを用いた連関分析によって，ハンチントン病に関わる遺伝子が診断可能となる（間接的遺伝子診断[f]）
1985	DNA マーカーを用いた連関分析によって，嚢胞性線維症に関わる遺伝子が診断可能となる（間接的遺伝子診断）
1986	デュシェンヌ型筋ジストロフィーに関わる遺伝子を同定（直接的遺伝子診断[f]）
1989	嚢胞性線維症に関わる遺伝子を同定（直接的遺伝子診断）
1993	ハンチントン病に関わる遺伝子を同定（直接的遺伝子診断）
1995	遺伝子の直接的な分析によって，約400種の遺伝病が診断可能となる（直接的遺伝子診断）
1999	人の第22番染色体の DNA 塩基配列解読

| 2001 | 人の遺伝子型の詳細な地図作成〔ヒトゲノム解読〕 |

典拠）Kröner 1997, S. 36f.; Winter 2001, S. 19.
訳注 a)　制限酵素は DNA の特定の配列を切り出す「はさみ」のような働きをする酵素。リガーゼは切り出された DNA 断片を元の場所や違う DNA 断片とつなぎ合わせる「のり」の働きをする酵素。この二種類の酵素で DNA の切り貼りができるようになった。
　　 b)　バンド染色とは染色体の或る領域を特異的に染め分け、異常の有無を判定する方法。
　　 c)　southern blot 法。制限酵素などで切断した DNA 断片をゲルで電気泳動して分離し、塩濃度勾配を利用してニトロセルロースなどでできたフィルターに染み込ませて移し取る (blot) 技術。1975年に E. M. Southern（サザン）によって開発された DNA 解析法で、特定の遺伝子を検出したり遺伝子の構造を解明するために広く用いられている。
　　 d)　ギルバート（Walter Gilbert）とマクサム（Allan Maxam）、サンガー（Fred Sanger）が独自に DNA の長い塩基配列を素早く読み取る手法を開発。
　　 e)　DNA を制限酵素で切断すると、塩基配列の違いによって得られる断片の長さが個体間または系統間で異なる。この DNA 断片のパターンを解析することを RFLP (Restriction Fragment Length Polymorphism) という。
　　 f)　p.59-60参照

2　応用と需要

人間に遺伝的に備わっているものに関する情報は、さまざまな検査法を用いて（直接的または間接的に）入手することができる。一般的には、以下の4つの検査レベルに区別することができる。

- 表現型分析（症候、家族既往歴を含む）
- タンパク質化学的な分析（遺伝子産物分析）
- 細胞遺伝学的分析（染色体分析）
- DNA 分析

　細胞遺伝学的検査や分子遺伝学的検査で診断できる疾病や疾病素因の数はたえず増加している（図1参照）。

　ここ数年、遺伝子診断業務の提供機関も、それへの需要も増加している。例えば、1991-1997年の間に実施された出生後染色体検査の数は2倍以上に増えている〔表2参照〕。

　連邦遺伝医学連盟（Bundesverband Medizinische Genetik）が1999年に104の検査施設を対象に行った調査によると、ドイツ、スイス、オーストリアでは現在、病気を引き起こす遺伝子変異や染色体変異あわせて約300に関して検査が実施されている[4]。

　こんにち数多くの疾病や疾病素因について、染色体の変異ないしは個々の遺伝子の変異や遺伝子調整の変異がその原因（ないしは原因の一端）で

図1 「ヒトのメンデル遺伝」（McKusick カタログ）に記載されている数
〔遺伝子検査が可能な疾病数の増加〕

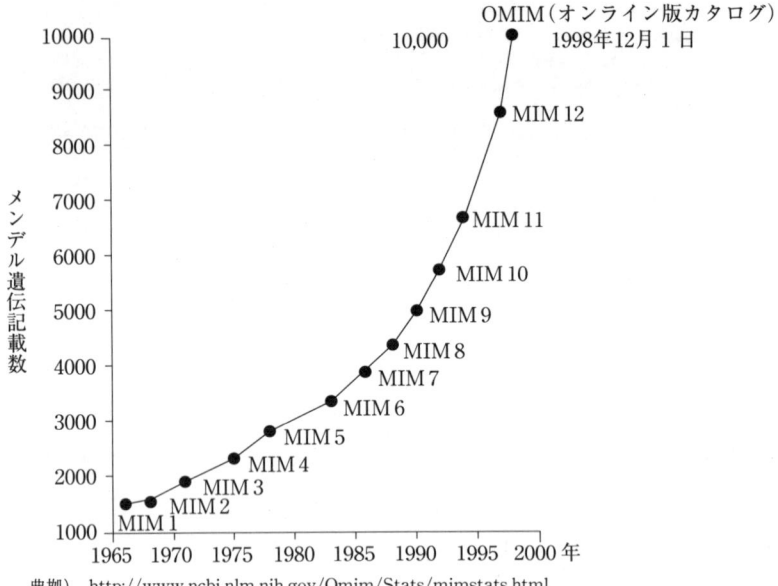

典拠） http://www.ncbi.nlm.nih.gov/Omim/Stats/mimstats.html

表2 西部ドイツにおける人類遺伝学関係の業務（1995年以降は東ベルリンも含む）

業務内容	年	業　務　数 全業務提供者数	開業医数	開業医の割合（％）
羊水穿刺，または絨毛生検 （料金規則第115号）	1991	42,745	23,957	56.0
	1992	49,233	30,666	52.3
	1993	56,598	36,778	65.0
	1994	58,499	40,797	69.7
	1995	61,794	44,374	71.8
	1997	68,267	52,386	76.7
血液を使った染色体検査 （料金規則第4872/4972号）	1991	12,981	4,093	31.5
	1992	13,385	5,471	40.9
	1993	14,583	6,150	42.2
	1994	16,317	8,343	51.1
	1995	27,601	19,076	69.1
	1997	30,786	20,447	66.4
遺伝カウンセリング （料金規則第173号）	1991	21,830	5,985	27.4
	1992	24,172	9,519	39.4

第1章 〔遺伝子検査と遺伝子情報をめぐる〕状況　　57

	1993	26,872	12,845	47.8
	1994	29,226	17,804	60.8
	1995	32,777	19,094	58.3
	1997	40,561	25,910	63.9

典拠）Hennen 他 2001, S. 51.

図 2　医療上の遺伝子診断のタイプ

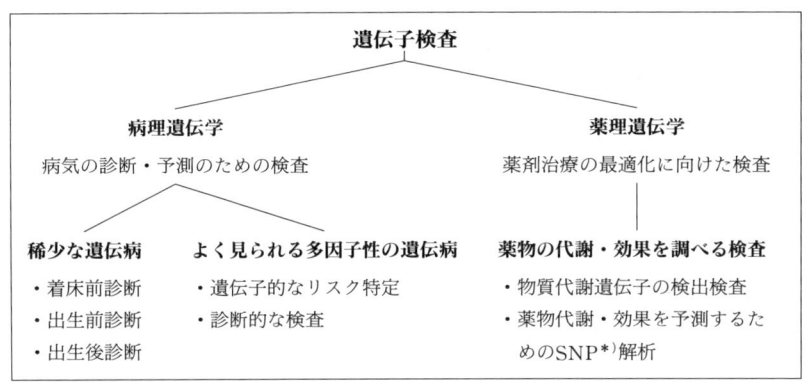

```
                           遺伝子検査
                    ┌──────────┴──────────┐
               病理遺伝学                 薬理遺伝学
         病気の診断・予測のための検査   薬剤治療の最適化に向けた検査
         ┌────┴────┐
    稀少な遺伝病   よく見られる多因子性の遺伝病   薬物の代謝・効果を調べる検査
    ・着床前診断   ・遺伝子的なリスク特定      ・物質代謝遺伝子の検出検査
    ・出生前診断   ・診断的な検査              ・薬物代謝・効果を予測するた
    ・出生後診断                                 めのSNP*)解析
```

典拠）Cope/Border 2001, S. 48.

あることがわかっている。それに伴い，従来の診断手段と比べてより簡単に診断することのできる細胞遺伝学的検査や分子遺伝学的検査の重要性も増している。というのも，通常これらの検査は患者の血液サンプルで行うことができるからだ。加えてこれらの検査では，たとえば系図調査と比べて，より的確に診断でき，より精確にヘテロ接合体を証明でき，また疾病素因の確認も可能となる。

　細胞遺伝学的検査法や分子遺伝学的検査法は医学のなかで，さまざまな文脈のなかで，いろいろな目的をもって，人類遺伝学の内外で実施されている（図2参照）。これには以下のようなものが挙げられる。

---

　*) 遺伝子は個体によって，さまざまな種類の多様性を有している。塩基配列のうち1箇所だけが他のものに置き換わった遺伝子多型は，「一塩基多型」(Single Nucleotide Polymorphism 略して SNP，スニップ）と呼ばれる。人間の場合，数百塩基に1箇所の割合で存在する。こうした多型が存在する遺伝子を「設計図」にして生産される酵素は，多型によって活性や生産量が異なる。そのなかには多型が原因となるさまざまな遺伝性疾患もある。薬剤を代謝する酵素にもこのような多型が存在し，薬剤に対する感受性を左右している。特定のSNPと薬の副作用や病気のリスクとの関係が解明できれば，個人個人に合ったテーラーメイド医療が実現できると見られている。

- すでに臨床症状が出ている遺伝性疾患についての診断確定（診断的遺伝子検査）
- 病気にかかりやすい素質について，その発症前に行う診断（予測的遺伝子検査）
- 染色体の異常や個別遺伝子に特定の変異について出生前に行う診断。そこから，生まれてくる子供に障害または病気が生じる可能性のあることが推測される（出生前遺伝子診断）
- 体外授精させた胚に対して，それを子宮に戻す前に行う診断。特有の染色体異常や分子遺伝学的な異常を調べる（着床前診断）
- 受精前に女性の生殖細胞に対して行う検査（受胎前診断〔卵子診断〕）
- 個々の人間だけでなく住民全体または住民集団に対して行う検査（遺伝子スクリーニング）
- 薬剤の作用物質に対する個々の患者の反応の違いを，遺伝子要因から把握する（薬理遺伝学的診断）

2-1 個人に対する，診断および予防を目的とした検査

1 細胞遺伝学的検査と分子遺伝学的検査

染色体分析は，たとえば白血球，結合組織細胞，骨髄細胞，羊水細胞など分割可能な細胞を使って行われる。この分析によって，染色体の数または構造上の変異を確認することができる。たとえば染色体欠失（モノソミー），数の多い染色体（トリソミー），部分交換（染色体転座）などである。とりわけ，非常に小さく判別の難しい染色体転座の診断には，今日では，ほんのわずかの時間で診断結果が出る in situ ハイブリダイゼーション法を用いることができる。たとえば，FISH 法（蛍光 in situ ハイブリダイゼーション[*]）。

ある種の染色体変異は疾患や障害を引き起こす。たとえば第21番染色体が2本でなく3本ある21トリソミーはダウン症候群の表現型となる。ただ

---

[*] fluorescence in situ hybridization を略して FISH 法と言う。スライドグラスに固定した染色体標本上で DNA またはメッセンジャー RNA を検出する方法。蛍光色素で標識した，特定の遺伝子に結合するプローブ（釣り針）DNA と染色体標本を反応させること（Hybridization 分子交雑）により，蛍光顕微鏡で，特定の遺伝子の転座の有無や染色体の数の異常などを観察することができる。

し染色体変異のすべてがそれをもっている人にとって意味があるというわけではない。

細胞遺伝学的検査はすでにここ数年来，出生前診断で用いられている。染色体分析にもとづいて疾患の発現度を前もって述べることは通常，条件付きでしか可能でない。

分子遺伝学的検査は，直接的な遺伝子検査と間接的な遺伝子検査とに区別できる。

直接的な遺伝子検査は，病気発症の原因（の一端）となっている遺伝子がわかっていて，それが直接検査できることが前提とされる。さまざまな技術（DNA 塩基配列決定法，ポリメラーゼ連鎖反応[*1]，サザン・ブロット法[*2]，開発中の DNA チップ技術[*3]）を用いて，部分欠損（欠失），組み込み（挿入），個々の構成要素の交換といった，遺伝子が通常の状態と異なっているもの（点突然変異）を分子レベルで把握することができる。そのような直接的な突然変異分析が今日では数多くの単一遺伝病について可能である。さらに，病気にかかる遺伝的な素質についても分析の可能性が増大してきている[5]。

間接的な遺伝子検査は，或る病気の原因（または原因の一端）となっている遺伝子上の欠陥について，それの染色体上におけるおおよその位置だけはわかっているが，その遺伝子上の欠陥は（まだ）同定できていない場合に用いられる。この検査では，連関分析とも呼ばれる方法が利用される。遺伝子欠陥は或る特定の DNA 多型と一緒に発現することが多く，次の世代へと遺伝する。この二つは染色体の DNA 鎖上で比較的近接して並んでいるため，探している遺伝子欠陥の遺伝子マーカーとして利用できる。マ

[*1]　PCR（polymerase chain reaction）法または複製連鎖反応ともいわれる。DNA ポリメラーゼ（鋳型となる一本鎖 DNA を認識して，それと相補的な配列をもつ DNA を合成し，二重鎖を完成させる酵素）を用いて連鎖反応的に DNA を増幅する方法。この反応によって，DNA 特定部位を数十万倍程度まで増幅させることができる。PCR 法は遺伝子配列の決定や遺伝子の定量など，遺伝子研究の基本技術として確立されている。

[*2]　p.55表1訳注 c）参照

[*3]　数センチメートル角のガラス基板などに多種類の DNA 断片や合成オリゴヌクレオチドを貼り付けた構造の器具で，血液や組織を DNA チップと反応させて，その試料中にどんな遺伝子があり，どの遺伝子が働いて（発現して）いるのかを，たくさんの遺伝子について一度に測定するのに用いる。

ーカー多型が遺伝子欠陥に近接していればいるほど，より確実に検出することができる。間接的な遺伝子検査を行うときは，いつも数名の家族メンバーを検査することが前提となる。というのも，特定のマーカー多型と探している遺伝子欠陥との連関が，当該家族にも当てはまるということを確かめる必要があるからだ。

2 診断的検査 対 予測的検査

診断的な検査と予測的な検査を区別することは重要である。診断的な検査は診断を確定するのに用いられる。診断的な検査を用いて，すでに臨床症状が現れている疾患の原因を生殖細胞レベル，または体細胞レベルで解明しようという努力がなされる。生殖細胞レベルでは，変異はメンデルの法則に従って遺伝し，体細胞レベルでは，大半の悪性腫瘍の場合のように，変異は遺伝しない。診断確定の目的で行われる分子遺伝学的な検査は，従来の診断手段と置き換えて用いるか，または補足的な検査として取り入れることができる。ヘテロ遺伝子型疾患のいくつかについては，分子遺伝学的な検査を用いないことには，病気の根底にある原因を知ることができない[6]。診断的な検査はいつも被検者の家族メンバーに対する予測的な要素をももち合わせている。

予測的な検査は，被検者がある程度の年齢になってから，高い確率で又はほぼ確実に発症に至るような遺伝子変異を同定することを目的としている。

予測的な検査で特に問題なのは，ある特定の病気と明らかに関連している遺伝子変異を同定することができるという前提があっても，当該者がある程度の年齢になってから果たして本当に発症するのか，またいつどのくらいの重症度で発症するのかが確実には予測できないことである[i]。遺伝子変異と特定の特徴の発現との間に直線的な因果関係をつけることについては，今日科学理論的な理由から，さまざまな異議が唱えられている[7]。

ある程度の年齢になってからほぼ確実に病気の発症に至るような遺伝子変異が診断できる検査は，予測的確定検査と呼ばれることもある。いわゆる完全な浸透率をもつ遺伝病の例にハンチントン病がある。浸透率は，或

---

　　i) Feuerstein/Kollek (2001, S. 27) はたとえば膵線維症に関連した遺伝子をホモ接合でもつ者のうち，3-5%はまったく発症に至らないことを指摘している。

る人口のなかで或る遺伝子変異が病気の表現型として発現する確率を表している。もっとも，ハンチントン病の予測可能性が最大であった場合でも，この疾患の因果的な作用連関がまだ解明されていないので，これまでのところは，ただ統計データにもとづいているだけである[8]。これに対し予測的推定検査では，低い（一部はかなり低い）浸透率の遺伝子変異を同定する。それゆえこの検査は，ある程度の年齢になってから病気を発症する確率の大小を個人ごとに予測することのみを許す。予測すべき特性が複雑になればなるほど予測は不確かになる，ということが基本的に言える。

　予測的な遺伝子検査の特別な問題性は乳癌診断の例を見れば明らかであろう。

　「この癌疾患はドイツでは女性にもっとも多く見られ，死に至ることも多い。75歳までの累積的なリスクは約7％に達し，年間43,000人がこの病気にかかっている（Bundesärztekammer 1998a；連邦医師会集計）。乳癌の約5％は遺伝性の突然変異によるものと推測されている。発症年齢が比較的若いのがその特徴である。腫瘍抑制遺伝子BRCA1とBRCA2の両方が，癌になりやすい体質に関わる遺伝子としてあげられた。BRCA1遺伝子に遺伝性の突然変異をもつ女性は癌を発病するリスクが非常に高い（70歳までに85％で，卵巣癌のリスクは60％にもなる）。そのリスクの高さは突然変異の種類に左右される。BRCA1遺伝子には450種以上，BRCA2遺伝子には250種以上ものさまざまな突然変異が数えあげられている（Meindl/Golla 1998）。BRCA遺伝子の分析は1996年以降アメリカ合衆国で商品化され，ドイツでも実施されている。この分析では，検査を受ける女性がこの突然変異をもっているかどうかに関する情報を得ることができる。ただし個々の女性が〔実際に〕癌を発症する可能性については，今のところかなり不確実にしか（ないしは幅のある確率でしか）特定することができない。信頼できる臨床的・疫学的データがまだないからだ。予防検査を頻繁に行う以外に考えられる予防措置は，きわめて負担の大きい乳房切除しかない（しかもこれでさえも絶対に助かるというわけでもない）ので，遺伝子分析にはとても大きな問題がある。そのため医師たちはこの検査をこれまで非常に慎重に扱ってきており，同時に

これについて真剣に議論してきた。乳癌診断を対象とした，多施設にわたる大規模な調査研究に対し，ドイツ学術振興会は1997年以降研究資金を提供している（Wagenmann 2000）」[9]。

現在知られている病気のうち，主として，あるいはもっぱら遺伝子の障害によって引き起こされるものは，比較的わずかである。発症年齢の遅い単一遺伝病にかかるのは，成人人口のおよそ3-5％にすぎない（表3参照）。このうち主なものは家族性乳癌，家族性大腸癌，ある特定のアルツハイマー病で，この3つですでに病気のおよそ2.5％を占めている。圧倒的大多数の病気はポリジーン〔複数の遺伝子が関与して〕，または多因子によって引き起こされる（表4参照）。

ポリジーンによる遺伝性の病因という言い方は，それぞれ互いに切り離すことのできない複数の遺伝子の影響を前提とするときに用いる。つまり発症の原因が複数の遺伝子の「チームプレイ」によるものである場合に用いる。多因子性の病因という言い方は，複数の遺伝子と環境要因の相互作用が発症の原因であると想定される場合に使われる。もっとも，「単一遺伝子疾患」「ポリジーン疾患」「多因子遺伝疾患」という概念を用いて，病気発生のモデルを簡単に表したにすぎない。遺伝子が上位レベルから病気を「コントロールしている」という考え方から出発することは今日ではもはやできない。病気の発現にはいつでも実にさまざまな遺伝的要因および非遺伝的要因が関わっている。このとき，たとえ特定の遺伝子が病気の発現に対して明らかに優勢的な力をもっているような場合であっても，遺伝子に「特権的な」位置を与えることを許すようなヒエラルヒーを確定することはできない[10]。

とりわけ予測的な遺伝子検査の実施にはたくさんのリスクが伴う。遺伝子に関する知識は増える一方でも，治療の可能性は限られているため，この差が大きくなればなるほど，これらのリスクは重みを増してくる[11]。医療上のリスクの一部には，たとえば乳癌診断の場合のように，〔乳房切除のように〕その意義が十分に証明されていない予防的な侵襲による深刻な影響もある。このほかに，とりわけ心理的なリスクや社会的なリスクも含まれる。とくに遺伝子情報がもつ予測的な性格は「多過ぎる知識，しかも解釈を必要とする知識で当該者を苦しめ不安に陥れる怖れがある」[12]。そ

のように,検査結果は当該者に不安や抑鬱といった深刻な心理的問題を引き起こし,当人のライフスタイルや人生計画に対して広範囲に渡る影響を及ぼすことがある[13]。

表3　よくある単一遺伝子障害（抜粋）

障害	頻度	遺伝子型	疾患のキーワード
色盲（複数種類）	1/12‥	x染色体	さまざまな程度の色覚障害
アルツハイマー病（家族性,複数種類）	1/100	常染色体優性遺伝（以下a.-d.）	初老期痴呆
遺伝性乳癌	1/200‥	a.-d.	乳癌,閉経前に多い,一部卵巣癌も
遺伝性非ポリポーシス大腸癌	1/200	a.-d.	大腸および他の器官の癌
血栓症（第V因子欠損症）	1/200	a.-d.	静脈血栓症,血栓塞栓症
尋常性魚鱗癬	1/300	a.-d.	皮膚が魚の鱗状になる疾患
糖尿病,若年性	1/400	a.-d.	インスリン分泌不全による糖尿病
家族性高コレステロール血症	1/500	a.-d.	アテローム性動脈硬化症,冠動脈疾患
囊胞性線維症	1/2,500	常染色体劣性遺伝（以下a.-r.）	肺,膵臓,その他の各腺にねばねばした粘液が形成され,これらの器官が機能不全に陥る
デュシェンヌ型筋ジストロフィー	1/3,500‥	x染色体	筋萎縮
ヘモクロマトーシス	1/5,000	a.-r.	内臓に鉄分が沈着する
家族性大腸ポリポーシス	1/6,000	a.-d.	大腸ポリープ,悪性腫瘍化の傾向をもつ
副腎性器症候群	1/10,000〜1/18,000	a.-r.	水分および塩分の調節不全,男性化
マルファン症候群	1/10,000〜1/20,000	a.-d.	結合組織の発達異常
ハンチントン病	1/10,000〜1/12,000	a.-d.	不随意運動,人格の変化
フェニルケトン尿症	1/10,000〜1/20,000	a.-r.	精神発達の遅れ,痙攣傾向
網膜芽細胞腫	1/14,000〜1/20,000	a.-d.	網膜腫瘍,骨腫

典拠）Schmidtke 1997, S. 198ff.（要約）

表4　よくある多因子性障害（抜粋）

疾　　病	頻　　度
先天性異常	
神経管閉鎖障害（二分脊椎＝脊椎披裂）	1/200～1/1,000
幽門狭窄（胃の出口の閉鎖）	1/300
唇顎口蓋裂	1/500～1/1,000
その他の障害	
冠動脈疾患，卒中発作	1/3～1/5
癌	1/3
II型糖尿病（成人型糖尿病）	1/20
白内障（水晶体混濁）	1/250
I型糖尿病（「若年性糖尿病」）	1/500

典拠）　Schmidtke 1997, S. 214（要約）

3　出生前診断

　細胞遺伝学的検査および分子遺伝学的検査は，基本的には産後（出生後）診断にも産前（出生前）診断にも導入することができる。とりわけ出生前診断で細胞遺伝学的検査および分子遺伝学的検査が実施される数が，ここ数年来かなりの規模で増加している。

　　「羊水穿刺ないしは絨毛生検による染色体検査が実施された件数は，1990年に出生数1,000件あたり49.6件であったが，1993年にはすでに78.8件となっている。出生数あたりの染色体分析の割合は1996年には85.7件，1998年には95.7件と増加している。つまり過去10年のうちに，出生前診断の実施率はほぼ倍増している。1998年に出生数785,034件に対して，胎児の染色体分析が75,255件ということは，実質的に妊娠10件のうち1件について，まだ生まれていない子供に対する侵襲的な検査が行われたということを意味する」[ii]。

　出生前診断の侵襲的な方式と非侵襲的な方式とを区別することができる[14]。非侵襲的な方式では，〔超音波〕画像や間接的な方法を用いて，生

---

　　ii）　Feuerstein 他（近刊）。ここにはこれ以外の資料もある。産前診断の枠内で行われる分子遺伝学的検査の実施件数については，分けて記録されていないので，あげることができないと Feuerstein 他は指摘している。

まれてくる子供の障害や病気の可能性について情報を入手する。これとは異なり，出生前診断の侵襲的な方法では胎児の組織試料を採取するための身体的な介入を伴う[15]。そのためこの方法は，妊婦および生まれてくる子供にとっては，いつも健康上のリスクとなる。

　非侵襲的な方式には，たとえば超音波以外にも，いわゆるトリプル・マーカー・テストがある。染色体異常（とくに21トリソミー〔p.58参照〕）のある胎児を妊娠している女性は，血液中の特定のタンパク質が，通常の染色体所見を示す胎児を妊娠している女性のものと比べると異なっているのが観察できる。これをもとにしているのがこの検査である。この検査は妊娠6-8週の妊婦から採血するだけで行うことができる。ヨルク・シュミトケ（Jörg Schmidtke）によると，妊婦全体の25-50%がトリプル・マーカー・テストを受けているということである[iii]。トリプル・マーカー・テストは診断の手段ではなく，単にリスクの特定に役立つにすぎない。ザンケン（Sancken）とバルテス（Bartels）の著書には以下のようにある。

　「検査条件が最適で，妊婦の体重についての産婦人科医の見解を考慮し，またとりわけ超音波で慎重に確認した妊娠週数を考慮した上で，……リスク限界値が1/380（35歳の妊婦がダウン症の子供を産む年齢的なリスク）である場合，21トリソミーを有する全胎児の約4分の3が発見され〔つまり発見率75%〕，およそ8%の偽陽性率〔胎児がダウン症ではないのにダウン症の可能性が高いという結果が出る確率〕である。この報告は，ドイツにおける妊婦の平均的な年齢分布に関係がある。しかしながら，検出率，および偽陽性率は妊婦の年齢に大きく左右される（検出率は妊婦が20歳の場合50%未満，40歳を越える場合ほぼ100%，偽性率は妊婦が20歳の場合4%未満，40歳を越える場合60%以上）」[16]。

　検査結果の解釈は時として非常に難しい場合があり，またそれを伝えるのがとにかく困難である。検査の複雑性や解釈については，検査を実施する者自身にとっても不明確であることが多い[17]。トリプル・マーカー・テストの結果がはっきりしなかった場合，ほとんど自動的に侵襲的な出生前

---

　iii）　2001年3月26日〔本審議会〕非公開公聴会におけるヨルク・シュミトケ教授の口頭報告。

診断に至ってしまうというのが，現場で一般的となっている[18]。人類遺伝学会，医療遺伝学同業組合，ドイツ産婦人科学会，ならびにドイツ周産期医学（Perinatale Medizin）[*1]会は1992年にすでにトリプル・スクリーニングに対するモラトリアムを要求している。説明が不十分であるため，「多くの場合」当該者の検査結果が「劇的にリスクが高いという方向に不適切に解釈」され，そのため「妊婦が著しい不安」に駆られることになるというのがその主な理由である[19]。

　出生前診断における侵襲的な方法には，とりわけ絨毛生検と羊水穿刺がある。絨毛生検では，（ふつう妊娠9-12週の）妊婦から絨毛組織を採取する。絨毛は胎児の細胞なので，染色体を分析する際，顕微鏡で変異の数や構造を調べることができる。さらに，絨毛細胞は生化学的にも分子遺伝学的にも検査可能である。こういった方法で，たとえば膵線維症や血友病といった，特定の代謝疾患や遺伝病を確認することができる。分子遺伝学的検査には，羊水穿刺よりも絨毛生検の方が適している[20]。

　羊水穿刺では，（ふつう妊娠15-17週の）妊婦の子宮腔に穿刺して羊水を採取する。羊水から得られる細胞は主に卵膜（羊膜細胞）由来のものであり，一部胎児の外皮や粘膜（胎児細胞）由来のものもある。採取後培養された胎児細胞は，生化学的，細胞遺伝学的，分子遺伝学的に検査することができる。細胞遺伝学的検査では染色体異常（たとえば13トリソミー[*2]，18トリソミー[*3]，21トリソミー，比較的重度の染色体欠失など）について，生化学検査では神経管閉鎖障害（二分脊椎）について情報が得られる。「定例的な」診断は以上のものに制限されている。両親から遺伝する可能性のある特異な変異について，そのリスクが分子遺伝学的なレベルまたは染色体レベルでわかる限りにおいて（たとえば膵臓嚢胞性線維症の場合），

　[*1]　周産期とは，妊娠後期から新生児早期までの時期を一括した概念をいい，この時期に母体，胎児，新生児を総合的に管理して母と子の健康を守るのが周産期医学である。

　[*2]　第13番目の常染色体が1本多く3本あるので「13トリソミー」と言う。K. Patau博士らのグループにより，1960年に初めて確認されたため，Patau（ペイトウまたはパトー）症候群とも言う。全身の発育不全で生まれ，短命と言われている。

　[*3]　第18番目の常染色体が1本多く3本あるので「18トリソミー」と言う。心臓や腎臓や中枢神経系などに重い障害を伴い，短命と言われている。女子に多く，「エドワード症候群」とも呼ばれる。

さらにしかるべき分子遺伝学的診断を行うことができる。これは，特定の問題提起があった場合にのみなされる。

　絨毛生検や羊水穿刺は多少なりとも今日定例的に実施されている検査である。これに対して，妊娠19週目以降に実施できる胎児の血液細胞を採取する臍帯穿刺や，妊娠18-20週に実施できる胎児皮膚生検は個々のケースでのみ実施されている[21]。

　出生前診断の侵襲的な方法は，妊婦自身の健康上のリスク（出血，陣痛に似た痛み，感染症）だけでなく，胎児が負傷するリスクをもはらんでおり，こういった介入が原因で流産する危険性も伴う。流産の危険性は羊水穿刺で約0.5％，絨毛生検で2-4％と言われている。

2-2　遺伝子集団検診（スクリーニング）

遺伝子集団検診（スクリーニング）とは，早期発見または遺伝子要因の疾病の除去，遺伝子要因の疾病に対抗する素因や耐性の同定または遺伝子要因の疾病の保因者であるかどうかの同定を目的として組織的計画的に実施されるような遺伝子検査を指す[22]。これについては次のような別の定義も用いられている。「無症状の住民集団において，その保因者や子孫が遺伝子要因の疾病を患う危険性の高い遺伝子型の探索」[23]。

　個人ごとに提供される検査とは異なり，遺伝子集団検診で検査実施のイニシアティブを握っているのは，助言を求める個人ではなく公衆衛生制度である。このとき遺伝子スクリーニングは，住民全体または特定の住民グループに適用されることがありうる。後者のケースでは，対象者は個別に症状を呈しているわけではないが，住民全体と比べ統計的に遺伝子要因の疾病リスクが高いために検査に直面することになる。

　どのように個々の検査がスクリーニングとなるかは，とりわけそれぞれの公衆衛生制度の組織形態に左右される。国家の公衆衛生制度の枠内では，スクリーニング・プログラムは所轄の機関によって目的に応じて実施される。この枠以外でも，或るスクリーニング検査がいわば「もぐり込む」[24]ことがある。このことはドイツにおける出生前遺伝子診断の経験が示している。この診断は事実上一種のスクリーニング検査に発展してしまっている〔表5参照〕。

スクリーニング検査法は基本的にさまざまなタイプや方法に区別される。

現在とりわけ議論の的となっている新生児の遺伝子スクリーニングには，嚢胞性線維症を調べる新生児検診があり，これについてはフランス，イギリス，イタリアでパイロット・プロジェクト（先行的試行）が行われている。またデュシェンヌ型筋ジストロフィーを調べる新生児検診もある。これについては今のところ治療の余地がないので，検査を実施しても子供の利益にはならず，今後の家族計画に役立つだけである。成人年齢に達してから行われる検査では，家族性高コレステロール血症やヘモクロマトーシス〔血色素沈着症，p.63表3参照〕を調べるスクリーニング，ならびに脆弱X症候群や嚢胞性線維症，その他劣性遺伝性の障害の保因者であるかどうかを調べる検査について現在議論がなされている。たくさんのスクリーニング手段が目下パイロット・スタディー（先行的研究）の形で実施されている[25]。

イスラエル，オーストラリア，合衆国など数多くの国々で，すでにここ数年来スクリーニング・プログラムが実施されている。これは民族グループ内で特に頻発する特定の疾病の素因を持っているかどうかを調べる検査で，妊婦に対して，あるいは一部は受胎前に〔受精卵に対して〕，広範囲に行われている（表6参照）。

ドイツでは現在ハノーファー商業疾病保険（KKH）とハノーファー医科大学（MHH）が開始したモデル試行の中で，ヘモクロマトーシスに関する遺伝子スクリーニングが実施されている。これはドイツではまったく初めての，成人に対して分子遺伝学ベースで実施されるスクリーニングである。

ヘモクロマトーシス・スクリーニングの実施に対しては，医学的な理由からだけではなく経済的な観点からも必要性が唱えられている。

「罹患率が1/400というヘモクロマトーシスは，ヨーロッパでもっとも頻度の高い単一遺伝性の代謝疾患である。この病気は簡単確実に診断することができ，無症候の期間が著しく長く，副作用もなく効果的に治療することができる。ホモ接合体を有する患者は，臨床症状が初めて発現した際に，定期的に瀉血治療を受けると良いというのが大方の見解である。この治療は，薬剤がまったく不要なので，とりわけ安く

表5 スクリーニング手段のタイプと方法

時期	タイプ・方法	目的
出生前	・妊婦の血液中の胎児細胞*) ・妊婦の血液を用いた血清マーカー ・超音波スクリーニング ・胎児の核型〔染色体〕分析 ・着床前診断	妊娠初期に遺伝子要因の障害（および遺伝子要因でない障害）を同定する。子宮内治療。周産期管理の改善。妊娠中絶を決断する際に役立てる。
出生後	・新生児スクリーニング ・成人スクリーニング ・妊娠時または受胎前に行う保因者スクリーニング	被検者自身の健康にとって意味のある遺伝子的特徴の検出または除去。被検者の子孫の遺伝子的リスクの検出または除去。

典拠） European Society of Human Genetics/Public and Professional Policy Committee（ヨーロッパ人類遺伝学会，公共政策・専門職政策委員会）2000b.
*） この技術は実用にはまだ十分でない（原注）

表6 ヘテロ接合体の検査

疾病名	民族グループ	検査方法
サラセミア	地中海地方の住民	ヘモグロビン検査，分子遺伝学的検査
テイ・サックス病	東欧ユダヤ人	生化学検査
鎌状赤血球症	アフリカの住民	ヘモグロビン検査，分子遺伝学的検査
嚢胞性線維症	ヨーロッパ起源の住民	分子遺伝学的検査

典拠） Schmidtke 1997, S. 247.

すむというだけでなく，瀉血された血液は通常は輸血用の血液として用いることができるので，国民経済にとっても有益である。非選別的な被検者グループにヘモクロマトーシス・スクリーニングを実施するのにかかる費用は，先ごろ初めて医療経済学的研究の枠内で算出され，期待生存年数1年あたりおよそ8,900マルク（約54万円）と見積もられた*)。同様の対費用効果調査がなされた他の検査と比べても，これはきわめて良い値である」[26]。

ヘモクロマトーシスは，北・中央ヨーロッパで罹患率が約2.5/1,000と

---

*） スクリーニングを実施し，それで判明した保因者に対して治療を行うことによって，生存年数が延びた場合，その延びた生存年1年あたりいくらの費用（スクリーニング費用，治療費等）がかかったかという医療経済学的試算。現在では，単に寿命が延びたという面だけではなく，生存の質をも考慮したQuality-Adjusted Life Year（QALY：生活の質で補正した生存年数）という考えも取り入れられている。

いう，とても頻度の高い常染色体劣性遺伝の代謝疾患である。これの該当者は胃腸において食物からの鉄の吸収率が高いために，年齢が上がるとともに，器官（とりわけ，肝臓や膵臓，心臓，皮膚）に非生理的な鉄の沈着が起こる。治療されないまま年を経ると，さまざまな臓器に障害を起こし，早死に至ることも少なくない。1996年に第6染色体上にあるHFE遺伝子の突然変異が病気の原因であることが突きとめられ，それ以降，直接的な遺伝子検査がなされるようになった。直接的な遺伝子検査によって，発症前の診断や，瀉血治療による病気予防が可能になっている。簡単な治療を定期的に行うことによって発症を回避でき，あるいはすでに臨床症状が出ているヘモクロマトーシスの進行を効果的に抑制できる。疑診患者に対して，診断を確認するための侵襲的な方法（肝穿刺）を採らないですむ。

　ハノーファー医科大学（MHH）が商業疾病保険（KKH）と協力して行っているモデル計画の枠内で，KKHの保険加入者1万人（18歳以上）が検査されるということである。検査希望者はMHHから案内書と血液サンプルを採取するための濾紙を受け取る。あとはかかりつけの医師が血液を数滴濾紙に採り，そのサンプルをMHHに送付するだけである。血液サンプルを検査施設で分析した後，分析結果をMHHはその医師に書面で知らせる。保因者であることが同定された場合，人類遺伝学的なカウンセリングと病院での検査が提供される。これに加え，スクリーニングの心理社会的な影響を評価するために，被検者には詳細な質問もなされるということである。このモデル試行に対する批判者は，とりわけ以下のような問題点を指摘している。

- モデル試行への参加者に対する，検査の事前事後における説明は人類遺伝学的カウンセリングによってなされることが必ずしも義務化されておらず，事情によっては単に送付された説明文書だけで済まされる。これでインフォームド・コンセントが十分に保証されうるだろうか？
- 遺伝子検査で陽性を示した被検者のうち，もしかしたらその相当数が不必要な不安にかられるかもしれない。というのも，場合によってはそれが決して表現型で現れない〔発症しない〕かもしれないからだ。
- 血縁者に不可避的に関わるデータをどう取り扱うのか？
- ヘモクロマトーシスの遺伝子検査については，その証言力が不明確で

第1章 〔遺伝子検査と遺伝子情報をめぐる〕状況

あるため，科学的な視点から国際的にも議論がある。多すぎるほどの人々を検査に巻き込み，そのなかには健康の人々もいれば，ひょっとしたら20年30年後になってやっと発症するかもしれない人々，医学的に介入しなくても臨床的に重大な器官障害をまったく生じない人々もいるであろう。そのようなスクリーニングは倫理的に問題があると言われている。そのような場合は，社会法典第5巻〔法定疾病者保険法第12，28，70条〕の「〔必要限度を越えない〕目的に合致した(zweckmäßig)医療」という規則に反している[27]。

遺伝子スクリーニング・プログラムの導入は，現時点では技術面でも物質面でも資源が足りないため限定されている。技術面では，現在比較的わずかの遺伝病や危険因子しか遺伝子検査では検出できない。物質的資源面では，スクリーニング検査法は，通常の分子遺伝学的検査技術を用いた突然変異分析にかかる費用が高額であるため，財政的に厳しい限界がある[28]。

2-3　薬理遺伝学的診断

薬理遺伝学では遺伝子要因を，薬剤を投与した際に患者の反応が個々に違う原因としてとらえている。その主な目的は，薬剤を患者の遺伝子的な素質に「合わせる」ことによって薬剤の安全性と有効性を高めることにある。薬理遺伝学が薬理学的に興味深い特定の遺伝子を扱うのに対して，薬理ゲノム学は非常に多様な遺伝子配列全体を対象にしている。アメリカ合衆国では薬理ゲノム学が多方面から製薬分野における新しい「特効薬」になると見なされており，国際的な企業コンサルタント社フロスト＆サリバン(Frost & Sullivan)の調査によれば，合衆国のゲノム創薬市場には莫大な成長が見込まれるという。2000年に遺伝子ベースの診断，薬理ゲノム学のサービス分野，そしていわゆるオーファン・ドラッグ（Orphan Drug：希少疾病用医薬品*）の販売は17億米ドル（約2,040億円）を達成しており，先ほどのコンサルタント社の概算によれば，2005年までの売り上げは60億米ドル（約7,200億円）を越えるだろうとのことである[29]。

薬理遺伝学的な研究は現在まだ始まったばかりである。薬理遺伝学的検

---

*）　医療上の必要性が高いにもかかわらず，患者数が少ないことから，十分に研究開発が進んでいない医薬品や医療器具。

査は目下のところ,「その大多数が応用に向けた基礎研究」[30]に用いられている。それにもかかわらず,この検査には一部大きな期待がよせられている。薬理遺伝学的な方法を薬剤開発や治療の現場に導入することによって,薬剤の使用をより安全なものにでき,薬物効果が高められ,また特に経済的にもプラス効果があるとされている[31]。それどころかブローダー(Broder)とヴェンター(Venter)は,薬理学,毒物学,生物情報科学(バイオインフォマティクス),ゲノム科学が長期的には医科学のひとつの新しい分野に融合して,製薬学の研究開発に分子レベルから臨床にいたるまで専念するようになる可能性が高いと考えている[32]。

詳しくいうと,薬理遺伝学的な研究にはとりわけ以下のような目的がある。
- 個々人に対する薬剤の有効性を最適化する
- 薬剤投与を可能な限り個々人に合わせる
- 服薬が原因で起こる望ましくない反応〔副作用等〕を回避する
- 有機体における薬剤活性をより良く制御できるようにする

望ましくない薬物作用の発現と同様に,個人によって薬剤効果が出ないのは,環境要因や患者のコンプライアンス(服薬遵守)などの要因と並んで,遺伝的な要因もあるということが今日では知られている。ただし遺伝子的な要素が影響する強度はケースによって異なることがある。

薬理遺伝学的な要因が薬剤効果に影響をおよぼすメカニズムは,基本的に以下の三つに区別できる。
- 薬物分解酵素の合成を制御する遺伝子の変異
- 細胞表面または細胞内のターゲット(標的)構造における結合に影響をおよぼす突然変異
- 輸送タンパク質[*]の機能発現を低下させたり輸送タンパク質の輸送機能に影響をおよぼしたりする突然変異[33]

人体における作用物質の受容・作用・分解の責任を負っている遺伝子を同定するためには,いまのところもっと広範な研究を必要とする。これには,分子生物学的な知識や,たとえば遺伝子カルテ,人口分析,家系図,

---

[*] 酸素を運ぶ赤血球中のヘモグロビンなど,生体内で物質の輸送を行うたんぱく質。

発現調査といったさまざまな遺伝学的手法や道具立てが用いられる。その際，いわゆるSNP（一塩基多型）にまで踏み込んだ探索法も重要な役割を果たす。

　SNPは，DNA構成要素（糖，リン酸，塩基からなるヌクレオチド）の一箇所が変化している，最も多く見られる遺伝子変異である。ヒトゲノムのヌクレオチド対のうち，99.9％は全人類共通である。残りの0.1％が個人差を作っていると推測されている。1,000個あたり一塩基の割合で変異（つまり一個のSNP）が生じていると考えられている。SNPは遺伝子型の至る所で発生している。およそ300万個のSNPがあるが，機能的な意味をもっているのはおそらく1.5-2万個だけだろうと現在は考えられている。

　1999年大手製薬会社や大学の研究室とウェルカム・トラスト（Wellcome Trust）財団が提携して「SNPコンソーシアム」を設立した。このSNPコンソーシアムは，SNPマップを作成し，それをデータベースで公開することを目的としている[iv]。SNPマーカーがわかれば，体系的でゲノムワイドな相関解析が可能になるということである。

> 「ある目的集団（たとえばある種の病気を患っている患者や，ある特定の調剤が効かない患者など）のみに発生する遺伝子的な異常を突き止めるために，SNPマーカーを用いて当該集団のSNPの特徴を，何ら問題のない集団のSNPの特徴と比較することができる。これを相関解析することで病気特有の遺伝子を同定することができるかもしれない。また，そこから新しい治療法や，それどころかテーラーメイドの治療までもが開発されるかもしれない」[v]。

「近い将来，患者集団の遺伝子の特異型を見分けるテスト・キットとセットになった医薬品がますますたくさん市場に出回る」ことが期待されている[34]。たとえば「プログノスティクス（prognostics：予後診断）」とも呼ばれるテスト・キットは，病気の予測ではなく，ある調剤の治療効果を

---

　iv）Nature 2001年2月15日号で，140万個のSNPをもったヒトゲノム地図が発表された。

　v）SNPコンソーシアムからの1999年4月15日付け報道発表。Bayertz他 2001, S. 287から引用。

予測するものである。薬理遺伝学的な治療戦略の可能性の一例に，乳癌の或る特定の型にのみ効果がある薬剤，ハーセプチンの使用がある。この型の乳癌は，遺伝子が原因で特定の成長調節因子が過剰発現することによって生じる。それゆえ検査をすることで，ハーセプチンの使用を初めて意味あるものにする責任遺伝子が検出されるかどうかが確認できる。アメリカ食品医薬品局（FDA）は，事前検査の実施を条件にハーセプチンの使用を認めており，薬理遺伝学的な診断を臨床の検査計画に組み入れた。

　ハーセプチンは，ゲノム研究の成果に基づき，欠陥のあるシグナル・システム〔発癌シグナル〕を標的にした初の乳癌用治療薬〔分子標的薬〕であり，限定された患者グループに用いられる（個別化された治療）。「このように治療はどんどん細かく調整され，分化していくだろう」と，マックス・プランク生化学研究所（ミュンヘン近郊マルティンスリート）のアクセル・ウルリッヒ教授は予測している[35]。ただし，もしこの予測が当たった場合，〔研究開発費などを〕誰が支払うのかという問題が生じてくる。なぜなら，同一の癌を患っている患者が少なければ少ないほど，薬剤の単価は高くなるからだ。そうすると，医療費給付の公平な配分は将来どのよ

薬理遺伝学

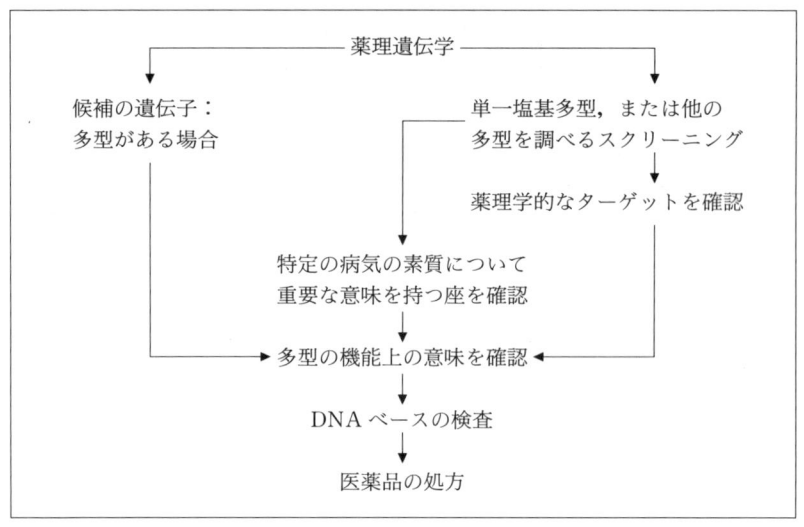

```
                    ──── 薬理遺伝学 ────
                   ↓                    ↓
        候補の遺伝子：              単一塩基多型，または他の
        多型がある場合              多型を調べるスクリーニング

                                   薬理学的なターゲットを確認
                   ↓                    ↓
              特定の病気の素質について
              重要な意味を持つ座を確認
                          ↓
        →────── 多型の機能上の意味を確認 ──────←
                          ↓
                    DNA ベースの検査
                          ↓
                    医薬品の処方
```

　典拠）Wolf 他　2000, S. 989.

うに保証されうるかという問題に，先進国の健康保険制度はこれまで以上に直面することになろう。

3　将来的に予想される発展

3-1　検査実施の拡大

とりわけヒトゲノムプロジェクトの流れのなかで遺伝子に関する知識が増大し，技術的にも発展することで，今後数年のうちに，病気に関わる突然変異や遺伝子多型を調べるDNA検査が今よりもずっと多く利用されるようになってくるだろう。同時に，検査法の性能はますます良くなり，扱い方も簡便になり，安価になるだろう。どちらの発展も検査の実施拡大の方向につながる[36]。

将来，とりわけ常染色体劣性型疾患や常染色体優性型疾患の発症に関与している遺伝子がますます多く同定され，これらの病気についての診断的な遺伝子検査法や予測的な遺伝子検査法が発展するであろう。慢性疾患の分野では，浸透度の高い素因遺伝子がわかっている疾患の下位グループに対して，遺伝子検査法が拡大することが予想される。たとえば，乳癌（BRCA 1/2），大腸癌（FAP, HNPCC），II型糖尿病，アルツハイマー（APOE, ADP, PS1, PS2）などがこれにあたる。もっとも，この下位グループの割合は疾患全体の5％未満でしかない[vi]。

3-2　診断の可能性と治療の余地との間にある隔たり

こういった疾患に対する効果的な治療法がこれらの検査法の発展と足並みそろえて発展するとは予想できないため，診断の可能性と治療の余地との間にある隔たりはますます開いていくであろう[37]。

しかしながら少なくともいくつかの分野においては，近い将来，たとえば治療の選択や薬剤の投与に関して，遺伝子診断と治療とが密接に連携し

---

vi) Nippert 2001b.; Feuerstein 他によると，ポリジーン疾患や多因子疾患が解明されるのに伴って，「遺伝子診断市場の爆発的な増大」が期待できるという（Feuerstein 他　近刊））。

ていく機会も生まれてくるであろう。たとえば遺伝性の腫瘍やある種の自己免疫疾患，内分泌障害やリューマチ性疾患などがこれに当てはまる[38]。

　もともとは遺伝要因の病気に対する体細胞遺伝子治療に大きな期待がかけられていた。しかし臨床試験と基礎研究の経験を積むなかで，遺伝子要因の病気を一種の「遺伝子矯正」で治療できるという考えが科学的に浅はかすぎたということが分かってきた[39]。

3-3　DNAチップ技術

診断の新たな技術的可能性を見てみると，将来的にはおそらくDNAチップの発達が格別重要であることが明らかになるだろう。チップ技術の適用分野は「人類遺伝学の分野を大きく越える」[40]。現在検討されているDNAチップの利用範囲は，農業に関する研究や食品管理，環境研究，医療的な診断から，医薬品製造や法医学における遺伝子指紋の照合にまで多岐にわたっている[41]。

　DNAチップ技術は遺伝子配列を素早く安価に検出するのに適している。遺伝子の大まかな配列決定や表現型の分析（研究，治療経過の監視，物質代謝反応の制御，医療上の予後診断），微生物の検出，環境分析，食品分析の他にも，DNAチップは臨床的な研究や診断（遺伝病，多型，マーカー，病原体などの検出）に使用するのにも適している[42]。

　分子遺伝学とコンピュータ技術を組み合わせることでサンプル解析のスピードが劇的に早くなり，非常に多くの遺伝子情報の並行分析が可能となる。これは現在使用できるDNA診断方法に比べると格段に早い。このことはゲノム研究自体にとってだけでなく，臨床での遺伝子診断にとっても重要な意味をもつことになろう。体質的な遺伝子変異に対するマイクロアレイ分析が医療の現場ではやっとこれから導入されようかという状況であっても，

　　「BRCA1〔乳癌遺伝子〕やCFTR〔嚢胞性線維症の原因遺伝子〕といった遺伝子を診断するチップは，すでに科学的な実験室の規模では存在しているので，そう年月がたたないうちにDNA突然変異チップが大々的に使用できるようになることは疑う余地がない。これによって，すでに始まっている発展がパラメーターの増大，費用の減少，自

動化の方向にさらに加速することになろう」[43]。
　専門家の見解では，DNAチップ技術が導入されると，人類遺伝学的な診断においてもただならぬ変化が生じるということである。たとえばヴォルフラム・ヘンは以下のように考えている。
　「5年後か10年後には，医療的な実験室ならどこでも，血液か絨毛のサンプルがひとつあれば，DNA標準配列からの逸脱についてゲノム断片を好きな数だけ検査することが技術的に可能となろう。しかも今の分析費用のほんの一部で出来るようになろう。DNAを自動的に抽出し，それをDNAの通常配列とオンラインで照合するところまで統合されることによって，検査者が人類遺伝学特有の方法について専門知識をもつ必要がなくなるだろう」[44]。
　DNAチップが将来どのくらいの規模で，どのような分野に導入されることになるか，それは，「たとえば患者の利害関係，提供者や使用者にとっての経済的な利益，或る適用が社会に受け入れられるか，といった非常に多くの要因に左右されるため，予測不可能である」(連邦文部科学省の刊行物)[45]。

II　国内外の法的規制

　ドイツでは現在のところ，遺伝カウンセリングや遺伝子診断について特別に定めた法律はない。
　1990年公布1993年改正の遺伝子技術法は，動植物と微生物に対する遺伝子技術の適用，ならびに実験室や生産地における遺伝子組み替え生物の取り扱いに関する安全対策について定めている。人間に対する遺伝子技術の適用や人類遺伝学はこの法律の適用範囲から外れている。個別法上の規制としては，これまでのところ，刑事訴追と刑事訴訟における分子遺伝学的な検査の採用について定めた刑事訴訟法改正法（1997年）しか存在しない。
　健康保険法や医師賠償責任法における判決や指針によって，ドイツでは出生前診断やカウンセリングについては間接的な法的規制が断片的に実現されている。たとえば羊水穿刺のような出生前診断技術は70年代の初めに

公的医療保険の給付表に載せられた。80年代初頭以降ドイツで，いわゆる「損害としての子（Kind als Schaden）[*1)]」訴訟があった。これによれば，間違った遺伝カウンセリングや間違った出生前診断が行われた結果，または出生前診断自体が行われなかった結果，障害を持つ子供が産まれた場合，医師はカウンセリング規約や治療規約の不履行を理由に損害賠償の義務を負うこともある[vii]。刑事訴訟法では，刑法上の捜査手続きにおいて証拠採取のために「遺伝子指紋」を利用することが1997年に刑事訴訟法改正法（刑事訴訟法，第81条e）で法的に定められた。労働法では，2001年にDNA分析の導入に関する初の高等裁判所判決が下された[viii]。

　遺伝子分析に用いる目的で生産されたIn-vitro〔試験管内〕診断機器は，欧州ならびにドイツの医療用製品法の対象となる[48)]。In-vitro診断用医療機器に関する1998年10月27日付け欧州議会・欧州連合理事会指令（RL98/79/EC）が，In-vitro診断機器およびその付属品に適用される。これによるとIn-vitro診断機器とは，人体に由来する試料の試験管内（In vitro）検査用という製造者が定めた目的に従って，試薬や制御物質や制御装置として用いられる医療用製品のことである。それは生理的な状態や病状や健康状態もしくは先天性異常に関する情報を入手することのみに役立つような，あるいは主にそのような目的に役立つような医療製品のことである。遺伝子診断機器や遺伝子テスト・キットは，通常このEU指令の適用対象となる。この指令はドイツには2002年1月1日に施行された医療用製品法第二次改正法によって移行された。EU指令とこの移行法の決定によれば，いわゆるCE（conformité européenne）マーク[*2)]が取得できた場合にの

---

　　vii）Degener 1998b. もっとも，妊娠中絶の機会を逸したことや，間違った出生前診断を理由とした賠償責任に対する判決については，1995年まで有効であった第218条の指示のみが引き合いに出されている。「着床前診断」報告部分〔下巻第Ⅰ部〕のこれに関する詳述「損害としての子」を参照せよ。
　　viii）本書第Ⅱ部第2章Ⅰ「3 自発性の原理」〔p.89〕を参照せよ。
　　＊1）英語では「ロングフル・バース（wrongful Birth）訴訟」という。
　　＊2）CEマーク（あるいは，CEマーキング）とは，欧州連合（EU）や欧州自由貿易機構（EFTA）における法的規制に適合していることを表示するマークのこと。EU指令が求めるすべての該当要件をその製品が満足していることを，第三者機関である公認適合証明機関等が認めたことを示すマーク。製品をEU域内へ輸出または販売しようとするとき必ず必要となる。

み製品が流通されるよう，ドイツで必要な措置をすべて講じなければならない。これによれば，製品があらかじめ意図された目的に用いられる場合，その使用が患者の容態や安全に直接的にも間接的にも危険とならないように製造が指定され生産されなければならない。その名前にあるように，（改正）医療用製品法（MPG）はもっぱら製品の安全性と品質についての基準に適用される。これは遺伝子検査に関して，実施者を医師に限定する問題や遺伝子検査実施を医療目的に限定するといった問題は，この法律で規定されていないということを意味している[ix]。それゆえこの点については各国の立法者が独自の規定を制定することができる。

ドイツとは異なり，オーストリアでは遺伝子診断分野の法的規制として1994年に遺伝子技術法が施行された[47]。スイスには「人に対する遺伝子検査に関する連邦法草案」が提出されている[48)*]。

欧州レベルでは，欧州連合理事会の「生物学および医学の適用に関する人権と人間の尊厳の保護のための協定：人権と生物医学に関する協定」[49]で，人間のゲノムの保護という問題に関して一章が割り当てられている。この協定の第11条では，遺伝を理由とした，人に対する差別の問題を取り上げており，以下のように定めている。

第11条 非差別

「遺伝を理由とした，人に対するいかなる形の差別も禁止する」。

第12条では，病気の予測的な遺伝子検査が扱われており，遺伝子検査の実施には「健康のためという目的」が必要であり，遺伝カウンセリングが義務づけられている。ただしここで，「健康のためという目的」と「遺伝カウンセリング」というふたつの基準についてはこれ以上詳細に説明され

[ix) In-vitro 診断用医療機器指令は，以下の2つの点で製品の安全性の規制を超えるものとなっている。第1条第4項によると，ヒト由来の組織，細胞，物質の採取・収集や，利用は，倫理的な点において，「生物学および医学の適用に関する人権と人間の尊厳の保護のための欧州連合理事会による協定」の原則および加盟国の関連規定の適用を受ける。指令第1条第6項によると，医師の処方にもとづいて患者に手渡される製品について定めた各国の法規定にはこの指令は触れない。医療用製品法第37条で定められている連邦保健省の命令権限では，特定の医療製品に関して，処方箋の義務または特定の販売経路を指示することができると定められている。ただしそれらは健康保護のための直接的または間接的な理由から，ないしは患者や使用者，第三者の安全のために命じられる場合に限られる。

*) この法案は本答申公表後，2002年9月11日に成立した。

ていない。
　第12条　予測的な遺伝子検査
　　「遺伝病を予測できる検査，またはある人が病気に関わる遺伝子を有しているか確認できる検査，ないしはある人がある病気の素因やある病気にかかりやすい体質を有しているかが判定できる検査は，健康目的ないしは健康に関する科学的な研究のためにのみ行うことが許され，かつまたしかるべき遺伝カウンセリングが行われるという前提条件のもとでのみ行うことが許される。」
　この決定を起点として，人類遺伝学に関する議定書，とりわけ遺伝子診断の問題を取り扱った議定書が現在準備されている。また，ひとの生物学的試料や個人情報の取り扱いに関する指針も準備中で，その関連で遺伝子情報の取り扱いもテーマとなっている。
　ドイツの議論ではこの第12条の規定は，「健康目的（health purposes）」という概念について解釈が必要であり概念を厳密にする必要があることから，論争となっている。連邦政府は，ドイツではまだこの論争に決着がついていないという理由から，協定にまだ調印していない。
　1997年のヒトゲノム保護に向けたユネスコ宣言にも，遺伝的な特性を理由とした差別の禁止が盛り込まれ，またいくつかの条項には，研究や診断を目的とした遺伝子検査の取り扱いに関する基本的な諸原則や諸権利について書かれている[50]。
　人間に適用する遺伝子診断法の利点とリスクについては，ドイツでは1980年代以降，連邦政府や州政府に設置された数多くの委員会や作業部会で徹底的に議論されてきた。たとえば1985年に，当時の連邦研究技術省と連邦法務省との合同作業部会，いわゆるベンダ委員会が，体外授精，遺伝子分析，遺伝子治療といった問題について検討した[51]。1987年には第10期ドイツ連邦議会の「遺伝子技術の利点とリスク」審議会が[52]，1990年には連邦と各州の合同作業部会「ゲノム分析」[53]がそれぞれ報告書をまとめた。2000年11月には連邦保健省の倫理諮問委員会が，予測的な遺伝子検査の取り扱いにおける倫理的・法的留意点に関する報告書を提出している[54]。
　世界医師会，連邦医師会，各州医師会，各種専門学会が，その見解文書や態度表明や指針のなかで，遺伝子診断の取り扱いやさまざまな具体的な

問題領域における基本原則について，一部長大な見解を公表している[55]。

第 2 章

議論状況と評価

―――――――

I　全般的な視点

1　遺伝子情報の特殊性

　分子遺伝学的な検査にもとづく情報には一連の特殊性があり，その特殊性は従来の医療検査からわかる情報と比べると，医学において特別な位置を占めている。

　遺伝子情報には以下のような特殊性がある。
1)　その他の医学的な情報と比べると，際立って高い予測能力を秘めている。
2)　病気や病気になりやすい体質について発症前に言明することができる。
3)　かなり先のことまで予測することができる。
4)　子供を産む産まないの決断に重大な影響を及ぼす。
5)　民族性と関連性があるとともに，人種差別への潜在力を秘めている。
6)　検査された個人を越えて，その家族に対しても含みをもつ。
7)　病気の発症ならびにその重症度についての予測は通常不確実である。
8)　就職，保険加入，結婚などに際して，〔遺伝病または保因者という〕社会的烙印(ステイグマ)が押される一つの口実となる。
9)　保因者に不安を与え，恐れと抑鬱に陥らせる。現在健康で，そのまま健康であるかもしれない人が，自分を病気だと考えたり，病気の危

険にさらされていると考えたりしてしまう可能性がある[1]。

10) 優生学的差別の潜在力を秘めている[2]。

しかし通常の検査と分子遺伝学的な検査との間の基本的な違いは，DNA分析の個々の特性にそれほどあるわけではなく，検査を利用する諸条件と，検査結果が妥当する範囲とが相互に作用しあうところにある[3]。このため遺伝子情報は，「アイデンティティに関わる」とりわけデリケートな情報と見なされる必要があり，しかるべき高い保護基準が必要とされる。

このほか遺伝子情報の「特性」すなわち特殊性は，その供述性がしばしば過大に評価されるという点にある[4]。このため多数の因子の連関を認識する際，結果としてゆがみが生じることも多い。というのも遺伝子情報に含まれるものが重要だと考えすぎて，全体的な状況における他の側面——重要でなくはないが場合によっては確認するのが難しいような側面——の影が薄くなるからである[5]。これに伴い，病気の発症や，それどころか人間の性格特質の成り立ちを説明する際にも，精神的・社会的な要因が陰に隠れ，人間の複雑性や病気の複雑性が単なる遺伝子的な基質に還元されてしまう危険性が生じる[6]。著述家の多くは社会の「遺伝子化（Genetifizierung）」というプロセスについてすら語っている。

「医療化（Medikalisierung）*)がさらに広範囲にわたって進行していく一面に，以下のようなものがある。DNAコードという概念のなかで個人を新しく定義すること。人間の生命と行動を，コード，原型〔設計図〕，特徴，体質，遺伝子の性質といった遺伝子用語で記述し解釈する新しい言語。病気や健康，人体についての遺伝学的な考え方」[7]。

予測的な検査では，まだ健康である人々が将来確実に病気になる，また

---

*) 本来社会的に解決されるべき問題（たとえば差別）を「病気」や「疾患」として医療的に定義し，問題の責任は社会にではなく当の本人にあるとして，問題を医療的手段等を用いて「解決」しようとすること。アーヴィング・ケネス・ゾラ（Irving Kenneth Zola）が Healthism and disabling medicalization. 1977（「健康主義と人の能力を奪う医療化」イリッチ編『専門家時代の幻想』尾崎浩訳，新評論，1984年所収）で，イヴァン・イリッチ（Ivan Illich）が *Limits to Medicine*. 1977（『脱病院化社会』金子嗣郎訳，昌文社，1979年）で提起した問題。

第2章 議論状況と評価　　85

は病気になりそうであるといった情報が得られる。このような知識によって，「健康な病人」[8]という新しい集合が誕生する。それゆえ遺伝子診断をめぐる議論では，予測的な遺伝子検査のために責任が個別化し社会的な連帯制度が崩壊しかねないという危険性が，たびたび強調されている[i]。「遺伝子的にハンディを負った」人々が本人たちの能力をできるだけ長く維持できるように，連帯社会にできるだけ負担をかけないように，できることなら本人たちと同じ「遺伝子的ハンディ」をもった子供が生まれないように，暮らし方を本人たちの遺伝子的素質に合わせてほしいという期待がまかり通ってしまうかもしれないと危惧されている[9]。さらに，予測的な検査を実施せよ，遺伝子情報を公開せよ，またはスクリーニング・プログラムに協力せよといった社会的な圧力が生じるかもしれない。それらが，社会的に責任のある行為とされることによって[10]。こうした社会的な圧力の危険は，表向きは法で自発性の原理が定められている場合でさえも，生じかねない[11]。

2　知る権利と知らないでいる権利

基本的権利，とりわけ人間の尊厳の保障と，人格を自由に発展させる権利（基本法第1，2条）からおのずと，知る権利または知らないでいる権利，自発性の原則，差別からの保護，ならびに情報について自己決定する権利が生じる[ii]。

とりわけ，上にあげた規範から，一人の人間の権利として，自分の健康状態について自分自身に関わる情報を知り，自分以外のどういった人々がその情報を受け取るかを定める権利が生じてくる。人間は，これらの情報を知った上で行動計画や人生計画を立てたり，それらを追い求めたり拒否

---

　i)　2000年10月16日公開公聴会におけるヒラリー・ローゼ教授の口頭報告。
　ii)　これより以下で論じる，知る権利と知らないでいる権利の基本的権利（基本法第1条第1項および第2条第1項），自発性と情報保護の権利（基本法第2条第1項），差別からの保護に関する権利（基本法第3条）が具体的に脅かされているのが確認できるのは，遺伝子診断の具体的な適用状況においてのみである。「ロングフル・バース（wrongful birth）」訴訟は，出生前診断の枠内における遺伝子検査の利用との関連で，賠償責任法による基本的権利の危機の具体例と見ることができる。これに関する詳細は「損害としての子」〔下巻第I部〕を参照せよ。

したりする権利を有する。これは，個々人にとって人生設計や家族計画の基礎として重要な意味をもちうるような自身の遺伝子素質に関する情報にも当てはまる。この知る権利を制約する場合には，原則として正当な理由を必要とする。特に他人の人格権〔プライバシー権〕に抵触するところでは，知る権利は限界をもつ[12]。

　知る権利に対して知らないでいる権利が対立する。これも一般的な人格権から帰結する権利である[13]。知らないでいる権利を侵害する場合も正当な理由が必要である。この権利は，本人が入手ないしは所有することを望んでいない，自身の健康状態に関する情報から個々人を守るものである。知らないでいる権利は，とりわけ予測的な検査の特殊性ゆえに特別な意味をもっている。というのも，予測的な検査では発症前診断ができるけれども，通常確率的な証言しかできないからだ。

　「こういった背景においては，知らないでいる権利のみが，自分の将来に対して予断をもたず開放的につまりは自由に生きることを失う危険を未然に防ぐことができる。……知らないでいることを決断するという自己責任による権利は，健康上の欠点の有無によらず，本人に当然与えられるべきものである」[14]。

　これに加えて遺伝子検査法は，検査される個人のみにとどまらずその家族にも及ぶという特殊性がある。まず少なからぬ検査で被検者の家族が検査に巻き込まれる。これは，たとえば間接的な遺伝子検査ではいつものことである。また遺伝子検査の結果は検査を受けていない家族の遺伝子的な状態に関する情報をも明るみに出してしまう。いずれの状況も，知らないでいる権利について特に問題となる。

　たとえば，或る人が遺伝子検査を希望し，その結果から直接その家族の遺伝子的な状態についてもわかってしまう場合がこれにあたるであろう。具体的には，父方の祖母がハンチントン病を患っている若者（成人）が自分自身の人生計画のために予測的な検査を希望した場合，陽性の検査結果が出れば，必然的にこれに関する父の遺伝子的な状態もわかってしまう。この場合，或る人間の知る権利と別の人間の知らないでいる権利とが衝突することになる[15]。

　加えて遺伝子データには基本的に，検査の実施時点で知られていたもの

以上にさらに別の情報も含まれることがありうるという事情も，知らないでいる権利に影響を及ぼす。

　新生児の臍帯血で行う遺伝子検査から得られるデータは通常臍帯血から幹細胞を採取したときに結果的に生じるのだが，このデータもまた特に問題性が高い。母親ないし両親は，とりわけ臍帯血を他人に使用する場合，臍帯血移植のために必要な検査以上の遺伝子検査に同意するかについて決断を迫られる。それだけでなく，その検査結果の報告を受けたいかどうかについても決断しなければならない。さらに，後の時点で，たとえばその臍帯血を使用する時点で検査を行う際にも，その検査結果を知りたいかどうかについて決断しなければならない。この場合，知る権利ないしは知らないでいる権利に対する要求は，両親がたとえばある一定の期間内にわかった検査結果に限定するか，または特定の診断分野に限定するかによって，段階的なものとなろう。

3　自発性の原理

遺伝子検査の実施は被検者の不可侵性を侵害する。こういった侵害は，包括的な説明をした上で個人的な同意を得てからなされる必要がある。通常はそのような同意によってのみ，その侵害が正当化される。この原則の例外は，法的にかなり限られた範囲でのみ，しかもそれによって被検者の尊厳が傷つかない場合にのみ許される。とくに遺伝子検査は，直接的であっても間接的であっても強制的に実施されてはならない。

　遺伝子検査実施の自発性を可能な限り保証するためにもっとも重要な手段は，インフォームド・コンセントという医療倫理原則である。これは遺伝子診断の場でとりわけ倫理的に要求される。

　遺伝子検査の場におけるインフォームド・コンセントの保証に向けた倫理指針の指導的な例が，世界保健機関（WHO）の公文書に見られる。

　「自己決定ならびにインフォームド・コンセントに関して提案される倫理指針

　A．実際の診療への適用

　実際の診療での遺伝子検査は自由意思で行われるべきであり，また以下

に挙げる点を説明した上で，遺伝カウンセリングを含む包括的な遺伝診療と法的に有効なインフォームド・コンセントのプロセスのなかでなされるべきである。

- 検査の目的
- 予測が正しい可能性
- 検査を受けた個人やその家族に検査結果がおよぼす影響
- 検査を受けた個人にとっての選択肢および代替手段
- 検査がもつ潜在的な利点とリスク。社会的・心理的なものを含む。
- 社会的リスクには保険会社や雇用者による差別も含まれる（仮にそれが違法であっても）
- 個人もしくはその家族がどのように決断しても，それによってケアが脅かされることはない

B． 研究および品質管理への対応

法的に有効なインフォームド・コンセントのプロセスには下記の諸点についての説明が含まれる。

研究の実験的性質および目的

- 被験者が研究への参加を勧誘された理由，および参加が任意であること
- 〔研究と検査の〕手順・方法
- 被験者およびその家族に対して検査がもたらす（かもしれない）不快なこととリスク
- 予測の点で検査結果が不確実であること，および的確な遺伝カウンセリング
- 被験者以外の人々に恩恵をもたらす可能性，科学〔の発展〕に寄与する可能性
- 被験者個人を同定する記録の機密が守られること
- 研究に関する疑問や研究で受けた損害が生じた場合，誰に相談できるかということ
- 被験者はいつでも研究から離脱できる権利を有すること
- 離脱した場合でも，被験者およびその家族は制約されることなくヘルスケアを受ける権利を有すること」[16]

しかし遺伝子診断の適用分野が数多くあることを考慮すると，説明後の同意（インフォームド・コンセント）という原則は状況によっては，遺伝子診断実施に対する自発性の保証に向けた指導要素としては十分でない。社会のなかでは実際のところそれぞれの力関係が不均衡であるため，契約の自由や同意の自発性が事実上妨げられるので，被検者が自分についての情報の保護を「自己放棄」するよう多かれ少なかれ強要される事態から当人を守る必要がある。これはとりわけ雇用関係や保険契約に当てはまる[17]。これについては，遺伝子検査実施を間接的に強制するような事態をできる限り阻止するのに適した予防措置が，場合によっては必要である。

この関連で，当該者の了解や同意なしにDNA分析を行うような場合も，問題性が高いと見られている。バーデン・ヴュルテンベルク行政裁判所が2001年2月に公示したケースは，ある銀行員の異例の解雇に関するものであった。その男性行員は銀行の幹部に，その銀行の首脳陣を侮辱するような匿名の文書を書いた本人ではないかと疑われた。この嫌疑の調査のために，その男性はある会議に招かれ，もてなされた。その際に入手されたDNAサンプルが，その行員が知らないうちに法医学的な〔DNA〕鑑定に持ち込まれた。この情報を根拠に，この男性は雇用主から無期限解雇の通告を受けた。シュトゥットガルト行政裁判所，ならびに抗告による控訴審が行われたバーデン・ヴュルテンベルク行政裁判所は，この嫌疑による解雇通告は必要な要件を満たしていないと判断し，それゆえこのケースではこの要求を違法だと位置づけた。2000年11月28日の判決でバーデン・ヴュルテンベルク行政裁判所は，当人の知らないところで当人の同意なくなされたDNA分析の結果を，嫌疑にもとづく異例の解雇通告（職場において侮辱的な内容の匿名文書が配布されたことを理由に通告された解雇）のために利用することはできないことを明確にした。裁判官によれば，当人の同意のないDNA検査は重い犯罪行為を解明する目的に対してのみ許される。それに対し，ここで行員に対して密かに行われたDNA検査は，保護されている人格権に対する許されざる侵害であるとされた[i]。

連邦および各州情報保護委員会は，第62回会合で可決された決定のなか

---

i) 2001年2月20日バーデン・ヴュルテンベルク行政裁判所による報道発表。

で，とりわけ次のことを要求している。

「法的な権限なしになされる遺伝子検査，または当該人物の同意——原則的に医療上の治療ないしは研究が目的である場合にのみ有効な同意——なしになされる遺伝子検査を阻止するために，刑法典のなかに基本的な刑法規定〔を盛り込むこと〕」[18]

4　差別からの保護

「遺伝子差別」とは，遺伝的に備わっているものを理由に，ある人に対してなされる不当に不平等な扱いを意味する。健康であるか，または遺伝子素質が原因で軽い症状が出ているだけで健康や働きが制限されていないような個々人やその家族が，事実上遺伝子的に区別されたり遺伝子的な区別が予想されたりする場合が，遺伝子差別である[ii]。

「遺伝子差別」という表現は，遺伝子型の実際の特徴または推定上の特徴を理由に，人々やその家族を不平等に扱うことを総称しており，この限りにおいて，人間の能力や働きを変えることのできる表現型の違いにもとづく差別の概念とははっきり区別される[19]。しかしながら遺伝子差別は障害をもつ人々に対する差別とさまざまな共通性をもつ。とりわけ社会問題の「医療化」という観点を共有する。「医療化」は，障害をもつ人に対する差別という文脈において，或る障害が能力や働きを制限するのは避けがたく，そうした制限の原因は障害者の身体的な特徴のなかにあるとする偏見と理解される。こうした偏見のなかに，障害をもつ人を不平等に扱うことに対する客観的に正当な理由が見いだされる。障害をもった人々が公共の場や建物，公共の交通機関や通信手段から排除されたり，通常の住宅から排斥されたりするということが，その例である。社会的な諸設備に等しい権利で参画することへのお断りは，階段を上がる，重い扉を開く，黒い文字を読む，聴覚的にコミュニケーションをとる，読み書き計算するという文化的な技術を駆使するといったことが，個人によっては運命的に不可能なのだからという理由で長らく正当化されてきた。障害をもった人が社

---

　ii)　Boyle 1995. 直接的な差別と間接的な差別とは区別されうる（これについては，第Ⅰ部第2章「2-5 同権と非差別」〔本書44-45頁〕参照）。

会生活に参画するということは医学的な問題ではなく，社会的な問題なのであって，障害者を社会に融和統合するための多様な構造的対策と差別禁止法によってしか対処できない。こうした認識が今日では国際的にも支配的になっている[20]。

どのような形の不平等な扱いを「正当化できない」と見なすべきかは，それぞれの適用状況を考慮してしか説明できない。たとえば職場医療の関連では，ある従業員が有しているある種の遺伝子的素質から全般的にその人の能力や働きが推し量られてしまう場合には，遺伝子差別とみなされるだろう。

差別やスティグマ化は以下のような場面で現れる。

・〔遺伝子の状況についての〕知識や認識が発生し，
・その知識を評価し利用して，
・仕事を分配したり〔社会的な設備・制度を〕利用したりする機会を分配する際[21]。

予測的な遺伝子診断の枠内で集められるデータは，個人的なレベル（個人の遺伝病リスクの特定）にも，住民的なレベル（リスク・グループないしは全住民に対するスクリーニング）にもねらいを定めてくる。それに応じて，個々人だけでなく住民グループも，備わっている遺伝子を理由に「遺伝子差別」の犠牲となる可能性がある。

スティグマ化したり差別したりする態度や行為は，遺伝病を患っている人ないしは遺伝子病の素因をもっている人に対して向けられる。同じように，（たとえば乳癌になりやすい）遺伝性または体細胞系の疾患リスクがある人に対しても向けられる可能性がある。さらに，（特定の病気になりやすい体質をもつといった）遺伝的な欠陥に関して第三者が入手した情報だけでなく，保因状態や遺伝子上の「標準からの逸脱」に関する情報，あるいはある特定の物質や薬剤に対する遺伝子要因の感受性に関する情報も遺伝子的な差別を助長しうる。

それゆえ患者や遺伝子分析検査法を利用する人には，とりわけ数すくない特殊な疾患やそのような検査結果が出たりした場合，「遺伝子差別」の危険が迫る。たとえば特定の職業や保険から排除されたり，社会的な烙印を押されたりする。合衆国やイギリスにおいて保険会社や雇用主や養子縁

組斡旋機関による遺伝子差別のさまざまな例が見られることから，これが実に現実的な危険であることは明らかである[22]。たとえば，1996年に合衆国で遺伝子要因の疾患リスクが高い人々に対して行われたアンケートでは，回答のあった917人について，保険会社や雇用主やその他の機関による遺伝子差別が200例以上も確認された[23]。

たとえばオーストリアやベルギーなどさまざまな国で，人に対する遺伝子差別が法的に禁じられている。合衆国では，遺伝子差別は「アメリカ障害者法（ADA）」に部分的に規定されている。遺伝子差別の禁止に向けた法的規制が目下さらに検討されている。さらに，遺伝子差別の禁止はさまざまな国際的文書でも求められている。たとえば欧州連合理事会の「生物医学に関する人権協約」第11条は，遺伝的形質を理由として人を差別することを禁止している[iii]。

ユネスコの「ヒトゲノムと人権に関する世界宣言」もその第6条[*]で，遺伝子的特徴を理由とした，人への差別を禁じている。

第6条
「何人も遺伝子的な特徴を理由に，人権，基本的自由および人間の尊厳を傷つける意図または効果をもつ差別にさらされてはならない」。

5　情　報　保　護

情報保護の目標と目的は，個人情報が不法に処理されることを防止または少なくとも制限することで，人格権〔プライバシー権〕ならびに基本的権利に対する侵害から人々を保護することである。「情報保護（Datenschutz)」という表現はこの点で誤解を招きやすい。情報保護の役目は，まず第一に処理される情報の持ち主の人格〔プライバシー〕を保護することであり，この点で情報保護とは，「個人情報の処理に際しての人格権の保護と基本的権利の保護」である[24]。

遺伝子情報には一連の特性がある。人格権の侵害（スティグマ化から，雇用関係や保険契約からの排除に至るまで）を防止するため，そういった

---

iii)　第II部第1章II「国内外の法的規制」〔p.79-80〕参照。

*)　原文では第7条となっているが，第6条と訂正。

特性が乱用されないように遺伝子情報を保護することはことのほか難しいが，同時にしかしそうすることがとりわけ必要とされている[25]。その特性には以下のようなものがある[26]。

- 遺伝子情報は，その遺伝子をもっている本人にすらその情報量がわからないことが多いので，とりわけ配慮が必要とされる。ひとりの人間に遺伝的に備わっているものは，その人の人格やアイデンティティと関係があり，それらは情報について自己決定する基本的権利によって守られている。この基本的権利には，誰に何をどういう目的で，またどのような状況で明らかにするかを自分で決定することが含まれる。遺伝子情報を公表すると決めても，多くの場合，何が明らかにされるのかが本人にはわからないのである。
- 遺伝子情報は容易に入手できる。遺伝子分析法で本人の知らないうちに遺伝子情報を集めることが理論的には可能であるため，遺伝子情報を第三者による不当な侵入から絶対的に保護することは原則的には不可能である。人間の遺伝子型はあらゆる細胞に格納されているので，原則的にはある人間の生物試料のすべてに，つまり美容院の床に残された髪の毛一本から切手についた唾液にいたるまで，すべてに人間の遺伝子情報が含まれている。したがって原則的にはそれであらゆる特徴を検査することができる。
- 遺伝子情報はいずれにせよ将来的にどんどん多くの場所に蓄積されていく。遺伝子情報は将来どんどん大規模にさまざまな場所や機関に渡され，集積され，保存されることになる。すでに存在するデータを元々の目的とは違うことに利用されることもあるため，これは特に問題である。つまり言葉を換えれば，遺伝子情報が，被検者が同意していない目的に二次利用される危険があるということだ[iv]。
- 遺伝子情報はさらに，状況によっては第三者の関心もひく。遺伝子情報は，状況によっては，本人だけでなく，それ以外の人々や機関（家

---

iv) アメリカ合衆国には，自分の遺伝型のなかに新たに見つかった遺伝子や，場合によっては遺伝子欠陥について情報が入手できるように，保存されている遺伝子配列を個人が新たに，しかも直接利用できるようにしている会社がある。こうした例から，この危険性がまったくもって事実であることがわかる（これについては Bayertz 他2001, S. 301を参照せよ）。

族，民間企業，雇用者，保険会社，刑事訴追当局，連邦国防軍，学術機関など）にとっても関心の対象となる。

　ドイツの法律では，刑事訴訟法における DNA 鑑定に関する規定を除けば，個人に関わる遺伝子情報の取り扱いに特化した情報保護規則はない。すでに「遺伝子技術の利点とリスク」審議会は1987年にドイツ連邦議会に対し，「遺伝カウンセリングと出生前診断の際に入手される遺伝子情報を情報保護法的な諸規則によって十分に保護することを保証する」よう勧告した[27]。

　連邦および各州情報保護委員会は，遺伝子検査の情報保護に関する法的帰結の問題について数年来意見を述べてきており，一連のさまざまな観点から立法上の措置を講じる必要があることを説明している[28]。連邦および各州情報保護委員会内の情報保護をテーマとした特別作業部会の見解においては，遺伝子情報の取り扱いに関する独自の情報保護法的規則が必要であることが認められている。

　「現在の認識に従えば，一元的な「遺伝子情報保護法」の制定は可能であり，有意義である。というのも，遺伝子情報を取り扱う全分野に対し，憲法上の要請に応える共通の諸原則や諸規定を十分な数だけ定式化することはできるし，またそうすべきである。それら共通の原則や規定は，連邦情報保護法の場合と似て，個別分野に対する特別規則をほんのわずかに補うだけでよい。そのような法律は，医師会の規約に関する職能団体法上の規定よりも優先されなければならない。遺伝子情報の商業化が外国で際だって発展してきている状況を前にして，……そのような定式化された「遺伝子情報保護法」は必要だと思われる。個々の適用分野が重なり合い，あるいは互いに交差し，そのため適用できる規範に関する不確実さを回避しうるようなところでは特に，〔一元的な〕「遺伝子情報保護法」の制定の方が好都合である。独自の法律は全体を見渡すのにも役立ち，情報について自己決定する基本的権利の価値を「一括改正条項法（Artikelgesetz）*)」の形式よりも一層よく明らかにすることができよう。もっとも，そのような「遺伝子情報保護法」は包括的な「遺伝子診断法」の一部であってもかまわない」[29]。

　　＊）　複数の既成法の各条項を一括改正する法律。

第2章　議論状況と評価

連邦および各州情報保護委員会は2001年10月の第62回会議で，法的規制に関して，とりわけ人間に対する遺伝子検査の許可や試料の取り扱い，遺伝子情報の収集・処理・利用に関する諸規定をテーマとした包括的な「遺伝子検査に際して自己決定を保証するための提案」を提出した[30]。

情報保護委員会側は，とりわけ従来からある監視手段の改善を求めている。たしかに，監視機関が欠如しているわけではない。しかしこういった機関はさまざまな施設を貫いて，重要な遺伝子情報処理から知識を入手し，遺伝子技術に関して必要な専門的知識を総動員し，監視やカウンセリングのための明確な法的基準を備えなければならない。そして従業員に関しても規則を実行しているか現場でチェックし徹底するようにする必要があろう。それゆえたとえば，〔施設内〕倫理委員会に提出される研究申請が，情報保護法に関する独立した監視機関にも並行して提出されるべきかについて熟慮する必要があろう。それは今日すでに一部で〔施設内〕倫理委員会から要求されているところでもある。同意にもとづいた研究計画に対する情報保護監視機関の関与については，いまのところ情報保護法は規定していない。また生物学的な情報が含まれた物（血液試料や毛根だけでなく，単離されたDNAも）の取り扱いに関する情報保護上の法的な監視手段についても明確化されていない。結局のところ情報保護委員会の見解によれば，情報保護監視機関は人間の遺伝子試料を分析する遺伝学系検査施設の許認可に関与して，情報の安全性に必要な技術的および組織的な措置を保障すべきであるということだ[31]。

情報保護を整備していく上で重要なものに，情報について自己決定する個々人の権利がある。この権利は，明確に定義された特定分野を例外として，自分の個人的な情報の放棄と使用に関して自分で決定するという個々人の権限を保障している[32]。それゆえ法的規制の基本的原則はこう述べている。遺伝子分析目的で試料を入手することや分析そのものについて当該者自身が（文書で）明確に許可しておらず，これらの情報の利用や引き渡しについて当該者が立ち入り監視する権利を有することを確保できない限り，第三者は本人を同定できるDNA試料ないしは遺伝子情報に手出ししてはならない，と。これには，当該者の自由で自発的な特別な決断なしには遺伝子情報を商業目的に使用してはならないということが含まれている。

この原則を社会的な場でどのようにして現実化していくかという問題については，分野ごとに特有の具体的な諸規則に関して議論していく必要がある。

II 特殊な適用分野，および特殊な問題をはらんだ領域

1 遺伝子診断と職場医療

1-1 職場医療上の検査

被雇用者に対する職場医療上の検査は（労働安全衛生法の枠内および枠外で）さまざまな理由から行われている（採用前健康診断や適性検査，職場における一般的な検診と特別な検診，薬物スクリーニング，専門的診断など）。労働安全衛生法によれば，職場医療上の検査は原則的には，作業中ないしは職場での特定の負担や危険と関連して，仕事が原因で被雇用者に起こる病気を早期に発見し，それと同時に特別な保護措置を講じることができるようにするためのものである。それは他の被雇用者検診や，たとえば通例予防的な意図をもたない採用時の健康診断からは区別される。さらに職場での負傷を証明するための検査もこれに加えられる。

1-2 職場医療における遺伝子検査の導入

DNA分析法は，知られている限りにおいて，現在のところドイツの職場医療には導入されていない。目下のところ，雇用関係を受け入れるための前提条件として，あるいは雇用関係の継続中に雇用者が遺伝子検査を提案したり実施を要求したりといったことを示す兆候はまったくと言っていいほどない[v]。同様に，採用に有利になるようにと求職者の側から遺伝子検査を将来の雇用者に提示しようとしている様子もない。また，専門的診断

---

v) 例外として，バイエルン州で或る若い警官がハンチントン病に関係する遺伝子の突然変異を調べる検査を受けようとしなかったため，警官として採用されなかったという事例がある（Engel 2001, S. 293）。

第2章　議論状況と評価　　　　　　　　　　　　　　97

との関連でも遺伝子診断はこれまで，知られている限りにおいて，用いられていない。

　この所見は国際的な状況とも一致する。たとえばイギリスの人類遺伝学諮問委員会（HGAC）もその報告書「雇用にとっての遺伝子検査の意味（The Implications of Genetic Testing for Employment）」において，これまで実際に雇用者が被雇用者の遺伝子検査の結果を利用したことを示す手掛かりはないと明言している。唯一の例外はイギリス国防省である。イギリス国防省は空軍兵士の採用に際し，鎌状赤血球貧血に関する検査で陰性であることを条件としている[33]。これに対し米国では，職場での遺伝子差別について数々の報告がある。たとえば遺伝子診断の場で活動しているカウンセラーに対して行ったアンケートでは，或る病気の遺伝的素因を有していることを理由に保険契約や雇用契約を断わられた人が550人いることが確認された[34]。連邦法の前提条件によれば，労働分野における遺伝子検査の利用は合衆国では基本的に認められている。

　専門家によると，予測目的で導入されそうな遺伝子検査は現在のところないということだ[35]。第三者を相当な被害から守る目的で有効に導入できるような遺伝子検査があるかどうかは少なくとも疑わしい〔p.103(iii)参照〕。現在遺伝子検査が職場医療に導入されていない本質的な理由は，分子遺伝学的検査や細胞遺伝学的検査には現在のところ他の検査法に比べて職場医療上利点がないからである。職場医療上重要なのは，とりわけ複数の要因によって引き起こされる病気，つまりいくつかの遺伝子に加えさまざまな環境要因が原因となって起こるような，病気にかかりやすい体質を診断できる検査であろう。しかしこれまでのところ，そういった病気の解明に有効かつ実用的な検査で通常の診察に適したものはない[36]。職場医療へのDNA分析検査の導入が実践的な大問題となる前に，よく見うけられる病気についての理解と遺伝子検査そのものについての理解が深まることが明らかに必要である。

　DNAレベルの診断とは違い，遺伝子によって産出されたもの〔たんぱく質〕のレベルおよび染色体レベルの一連の検査方法は今日すでに職場医療の標準的なものに数えられている。そのような検査やしかるべき研究プロジェクトは，たいてい後天性の染色体変異や遺伝子突然変異を証明する

のに用いられている。そういった症候突発型分析は，たとえば職場で実施が必要な検査（生体影響モニタリング）ならびに病気の因果関係の解明に向けた事後分析として導入することができる。

　職場医療上の検査やスクリーニング検査はたしかにここ数年かなり広範囲で増加してきた。基本的に職場医療では4つの検査段階（表現型分析，タンパク質化学分析，細胞遺伝学的分析，DNA分析）のすべてで遺伝子検査を自由に用いることができ，また素質と関連した遺伝子変異や人生の後の方になって現れるような後天性の遺伝子変異を診断するために，そのつど開発されてきた分析方法を自由に用いることができる。これまではしかし遺伝子と関連した個々人のリスクや〔有害物質などに対する〕過敏性は，圧倒的に既往歴や医師の診察といった臨床的方法によって診断されている。現在行われている職場医療上の検査全体の80-90％は表現型分析検査である。しかし，さまざまな検査方法が職場医療においてどのくらいの規模でそのつど用いられているかということは，それに対応する数字が得られないので，今のところ全体としては答えにくい。このことはとりわけ雇用契約の締結前に雇用者が要求することのできる採用時健康診断に当てはまる。

1-3　法的規制

ドイツでは職場医療に遺伝子診断を適用することに関して，わずかの例外を除いては，法的な規制がない[vi]。職場医療上の検査全般に適用される法規範は，検査の時期や理由，目的によってさまざまである。とりわけ職場における予防医療の枠内で遺伝子検査実施を義務づけることに対しては，いまのところ法的な根拠はない[37]。

　職場医療に遺伝子検査を導入することの問題性については，外国ではさまざまに判断されている。専用の規制はこれまでのところほんの数か国にしかない。たとえばオーストリアでは遺伝子技術法第67条によって，雇用者がその被雇用者もしくは求職者の遺伝子検査の結果を確認すること，要求すること，受け取ること，また他で利用することを全般的に禁止してい

---

　　vi）例外として，同業者保険組合が定める特別な予防検診と，危険物質に関する条例の枠内でのバイオモニタリングがある。

る。スイスでは，職場医療への遺伝子検査導入をも包括した遺伝子診断法を準備中である〔p.79訳注＊参照〕。オランダでは健康診断法によって遺伝子検査の導入が規制されている。この健康診断法は医療情報全般を対象とし，遺伝子情報を医療情報のなかの特別な事例と見なしている。1997年に可決されたこの法律は，採用全般に関わる医学的検査を，「雇用関係や公務への採用に際し，その任務の遂行に健康上の適性が特に要求されなければならない」場合に限定している。

この法律の意味する「任務に対する医学的適性」は当該の仕事を実行する際の，被検者や第三者の健康と安全の保護に関係している。この法律の第3条によると以下のような検査は原則的に認められていない。

- 依頼人の利益が，被検者のリスクを越えない検査。治療不可能な重い病気や，その進行を医学によって抑えたり止めたりできないような重い病気にかかることがわかってしまう検査や，ずっと後になってから発症すると予想される治療不可能な重い病気についてわかるような検査がこれに含まれる。
- それ以外の理由から，被検者に極端に重い負担をもたらすような検査。

欧州レベルでは，1997年4月4日の「生物学および医学の適用に関する人権と人間の尊厳の保護のための協定」に参加した諸国が，検査が健康を目的としていること，および遺伝カウンセリングを伴うことを条件として，病気の予測的遺伝子検査を許可している[vii]。

1-4 検査の目的

遺伝子的所見を職場医療に利用することには利点とリスクがある。被雇用者に対する遺伝子検査の導入は，一方で予防の改善や職場における健康安全管理の改善に資するという期待と結びついている。反面しかし，こうした方法は被雇用者を選別する目的に濫用され，被雇用者の健康維持対策の空洞化につながる恐れがある。

職場医療における他の健康診断と同様に，遺伝子検査手続きの評価については，誰が検査を指示するのか，どのような目的で実施されるのか，検

[vii] 第Ⅱ部第1章Ⅱ「国内外の法的規制」〔p.79-80〕参照。

査結果がその目的を越えてさらにどのように用いられる可能性があるのかについて問うてみる必要がある。加えて遺伝子分析手続きの適用に特有なさらなる帰結やリスクについても考えておく必要がある。

　個々の遺伝的な特性を知る目的でなされる個々の遺伝子についての検査は，職場医療上の検査の枠内においていくつかの理由から（かなり）関心がもたれるところであろう。検査結果は状況によっては，たとえば以下のような情報を明るみに出してしまうかもしれない。

　　・病気のために休職する確率の高い，個人の遺伝子的特性や素因
　　・仕事の上で過ちを起こすに至ったり，それによって本人や第三者を危険にさらしたりしかねないような遺伝的特性
　　・仕事に用いる有毒物質やその他健康に有害な物質，もしくはその職場特有の環境に対する個人の抵抗力のなさ

職場医療において分子遺伝学的検査は，他の検査方法と同様に，基本的には，被雇用者の提起にもとづき，被雇用者の保護と利益のために，または雇用者の提起にもとづき，営業上の利益ならびに第三者の保護のために導入されることがありうる。

（ⅰ）　被雇用者の側から提起する分子遺伝学的検査　　被雇用者の事情によっては，ある特定の職場環境に関して安全衛生措置を講じてもらう必要があるかどうか，またどのような措置が講じられなければならないか，ある特定の職場がもしかしたらその被雇用者に不適ではないかといったことについて，遺伝子検査で解明することができる。個々人のリスクを事前にはっきりさせることができるなら，ある職場を希望する者や被雇用者が，自分が特に過敏な有害な労働素材にさらされるのを予防したり，適時にしかるべき安全対策を講じたりする可能性が開けるであろう。しかるべき遺伝子検査を行えば，たとえばアレルギー（セメント皮膚炎，小麦粉喘息）になりやすい遺伝的素質があることが前もって明らかになる可能性が開けると言われている。α-1-アンチトリプシン欠乏症[*]の人は有害物質に汚

---

　　[*]　消化酵素や感染した細菌を分解する酵素など，たんぱく質分解酵素が血中にもれると，正常組織のたんぱく質を分解し，その組織を破壊してしまう。血中に漏れたたんぱく質分解酵素を阻害するのがアンチトリプシンである。これが欠乏すると，肺病変や肝障害を

染された空気にさらされると，しばしば若くして肺気腫を発症するということも知られている。求職者や被雇用者が，自分がアセチル化酵素欠損者であることを知っていれば，膀胱癌の多くのケースを回避するのに役立つだろう。

　分子遺伝学的検査を用いることで，職務遂行のなかで生じた後天性の障害について確認することができるかもしれない。このように職場医療はたとえば損害賠償規則の枠内で，発生した損害の補償に役立つかもしれない。危険にさらされたことを遡って判定する新たな可能性が生まれるからである。

　特定の物質に対する疾患感受性に関して，個人間の遺伝的差異がもっとはっきりと確認できるようになり，個々のリスク評価の信頼性が高まれば，さらにそれを予防目的に用いることもできるだろう。状況によっては，たとえば作業に新たに用いられる素材が特定の人々の健康に有害であることが予めわかり，場合によってはそれを除去したり無害化したりすることもできるであろう。また，病因機構がさらによく理解されることによって，職種に特有の未知のリスクが見つかる可能性もある[38]。

（ⅱ）雇用者の側から提起される分子遺伝学的検査　雇用者の側から提起される検査のなかでもっとも重要なものは，採用時健康診断である。ここには明らかに緊張関係がある。というのも，ここで得られたデータは職場環境の改善に優先的に用いられるわけではなく，採用時の人選に用いられるからだ[39]。総じて予測的な検査は雇用者の視点から経営的な利害関心のために役立てられることがあるだろう。たとえば雇用者が採用時健康診断や予防検査の際に，特定の危険物質に対する遺伝的な過敏性を有する被雇用者を特定しようと試みたり，ある被雇用者が健康に負担のかかる特殊な職場条件に耐えられるかどうかを確認しようと試みたりする場合である。しかし予測的遺伝子検査は，雇用者によって採用時健康診断の枠内で，求職者の能力や，負担の重い特定の職場への配置の可否についての情報を得るのに利用されることもあろう。あるいは病欠した従業員に報酬を払い

引き起こすことがある。アンチトリプシン遺伝子は第14番染色体上にあり，主に肝臓で発現している。α-1-アンチトリプシン欠乏症は先天性の代謝障害である。

続けることや，その代理のために余計なコストが生じるのを避けるために，病気のために休職する確率の高い遺伝的素質を求職者が有しているかどうかを，雇用契約を締結する前に確認するのに利用されることもあろう。さらに求職者が，他の人々（たとえば同僚や顧客）を危険にさらしてしまうような職務上の過失行為に至るかもしれない遺伝子的特性のキャリアであるかどうかを雇用契約前に調べることが雇用者の関心になるかもしれない。

しかしながら総じて次のことに注意を払わなければならない。すなわち，遺伝子検査の導入が職場医療のなかに遺伝子決定論を持ち込み，一人の人間の遺伝子情報からその人の職務上の適正や能力，他の人々に対する危険性までも推し量るといった風潮になってはならない。全体としての人間はその人の遺伝子以上のものであるのだから。この点で再び障害の医療化〔p.84訳注＊参照〕と比較することができよう。現にある障害に関する情報のみから，その被雇用者の能力について医学的に逆推理することがあってはならない。障害をもっている被雇用者は，個々に現実に即して評価されなければならない。このことは，癲癇のようないわゆる生死に関わる障害や病気にさえも言える。

米国の障害者差別禁止法がここでもう一度指標となる。

「雇用者は，ある人物が職場において本人自身の健康と安全に直接的な危険がないこと，または職場における他の人々に直接的な危険がないことを示すよう求めることができる。しかしながら雇用者はアメリカ障害者法（ADA）に従って，直接的な危険があることを確認できるためには，非常に特殊で厳密な要件を満たさなければならない。〈直接的な危険〉という概念は，その個人や他の人々の健康と安全をかなり害する顕著なリスク，調整的な措置では取り除くことも減らすこともできないリスクを指す。……将来おこりうるかもしれない不適性の可能性だけでは，その個人が危険性を示していると決定する理由になりえない。……安易に誇張されたリスクやまったく推量的で極めて疑わしいリスクを理由にして，ある障害者に職を与えないというのは許されない。……ある人が癲癇症ではあるが発作の可能性がなかったり，あるいは発作が迫って来るのを早めに感じ取れることを医学的診断が示しているならば，その人を，本人と他の人々にとって危険で

第2章　議論状況と評価　　　　　　　　　103

あるかもしれないという危惧と推量から，ある機械を扱う職場から遠ざけることは不当である」[40]。

（ⅲ）**第三者を保護するための分子遺伝学的検査**　　第三者を保護するために被雇用者に対して分子遺伝学的検査を行うことについても論じられている。この発想は，突然業務上の過ちを引き起こし第三者をかなりの危険にさらす結果となるような病気が被雇用者に突発するのを，予測的遺伝子検査を用いれば予測できるだろうというところから来ている。例としてあげられるのは，神経系や循環系の原因から発作が起こる病気をもつ人である。こういった人たちには安全性が重視される分野の業務（たとえば飛行機のパイロット）を受け持たせないでおくべきである。しかし，突然業務上の過ちを犯す原因となり第三者をかなりの危険にさらす結果となるような病気の発症時期や重症度に関して，遺伝子検査は技術的な問題から，現在そして近い将来も，十分確実に予測できる状況にはない。

1-5　技術発達の見通し

職場医療の慣例的な解釈によれば，医師による検診の際には検査を委託された枠内で，原則的にあらゆる診断方法が使用されてしかるべきである。またこれまでのところ遺伝子技術的方法に関しては何ら規制がない。この二つの理由から市場に出回るすべての検査を，DNA検査も含めて，被雇用者に対する健康診断の際に将来的に用いることができるというところから基本的に出発しなければならない。その際，薬理遺伝学的研究との関連で観察される結果がしばしば職場においても重要でありうるということも，基本的に考慮しなければならない。職場医療において遺伝子検査が将来的にどのくらいの規模で，そしてどういった方法で実際に適用されるかは，主に当該科学研究の進展と技術の発達にかかっている。個々人の病気になるリスクや疾患感受性（抵抗力のなさ）を確実に予測できる十分に実用可能な検査があとどれくらいで使えるようになるかは，いまのところ見極めがたい。ヒトゲノムに関する知識がますます増えていくのと並んで，とりわけ新しい検査技術（DNAチップ技術，自動シークエンサー）もまた，適用の選択の幅を広げるのに重要な役割を果たしている[41]。診断可能性と

労働の安全衛生保護との間に今日すでにかなりの隔たりがあるが，この隔たりが，遺伝子検査が導入されることによって将来さらに広がっていくという見通しを基本的には覚悟しなければならない。

1-6　基本的な保護目標

（ⅰ）**自発性の原理**　求職者が求職先の雇用者に遺伝子検査を提示することで他の志願者よりも有利に職を手に入れようとする可能性がある。職場医療への遺伝子分析検査方法の導入に関して，とりわけこの点で自発性の原理には危険性がある。この場合，説明にもとづく同意（インフォームド・コンセント）の原則は抑止機能としては十分でない。

（ⅱ）**労働安全衛生のための客観的な措置　対　被雇用者の選別**　職場にある危険物質に対する遺伝的な疾患感受性や，職務遂行との関連で生じた後天性の障害を証明することは，一方では被雇用者にとって職場の選択や（個々人の）健康管理に関して，あるいは損害賠償請求を確実なものにする上で，健康保持の一つの重要かつ効果的な手段でありうる。他方ではしかし，これを利用することで，労働安全衛生のための客観的な措置が空洞化する恐れがある。たとえば雇用者は，分子遺伝学的検査を利用することで，職場にある健康に有害なものを減らす代わりに，とりわけリスクの高い被雇用者を採用しなかったり，またはすでに雇用関係にある者を解雇したり，求職者全般を遺伝子的素質を考慮して選別したりするかもしれない。このことは実際には遺伝子的素質を理由に被雇用者を就労の可能性から締め出すことを意味していよう。それゆえに，職場医療の第一の機能である労働安全衛生のための客観的な改善策が，遺伝子分析検査法の利用によって可能性が開かれた〔労働〕主体側の保護策の後景に退いてしまわないよう，特別な規制でもって保証する必要がある。〔労働環境に対する〕客観的・技術的観点での予防措置が，〔労働主体である〕個人に対する措置よりも優先されなければならない。そうでないと，おそらく健康に有害なものが取り除かれることなく，被雇用者間での選別が強められる結果となろう[42]。

同時に，仕事に用いる危険な物質や健康に有害な作業環境の許容限界値が緩められる危険がある。リスクをいちだんと被雇用者個人に肩代わりさ

せることになりかねない。それゆえ遺伝子検査は，労働安全衛生法上の重要な諸原理が脅かされないことが保証された場合にのみ，職場医療に導入することが許される。したがって，事業を設立することで危険を生じさせる者は，それに伴う健康危害のリスクを補償しなければならないということを肝に銘じなければならない。雇用者が職場での健康管理に義務を負っているのは，公法の規範によるだけではない。私法上でも雇用者は個々の被雇用者の健康管理に対して責任がある（民法第618条）。職場医療に遺伝子診断を採用することによって，個々の健康管理義務がゆるがせにされてはならない。民法第618条ならびに1996年の労働安全衛生法で明確化されていることが考慮に値するであろう。

（ⅲ）**差別防止**　わたしたちの社会では，職場は大多数の人々にとって生きていく上で非常に重要なものである。ある人がその遺伝的な素質ゆえに生計を得るための職を拒否された場合，その人は人格的にも経済的にも自己実現の可能性を著しく制約されることになる。それゆえ職場医療で分子遺伝学的検査法を用いることは，この検査が被雇用者の選別目的に濫用される危険をはらんでいる。都合の悪い診断結果が出た場合，結果的に求職者が採用されなかったり，すでに働いている被雇用者が解雇されたりというリスクが生じかねない。

職場医療の文脈のなかではとりわけ，特定の遺伝的素因を有することから当人の作業能力や職務遂行能力が推量されるという理由でもって，人々が雇用契約から排除されたり，除外されたままになるという危険もある。

こうした不利益やこれに類する不利益を回避するために，アメリカ障害者法（Americans with Disabilities Act: ADA），すなわちアメリカ合衆国の，障害をもつ人々に対する差別禁止法では，雇用者の質問権を数段階にわたって規定している。

「ADAによれば，障害に関して調査する雇用者の権利，あるいは医師による検査を要求する権利は，採用前，採用後，就業中の三段階でチェックを受ける。第一段階（採用前）においてADAは，障害に関するあらゆる調査および医師による検診を，仮にそれが職務に関係したものであっても，禁じる。第二段階（応募者が期限付きの採用を受

諾したのち，しかしまだ応募者が職務を開始する前）においては，雇用者は障害に関して調査し，医師による検診を受けさせることができる。ただし，その障害が職務と関係があるなしにかかわらず，検診が同じ職種で新規に採用される従業員すべてに対して行われる限りにおいてである。第三段階（職務開始後）においては，雇用者は障害に関して，その障害が職務と関係があり業務上不可欠である場合においてのみ，調査を行い，医師による検診を求めることができる」[43]。

ADA の要素がどの程度までドイツの状況に転用できるかについては吟味する必要がある。

（iv）**情報保護**　遺伝子情報はとりわけデリケートな情報であり，特別な保護が必要とされる。これはとくに職場医療における遺伝子検査の利用に当てはまる。というのも，遺伝子情報は企業の内外で濫用されたり，たとえば雇用者によって被雇用者の選別目的で利用されたりしうるからだ。それゆえ，情報保護法の規制の遵守を保証することは，労働分野においては特に重要である。

連邦および各州情報保護委員会の見解によれば，この点で本人自身が遺伝子情報を利用することを制限することさえも考慮されている。

「遺伝子情報の特殊性に鑑みて……，たとえば，ある職に応募する者が雇用者側からの'提案'があるなしにかかわらず，採用チャンスを広げるために'自発的に'遺伝子検査を受けるといったことを防止すべきである。応募者に遺伝子検査を要求したり，その結果を受け取ったりすることを雇用者に対して明確に禁止することも検討に値するであろう」[44]。

それゆえに，連邦および各州情報保護委員会は「遺伝子検査に際して自己決定を保障するための提案」のなかで次のような「原則」を提起している。

「雇用者および保険者は，契約締結のための前提条件として，もしくは契約関係にある間に，当該の雇用契約ないし保険契約申込者または契約対象者に対して予測的な遺伝子検査を実施したり指示したりすること，もしくは遺伝子検査の結果を要求したり受け取ったり他で利

用したりすることを禁じられている。雇用者ないしは保険者は，真実に反する回答から，原則として何の権利も導き出すことはできない」[45]。

さらに，情報保護委員会は次のような規制を提案している。

「その職場が労働安全衛生上の措置を優先的にとっているにもかかわらず，病気や事故の危険性が高く，当該者の特定の遺伝子構造が科学的に判断して，そうした病気や事故を引き起こす危険と重大な関わりがある場合には，求職者にこのことを指摘しなければならない。産業医は当該者に対して適切な遺伝子検査について助言し，この分野の資格をもつ医師を紹介すべきである」[46]。

2　遺伝子診断と保険

保険分野に遺伝子分析検査を導入することについても，すでに数年前から議論されている。民間保険会社は保険契約を締結する前に，遺伝子検査の結果を利用してリスク選択を修正したり，逆選択〔次頁参照〕を防いだりすることができるかもしれない。この点で被保険者の遺伝子構造はとりわけ生命保険や就業不能保険，医療保険の分野で関心がもたれる。さらに，遺伝子分析検査は保険契約の後でも重要となるかもしれない。たとえば〔病気の〕早期発見のための検診という枠内で，もしくは個々人に応じた看護や治療という観点で，遺伝子検査を受けることが義務づけられるということも考えられる。

2-1　遺伝子検査とリスク査定

ドイツ連邦共和国では健康保険は社会保険と私的保険の二つのタイプに分けられる。社会保険では保険契約は法にもとづき，個々人のリスクを査定することなく成立する。この保険は社会的な公正さを維持しながら基本的な生活上の危険に対して保障している。これに対して私的保険では保険契約は法的強制なしに実現し，個々の契約によって成立する。これはリスク相関的な保険であり，リスクの査定に左右される。

私的保険で保険料算定の基礎となっているのは被保険者個々人のリスクである。このため，社会保険とは違い私的保険では保険申込人に対し加入

前にリスク査定を行う。私的保険の掛け金は，保険会社が引き受けるリスクの高さに応じてランク付けされている。リスク査定は「リスクの引き受けが，保険会社自身の定める業務計画に基づいた基準値に合致し，保険会社の支払い能力を超えないという目的を保障しなければならない。それとともに，リスク査定を行うことは保険会社が被保険者に約束した責務を持続的に果たすことにも役立つ」[47]。

遺伝子分析検査の導入はとりわけ民間保険会社にとって関心がもたれるところであろう。もっともシェフスキは，民間保険で規則化された協力義務が，そのうち社会保険分野でも遺伝子検査の実施義務として解釈される可能性があると考えている[viii]。

民間の医療保険会社や生命保険会社は保険契約締結前に遺伝子検査の結果を，より精確なリスク査定のための基礎として活用するかもしれない。精確なリスク査定はリスクに応じた保険料の算定にもリスクの選別にも役立つだろう。さらに，逆選択の危険（Antiselektionsgefahr）から防衛するために，保険会社は遺伝子検査を利用することに関心を向けてくるかもしれない。逆選択とは，かなりの潜在的被保険者が遺伝情報を保険会社に先んじて入手し，これにあわせて保険をかけてくる場合に起こりうる危険である。ドイツの保険業界は現時点では，リスク特定のための遺伝子分析検査の導入だけではなく，リスクの高さを示す所見を確認するのに適していると思われる別の診断の機会をも事実上断念している。リスク評価の基準となっているのは通例，保険申込人の自己申告である。生命保険に関して言うと，現在ドイツではその約99％が医師による事前診断なしに契約されている。ただし保険契約の対象となる事故において被保険者がしかるべき診断を黙っていたことが明らかになった場合，保険会社には異議申し立て権がある。

[viii]　Schöffski 2001, S. 546. たとえば診断や治療を医療保険で受けること，あるいは予防のために診断や治療を用いること，または危険な生活習慣に対する割り増し保険料などを考えると，保険分野における遺伝子分析は基本的には保険契約締結後でも重要となってくる可能性がある。こうした面は以下の考察では顧慮されていない。

2-2　保険分野への遺伝子分析の導入

現在のところ遺伝子分析は保険分野において，世界的に見てもあえて言及するほどの役割を果たしていない。1997年の国際的なアンケートでは，「分子遺伝学的診断結果（もっとも多かったのはハンチントン病の診断結果）を添えた提示がまばらにあっただけである」[48]。

ドイツでは知られている限りにおいて保険分野にDNA分析診断は導入されていない。民間保険会社は保険契約締結の前提条件としてリスク査定の枠内で遺伝子検査を提示することを要求しておらず，他ですでに受けた遺伝子診断結果をリスク査定の枠内で明示的に問われることもない[49]。2001年末，ドイツ保険協会（GDV）の加盟企業は「予測的遺伝子検査の実施を保険契約の前提条件としない」ことを自主的に申し合わせた。さらに次のように明言した。

「私的医療保険およびあらゆる種類の生命保険（就業不能保険，事故保険，介護年金保険を含む）については，保険金総額25万ユーロ（約3000万円）以下，もしくは年間年金額3万ユーロ（約360万円）以下までは，他の理由で自主的になされた予測的遺伝子診断の結果を保険契約前に保険会社に提示するよう顧客に求めない。この限度内においては，保険契約法で定められた危険性の高い状況についての契約前の申告義務を保険会社は断念する」[50]。

さらにGDVの加盟企業は，こうしたケースで顧客から診断結果を提示されたとしてもそれを利用しないと宣言している。GDVのこの自己規制は2006年12月31日までの期限付きである。

保険会社が遺伝子分析の利用を自粛するのは，さまざまな国で問題となっている法的理由以外に，とりわけ技術的理由や保険数理上の理由もある。現在のところ明確に断言できるような予測的遺伝子検査はわずかにすぎない。そのような検査に該当するのは，人口比で罹患率の低い稀な単一遺伝病である[51]。国民に広く見られる病気の診断の方が保険数理上関心が高いであろうが，それに関しては使い物になるよう信頼に足る遺伝子診断が今のところまだない[52]。イギリスの「人類遺伝学諮問委員会」（HGAC）も1997年に同じような結論に達した。

「特定の単一遺伝子病の場合，よく知られているように遺伝的要因と特殊な病気もしくは早世との間には保険数理的に有意味な関連性が成り立つ。……さらにハンチントン病のようにある程度の年齢になってから発症する病気で，遺伝子検査の結果を比較的正確な予測のための根拠として役立てることができるような病気もいくらかある。もっとも，病気が発症する年齢とその重症度をはっきりと予測することはできない。……大多数の病気においては，さまざまに異なる遺伝子どうしの，もしくは遺伝子と環境，遺伝子と生活習慣要因との間の相互作用について十分に知られていない。近いうちにそれがわかるようになるということもおそらくないであろう。一般に遺伝子で予測する機会がすぐさま多くなるだろうと想像することは，遺伝学に対する根本的な誤解のひとつである。このような期待は非現実的であり，過剰な期待であるように思われる。また見通せる範囲の将来において，本当に珍しいいくつかの病気を除いては，遺伝子検査は保険目的にとって実際にはほんのわずかな予測性しかもたない」[53]。

さらに，遺伝子検査ができるようになっても，実際はリスクに応じた保険料算定や出来るだけリスクを選別しようとすることには役立たない，という主張もある。その理由は，個々人の罹患率をあまりにも正確に知って「それぞれのリスクの基準点に応じて被保険者集団を輪切りにする」と，「"大数の法則"[*]が適応できなくなり，保険という考え方が最後はがたがたになってしまう」というものである[54]。また，リスク分類を過度に推し進めると，その結果「病気になることを覚悟しなければならない人たち」だけが保険による保護を求めるようになっていくだろう。「しかしこの人たちに対して，用意周到に計算している保険会社は，彼らが自分の病気に対して結局支払わなければならない位の高額の保険料を請求せざるをえなくなるだろう」[55]。もっとも，保険会社が遺伝子検査導入を自制すべき理由として挙げた特に最後の二つの保険数理上の理由については，保険業界

---

[*] 個々に見れば偶然的と思われる出来事も，大量観察すれば或る一定の法則が見られるという原理。スイスの数学者ベルヌーイ（1654-1705）が定式化し，ロシアの数学者チュビシェフ（1821-94）が一般化した。火災発生率や死亡率などの保険事故が発生する確率を求める保険数理は，この法則の上に成り立つ。そのため，保険は大数の法則に基づく制度と言われる。

内でも意見が分かれている[56]。

2-3 法的規制

保険会社がリスク算定の際に遺伝子分析の結果をも利用する可能性について，ドイツではそれを制限する特別な法的規制がない[ix]。それゆえ立法行為の必要性がさまざまな方面から指摘されている（「遺伝子技術学の利点とリスク」審議会報告書1987年[x]，「ゲノム分析」に関する連邦と各州合同作業部会1990年，私的保険におけるゲノム分析の利用に反対する連邦参議院決議2000年11月，連邦保健省倫理委員会2000年11月など）。

ドイツでは，知られている限りにおいて，保険会社が遺伝子分析導入の機会を活用していないのはたしかだが，契約前の自己申告義務は堅持している。保険契約法（VVG）第16条によれば，保険申込人は「契約そのものの締結や契約内容の修正を保険者が決断するのに関わるような危険性の高い状況はすべて申告すること」を義務づけられている。現行の保険契約法は表現型レベルの予測因子と遺伝子型レベルの予測因子とを区別していない。遺伝子分析検査の結果から病気の危険性が高いと見なされるのか，またどのような結果がそう見なされるのかについては論議のあるところだ[57]。

保険分野における遺伝子分析の利用について，外国での法的規制はさまざまだ[58]。ここで注目すべきなのは，保険制度が競争的環境で組織されている国よりも，互いに責任を担い合う連帯制度をとっている国の方が，遺伝子診断を活用してリスク選択の可能性を拡大しようとする需要が少ないということである。デンマークやフランス，オーストリアでは，保険分野で遺伝子検査結果を利用することが法的に禁止されている。たとえばオー

---

ix) ただし一般保険規程によると，片親が3か月以上保険に加入している新生児は，出生後2か月以内に申請すれば，たとえば障害をもっていた場合に生じる割り増し保険料を請求されることなしに，その片親と同じ保険保護を請求する権利を有する（Sahmer 1995）。

x) 「遺伝子技術の利点とリスク」審議会1987年報告書。当審議会は連邦議会に「保険業界が遺伝子分析適用に関して現在行っている自粛を将来も継続するよう連邦政府が促すこと」を提言した。「良き風習を傷つけるような遺伝子詮索から申込人を守るために，政府は保険会社を監督して，審議会が……開発した諸原則を保険会社が顧慮するよう，業務計画の説明を導いていく必要がある。このやり方で遺伝子分析の利用を制限することができなければ，保険契約法の改正も考慮に入れなければならない」（同報告書，S. 175）。

ストリアでは1994年の遺伝子技術法第67条で次のように規定している。
「第67条　雇用者と保険者がその被雇用者，求職者もしくは保険契約者，保険申込人の遺伝子分析の結果を確認すること，要求すること，受け取ること，またさらに利用することを禁止する」。

遺伝子検査に関するスイス連邦法草案〔p.79訳注＊参照〕において策定された規定も結局は同じように制限的である。

「第22条　基本原則
1．保険機関は申込人に保険契約を成立させる前提条件として，発症前あるいは出生前の検査を求めてはならない。
2．保険機関は保険契約を成立させる際，申込人に以前になされた発症前あるいは出生前の検査結果または家族計画に関連する検査結果の開示を求めてはならないし，またその結果を利用してはならない。
3．申込人が以前になされた発症前あるいは出生前の検査結果を自ら保険機関に伝えることを禁ずる。

第23条　例外
1．申込人は自身がリスクの高いグループに間違って入れられたということを説明しようとする場合には，以前になされた発症前あるいは出生前の検査結果を保険機関に報告することが許される。
2．保険連盟または保険機関の根拠ある提案にもとづき，連邦内閣によって定められた所轄庁は特定の任意加入保険に対して発症前検査を定め，保険機関はその結果を申込人に問い合わせることが許される。保険検査医のしかるべき質問に返答する義務があるのは，その検査が連邦遺伝子検査委員会の保証によって信頼がおけるものである場合であり，かつ保険料算定に対してその検査結果がもつ科学的価値が証明されている場合である。
3．保険検査医が保険機関に伝えるのは，申込人がリスクの高い特別なグループに入れられるべきか否かということだけである。
4．第2項は職業上の保険制度や，病気ないしは出産育児による休業中の賃金支払い継続に関する保険には該当しない」。

オランダで1997年に可決された「健康診断法」はリスク査定の際，被保

険者のプライベートな領域に不適切に介入するようなあらゆる質問を禁じている。保険会社が期待する証言の価値が，検査によって被検者に生じるリスクと比べてまったく釣り合わないような医師の診断は，いかなる状況においても行われてはならない。しかしこの制限は保険金の最高総額に従って定められた「質問制限」内で適用される。生命保険の質問制限は現在30万フローリン（約1800万円）のところにあり，この質問制限は3年ごとに生計費指数に照らして調整される。自由意思で遺伝子検査を行い，その後その結果を保険会社に提示することは法で禁止されていない。イタリアやスペイン，ポルトガル，スウェーデンなど他の国々には法的規制はない。

イギリスでは遺伝子検査の利用はとりわけ団体法によって規制されている。イギリス保険者協会（ABI）の「遺伝子検査実施規程」[59]によれば，遺伝子検査の結果は，検査が信頼できるものであり保険契約にとって重要である場合，イギリス政府の「遺伝学と保険委員会」（GAIC）の提言を顧慮した上で利用することが許される。GAICは2000年10月にハンチントン病の遺伝子検査を，その信頼できる重要な検査の第一例であると宣言した[60]。

2001年10月イギリス保健省は，「下院の科学技術委員会による報告書『遺伝学と保険』に対する政府回答」のなかでGAICの委員構成を再検討するよう提案し，同時に次のことを推奨している。

「再編後のGAICは，ハンチントン病の遺伝子検査の利用を保険会社に認める決定をするにあたって，その決定を公表する前に，保険会社から提出されたデータおよびGAIC自身の決定を専門家に詳しく鑑定してもらい，もう一度吟味すること」[61]。

同じく2001年10月イギリス保険者協会（ABI）は5年間のモラトリアムをおくことでイギリス政府と合意した。その合意内容は以下の通りである。

「・2001年11月1日から始まる，保険会社によるDNA検査結果の全般的利用に関する5年間のモラトリアムについて，以下に挙げる状況は例外とする。

・保険会社による遺伝子検査結果の継続利用は，政府のGAICによって正式に認可された場合のみで，保険金総額が生命保険については50万ポンド（約9000万円），その他の保険証券については30万ポ

ンド（約5400万円）以上のとき。
- この上限金額については3年後に見直す。
- 異議申し立てを処理するための中立かつ独立した機構の設置。
- ABIは加盟会社がABIの規程とモラトリアムを遵守しているかを監視し，監査報告書を毎年公開する」[62]。

　欧州レベルでは，1997年の欧州連合理事会「人権と生物医学に関する協約」第12条で，遺伝病の予測，あるいはある病気の原因となる遺伝子の特定ないしは或る病気についての遺伝的素因やその罹りやすさの特定を可能にする検査は，健康目的または健康に関わる学術研究のためのみになされ，かつ遺伝カウンセリングを行った後になされるべきであると定めている[xi]。この規定からは保険分野における遺伝子分析の適用の禁止を導くことができないというのが支配的な見解である[63]。協約の明らかな傾向から判断すれば，保険契約の締結が予測的遺伝子検査の実施によって左右されてはならないということから出発しなければならない，という別の見解もある[64]。

表7　ABIが保険のために重要であるとして推奨している病状と遺伝子検査の一覧

病　　状	遺伝子検査される遺伝子
ハンチントン病	HD
早期発症型家族性アルツハイマー病	APP, PS1, PS2
遺伝性乳癌および卵巣癌	BRCA1, BRCA2
筋萎縮性ジストロフィー	MDPK
家族性アデノーマ・ポリープ	APC
多発性内分泌腫瘍症	RET
遺伝性運動感覚神経障害	PMP22

典拠）　House of Commons（下院）2001 S. 14.

2-4　将来展望

遺伝子分析が保険分野において近い将来に大きな役割を果たすようになるかどうかは，現時点では見極めがたい。これはさまざまな要因，たとえば以下に挙げるようなものに左右される。

「・重要な遺伝的素因を調べる使い物になる遺伝子検査の数

---

xi)　第II部第1章II「国内外の法的規制」〔p.77-80〕参照。

・遺伝子検査を匿名で実施できる可能性。たとえば，いわゆるホーム・テスト・キットを匿名で購入しこれを用いて自宅で自己検査できる可能性や，民間の検査所で匿名で検査してもらうことなど
・そもそも自分を検査させようとする住民の心の準備」[65]。

とりわけ最後にあげた二つの要因によって，逆選択の危険性が高まり保険会社が不利になるかもしれないため，保険会社側は遺伝子検査の結果を利用することによって再び「遺伝子情報の均衡」を図ろうとするであろう。その一方で，新しい検査，特に多因性遺伝病を調べる信頼性のある検査がさまざまに発達していけば，保険会社がリスクに応じた保険料算定や効率的なリスク選択に遺伝子検査を利用するようになるかもしれない。ドイツ連邦議会・技術結果アセスメント局も遺伝子診断法に関する報告書においてこのような結論に至った。

「全体として見てみると，……個々の保険会社が遺伝子分析を導入することで，さまざまなリスク・グループに対してそれぞれ妥当な保険料を算定しようと試みることによって市場で優位に立とうとする。そのため，まず保険業界内の競争圧が高まるような展開が必ず生じる。さらに保険申込人が遺伝子検査を利用するようになると，保険業界はそこから生じる経済的不利益を回避するために遺伝子分析を利用せざるをえなくなるということが考えられる。この二つの傾向が互いに強め合って，保険業界に遺伝子検査を幅広く導入する方向へ向かわせるかもしれない」[66]。

公的医療保険に競争原理が導入されて以降，健康保険組合はリスクの少ない被保険者を受け入れようとやっきになり始めた。立法機関は1992年の保険制度法の枠内で，リスク構造調整（RSA）を導入することによって，この「いいとこ取り」に対応しようとした。しかし，このRSAは被保険者の罹患率を（年齢，性別，収入などをもとに）間接的に示しただけであった。保険組合は競争で有利な立場に立つために，自身の被保険者の罹患率プロフィール（診断，処方された薬）をこれまでもすでに利用することができた。立法機関は目下RSAを改善することによって，こうした新たな展開に対応しようと計画している。医療保険組合間の財政調整のための基礎として，罹患リスクをできるだけ精確に描こうとする努力がなされて

いる。これとの関連で，遺伝子情報の助けを借りたリスク査定が公的医療保険にとっても意味をもってくる恐れがある。個々の罹患リスクを指定することによって，従来の連帯原理の矛盾が露呈されるかもしれない。それゆえ特に罹患リスクに対応したRSA導入の枠内においては，遺伝子情報が個別化できる形式で提示や確認，利用などされたりしないよう保証されるべきである。このことが遺伝子情報の特殊な問題性については言える。

2-5 保険分野における遺伝子検査利用の拡大がもたらすもの

（ⅰ）情報について自己決定する権利と知らないでいる権利　保険会社が遺伝子検査を利用することによって生じる主な問題として，保険申込人の，知らないでいる権利と情報について自己決定する権利が侵害されるということがしばしば挙げられる。すでに「遺伝子技術の利点とリスク」審議会が1987年の報告書のなかでこう断言していた。

　「自分の将来に関する遺伝子情報をけっして確認させない自由は，人格の自己決定の一つの本質的な要素である。その自由はおそらく人格性（プライバシー）の核心部に属するものであって，連邦憲法裁判所の定式化によれば，「私的な人生設計の不可侵の領域」として公権力の介入を完璧に免れているものである。この領域は，私的な契約締結の枠内においても，むやみに思いのままに扱われるべきではない」[67]。

　その際，二つの状況が区別されなければならない。もしも保険申込人が，過去に行った遺伝子検査の結果を開示する義務を負っているならば，情報について自己決定する権利に影響があるかどうかについては議論になっている[68]。一方では，この場合は本人がすでに手にしている知識をただ明らかにするよう強いられているだけである。その限りで，知らないでいる権利は侵害されていない。他方では，このような情報開示義務は，個人に関わる情報の扱いについて自分で決定するという人格の権利を侵害するため，情報について自己決定する権利と矛盾する[69]。情報について自己決定する権利というのは，ある事柄をわたしが誰に開示するかを決定できるということでもある。

　保険会社が，遺伝子検査を行うか否かによって保険契約締結の可否を決めるとした場合は，また状況が変わってくる。このような状況において保

険申込人は，遺伝子検査をされ，それによってもしかしたら知りたくもない自分の遺伝的体質を知ることになるか，それとも保険による保護を諦めるか，そのいずれかの選択を迫られることがありうる。こうした論に対しては，次のような反論がなされることがある。私的保険契約はふつう自発的に結ばれ，しかもそれは個人の生存のための万一の備え（Daseinsvorsorge）ではなく，「安楽な暮しへの備え」（Wohlseinsfürsorge）に役立つものだという反論である[70]。けれども，保険申込人が社会保険への加入を拒まれるケースもある。生命保険の場合，この保険が私的な保障（家族の保護，老齢年金，住居の確保）の主要な構成要素であり，老後の金銭的な負担を乗り切るための手段でもあるということが顧慮されなければならない[71]。このことはとりわけ，立法機関が老齢年金を私法上の要素をも義務として伴うものに改編したあとに，当てはまる[*]。保険申込人が差し出された保険を自由に断われなくなればなるほど，予測的な情報を確認したり開示したりすることに対する圧力がそれだけ強制的性格を帯びていく，ということに基本的にはなる。

（ⅱ）　**遺伝子差別**　　保険制度のなかで遺伝子検査が利用されることによって，保険申込人がその遺伝子の状態を理由に「遺伝子差別」されるかもしれないということも一部では懸念されている。遺伝子検査で不都合な検査結果が出た場合，保険申込人は状況によっては，もしかしたら高すぎる保険料でしか保険に加入できないか，あるいは保険にまったく加入できなくなるかもしれない。米国では「遺伝子差別」がそのような形で生じていることが，さまざまな調査によって裏付けられている[72]。

遺伝子検査の結果が保険申込人にとって不都合なものであった場合，その人は状況によってはさらなる差別を覚悟しなければならない。というのも，ドイツでは保険会社には比較的大きな法人（たとえば保険の仲介業者や再保険者，他の保険会社，専門団体など）にデータを引き渡す権利があるからだ[73]。

保険会社による遺伝子分析の利用が「遺伝子差別」につながりかねない

---

[*]　法定年金を「基礎保障」レベルにまで段階的に引き下げていく方向が打ち出されるなか，生命保険加入という私法上の契約が事実上義務的なものになっていく傾向にある。

という非難に対しては、次のような反論もたしかにある。すなわち、差別（Diskriminierung）という事実は、語の正しい意味では、認めるに値する事実的根拠もなしに或る者が他の者と異なる扱いをされた場合にのみ、成立する。しかるにリスクの高い遺伝的体質はまさに区別（Differenzierung）を容認しうるような事実的根拠を示している、という反論である[74]。

特定のリスク要素に照らして保険料がそのリスクによって正当化できないほど高い場合や、特定のリスク要素に対する保険による保護がそのリスク全体をカバーできないほどにまで減額されている場合には、「遺伝子差別」は明白である。「遺伝子差別」と言える根拠にはさらに、遺伝子検査を事実に即さない形で使用することや、保険会社がその結果に対して事実に即さない解釈をすることもあるだろう[75]。ある病気の原因となる遺伝子変異を有するものの、まったく症状がなく単にその遺伝子型が「異常」であるにすぎない人たちに対する「遺伝子差別」の件もある特殊な問題を投げかけている[76]。ビリングス（Billings）らはこの点で「症状を示さない患者」について語っている[77]。これらの人々に保険保護をまったく認めない、あるいは過度に厳しい条件でしか認めないとすれば、それは、不平等な扱いをする客観的な根拠に欠けているのだから、「遺伝子差別」の典型的なケースと言える。

（ⅲ）　**検査実施への影響**　保険会社が遺伝子分析検査法を利用することで、検査実施に悪影響が出るかもしれないという恐れがある。つまり、不都合な検査結果が出た場合将来的に不利になるかもしれないという不安があると、その遺伝子検査がたとえ医学的に意味のあるものであっても、その検査を受けようという気持ちが減退してしまうかもしれない。たとえば遺伝性腫瘍症になるリスクが高い人は、もしかしたら後々不利になるかもしれないとの不安から、検査を断念するかもしれない[78]。こうした不安が広がっていることが、さまざまな調査によって裏付けられている。たとえば1997年にイギリスで1,000人を対象に行われた電話アンケートの際には、その63％が、もし保険会社や雇用者が検査結果にアクセスできるなら自分は遺伝子検査を断念するだろうと答えている[79]。遺伝子検査の場で活動しているカウンセラーやさまざまな自助団体は、今日でもすでに「検査

の前に保険契約を済ませておく」ことを勧めている[80]。

　さらに，不都合な検査結果のせいで後々不利になるのを避けるために，該当者らが匿名でできる検査機会を一層利用するようになるという危険性もありうる。民間の検査機関がそういった診断サービスをどんどん提供するようになったり，（ホーム・テスト・キットを）インターネットを通して，また「売り場のカウンター越しに」自由に購入して検査する機会が増えていくたびに，そうした危険性がますます現実味を帯びていくだろう。こういった検査では遺伝カウンセリングがなされないということを考えると，これはとりわけ問題であろう[81]。

（ⅳ）　**社会保険への影響**　　民間保険業界が遺伝子検査を利用することからくる悪影響は，結局は公的社会保険にとっても議論の対象となる。民間保険会社が遺伝子検査をリスクの等級づけに利用した後，いわゆる「効率の良いリスク」と手を結ぼうとすると，公的保険は「効率の悪いリスク」を引き受けざるをえなくなってしまうだろう。そうすると，「階級別医療」[82]という結果を伴って，社会保険の中に運用効率の悪いリスクが累積したり，それどころか社会保険制度が存亡の危機に陥ったりするかもしれない[83]。

（ⅴ）　**逆選択の危険**　　遺伝子診断法の利用に関して保険業界がもっとも懸念しているのは，逆選択（Antiselektion, adverse Selektion：反対選別 Gegenauslese とも言う）の危険性である。つまり，「自分が危険性の高い遺伝子素因を持っていることを知った保険申込人が，まさにそれゆえに，自分自身もしくは自分が指定した保険金受取人が不当な保険保護を受けられるようにするために私的保険契約を締結する」[84]危険性である。保険申込人はみずから検査を受け，都合の悪い検査結果を保険会社に内緒にし，自分自身のリスク状況相当よりももっと良い条件で保険保護を手に入れようとするかもしれない。その結果は保険会社にとって「より高いリスクの増大，保険料の上昇，通常程度のリスクをもつ顧客の減少である。これは悪循環的に強くなっていくプロセス」[85]となろう。もっともここでもう一度，生命保険分野と（私的）医療保険分野とを区別しなければならな

い。損害保険として締結される医療保険とは異なり，生命保険は定額保険として締結される[86]。それゆえ生命保険は，原則的には任意の高額で締結されうる。その結果，逆選択の危険性が不釣合いに大きくなるようなことがありうる。

(vi) **保険数理的公平 対 道徳的公平**　バイエルツ（Bayerz）らは彼らの調査のなかで先に挙げたような理由から，要約すると次のような結論に達した。すなわち，保険業界で遺伝子診断法が幅広く用いられた場合，特に情報が不均整という前提条件のもとでは，重大な問題が生じるであろうし，また，一方では保険数理的公平（aktuarische Fairness）に，他方では道徳的公平（moralische Fairness）に反するであろう。

「保険者によって遺伝子分析診断法が幅広く用いられると，たとえば情報について自己決定する権利といった基本的な道徳的権利が侵害されるため，倫理的に深刻な問題が生じ，結果として道徳的に不公平となる。他方で保険申込人ばかりが集中的に遺伝子分析を利用すると，保険という観念が壊れ，保険数理的公平の原理に反することになる。こうした結果は，とりわけ保険会社と被保険者，もしくは保険会社と保険申込人との間に遺伝子情報の不均衡がある場合に生じる。それゆえ原則的な問題は，"遺伝子に関する無知のヴェール"を一方にだけ開くことで重大な結果を引き起こし結局すべての当事者にとって望ましくない結果を招いてしまわないようにすることにあるように思われる」[87]。

もっとも，ここでもう一度，医療保険と生命保険とを区別しなければならない。医療保険の枠内で個々の発病リスクから身を守ることは，生命のリスクから身を守るのとは違い，当人にとっては生活基盤をなす財であり，生存していく上で基本的に必要なものを被保険者に安全に保障している。医療保険は個々人の生存のための備えの主要な道具である。このことは生命保険契約については，現在のところ限定的にしか当てはまらない。しかしながら生命保険が個人的な備えにとってもつ意味は，たとえば年金保険分野に見られるような特種な給付が連帯的扶助の範囲からはずされて個々人の自己責任にゆだねられていくにつれて，大きくなっていく。

2-6 規則化の選択肢

保険分野への遺伝子分析検査導入に関する規則化については，三つの選択肢が議論されている。

「・第一の選択：保険分野での遺伝子分析検査の利用を認め，保険者が保険締結前に申込人に遺伝子検査の実施を要求すること，もしくは契約締結前にみずから規程にそって検査を行うことを可能にする。
・第二の選択：保険者が契約締結前に遺伝子検査を要求することを禁じるだけではなく，保険申込人が他で受けた検査の結果を保険者に知らせることも禁止する。
・第三の選択：遺伝子検査から得られる遺伝子情報を，保険者および保険申込人が限定的に利用することをあらかじめ見こんでおく」[88]。

第三のモデルは場合によっては，保険金総額の決定に反映するという意味に修正することができる。つまり，保険金総額に応じてリスク選択のための遺伝子検査の導入を認めるとか，あるいはゲノム分析検査の結果にもとづいて保険による保護に差違を認める，といった形が考えられる[89]。

連邦保険監督庁は最近の見解表明のなかで，保険者が契約締結前に保険申込人に遺伝子検査を要求することを許す規則を却下し，遺伝子検査を受け取ったり利用したりすることの禁止を推奨した。ただし，契約前の告知義務は原則的に堅持されなければならないとしている。

「保険契約に先駆けて自発的に検査が行われた場合，保険申込人は……明らかに情報面で優位に立ち，保険者に対して不公平なやり方でこれを利用することが可能となる。こうした逆選択の危険性は否定できないし，過小評価もできない。逆選択に関して，ただしこれに限ってであるが，基本法第12条および第14条から導びき出される，企業展開・企業活動の自由に対する保険者の権利にもなお留意しなければならない」[90]。

それゆえ連邦保険監督庁は，契約前の告知義務の枠内で，〔申込人が〕他で自発的に受けた遺伝子検査の結果を保険者がはっきりと尋ねるという段階へ移行しなければならないと提言している。これについて次のような書式が提案されている。

「あなた，もしくは被保険者は過去5年間に遺伝子検査を受けたり，あるいは自分で検査を行ったりし，その際にすでに病気になっていることが確認されたこと，もしくは近い将来確実に発病か早世に至るような遺伝子的体質が確認されたことがありますか？」[91]。

さらに，連帯原理によって組織された統一的な保険，すなわちリスク査定に左右されず，そのため保険申込人の遺伝子的状態にも左右されることなく，統一的な保護を保障する保険を導入するという選択肢も提案されている。これについてもさまざまな議論がある[xii]。この保険によって基本的な生活を保障した上で追加的な私的保険が考えられ，その私的保険に加入するにあたっては，他で受けた遺伝子検査の結果開示ないしは検査そのものの実施も許されうるという提案である。生命保険分野でも，たとえば多重保険を禁止した上で一定の保険金総額までを強制加入とする制度を導入するなど，同様のことが考えられる[92]。そのような二段階的保険制度に対しては，それは遺伝子差別問題を取り除くのではなく，単にその問題を魅力的な追加保険の範囲内に押しやったにすぎないという反論もある。遺伝子的欠陥がある人は，それがない人に比べて，追加保険に関して構造的に不利な立場に置かれてしまうというのがその理由である。

3　人の遺伝子試料を用いた研究

人間のゲノム配列の読み取りが成功してヒトゲノムプロジェクトの第一段階が終了した。今後は病気に関わる遺伝子変異の研究が数年のうちにかなり重要となってくるであろう。このような研究は近い将来，薬理遺伝学研究や数多くの臨床研究の確固たる要素となることが予想される。

たとえばルードヴィッヒスハーフェン心臓病センター（Herzzentrum Ludwigshafen）では，1997年以降，同意が得られた患者に関する詳細な報告をまとめたデータバンクが構築されている。承諾を得るための説明書には，匿名のデータと個人を同定できるデータとを病院外で結びつけることは誰にもできないということが確約されている。多岐にわたる質問項目

[xii]　Bartram 他 2000, S. 187. による調査でもこの可能性が示唆されている。

を含むアンケートで病歴データが集められたのち，患者は詳しく検査される。一人あたり1,600項目にもおよぶ申告や測定値が集められる。データには両親の病気に関する申告や，冠状血管の状態についての詳細な記述も含まれている。データの大部分は遺伝子の確定や検査値（血液値，ホルモン含有量，免疫細胞の特徴など）にもとづく。被検者と1年後および5年後に改めて連絡を取ることも計画されている。約3,500人分にもなった患者のデータを買い取るために，製薬会社アベンティス（Aventis）*)は620万マルク（約3億7,200万円）（一人あたり1,800マルク，約11万円）を支払っている。アベンティス社とルードヴィッヒスハーフェン心臓病センターとの間でラコルム（LACORM）というコンソーシアムが設立された。これの役割は，アベンティス社がデータバンクを独自の研究で拡張することにある。冷凍された血液と細胞の試料(サンプル)は同社の研究員によって独自の問題関心のもとで遺伝学的に研究される。研究後にこれらのデータは再びデータバンクに収められることになっている。同社はこの記録簿によって，新薬がどの患者グループに効く可能性があるかをこれまで以上に早く評価できることを期待している[93]。

このプロジェクトは基本的に大きく分けて二つの異なる研究構想に分けられる。一つは罹病している人からの試料分析に個別に関わる研究。もう一つは「データ網羅式」の考え方でできるだけ大量の遺伝子情報を扱い，入手したデータをできるだけ多角的に評価して有効活用し，統計的に有意な関連性をつきとめることを目指す研究である[94]。

後者の方式の一例は，現在アイスランドで実施されている。健康状態や，遺伝子，系図に関する情報を一つのデータバンクに集積するという計画だ。プロジェクトの枠内で，個々人の遺伝子情報やアイスランド人の診療記録，ならびに生者および死没者の系図関係のデータが集積されることになっている。この計画の目的は，アイスランド国民をこの方法でできるだけ全体として把握することにある。これらのデータは，病気の診断や〔患者に合

---

*）ドイツのヘキストとフランスのローヌ・プーランが1999年末に合併して誕生したグローバル・ライフサイエンスグループの製薬会社。社員約60,300人，2001年度の売上高152億ユーロ（約1兆7,530億円），研究開発費は29億ユーロ（約3,344億円／医薬品事業合計）に達する，世界的な製薬会社。

った〕治療の選択の発展を容易にするかまたは初めて可能にする研究や，アイスランド国民の健康管理を質的に向上させる研究に利用されるという。このデータバンクの構築・管理・利用に関して，アイスランド政府はデコード・ジェネティクス（deCODE Genetics）社に12年間の運用ライセンスを与えた。デコード・ジェネティクス社側が製薬会社ホフマン・ラロッシュ（Hoffmann LaRoche）社と結んだ提携契約では，ラロッシュ社に対して，アイスランド国民の健康に関するデータにもとづき，一般に広く見いだされる12の病気に関して遺伝子上の要因を研究することを許し，こうした研究から生まれた特許や診断法や医薬品を活用する権利を認めている[95]。ただし，計画されたデータバンクがそもそも医学的な成果や経済的な収益をもたらすかについては，いまのところ未知数である[96]。これと似たプロジェクトが現在エストニアでも実施されている。ただし，アイスランドでは〔拒否の意志を示さなければ〕遺伝子情報の利用および保存に同意したものと自動的にみなされる（presumed consent：推定同意）のに対して，エストニアではデータの利用・保存について初めに各人の同意が求められる（informed consent：インフォームド・コンセント）。

　こうした研究やこれに類した研究では大量の遺伝子情報が集められて処理・照合され，通常は仮名形式で保存される。保存されたDNA〔データ〕は，データが追加されることを前提としており，仮に直接本人と結びついた状態で考察できなくても，いつでも個々人と結びつけることができるようになっている[97]。このため科学的研究計画との関連において，遺伝子情報に対する特別な保護が必要とされる。

　情報保護法の観点から，たとえば以下のようなことが有効であるかどうかチェックされなければならない。

・受託人のもとで鍵を保管する場合，何段階にもわたって仮名化する手続きを，人の遺伝子試料を扱う研究の基準として定めているか
・自分の試料や他のデータの抹消または破棄を要求し，これが確実に行われたことをチェックできる被験者の権利が仮名化によって保証されているか
・試料の最長保管期間が法律に明記されているか
・被験者本人の健康状態に影響を及ぼす可能性のある異常が発見された

場合，長期間を経た後でも本人にそれを通知するために仮名化解除法を利用するよう研究企業に義務づけているか[98]。

こういった研究における情報保護法上の核心的な問題は，試料および検査結果の匿名化ないしは仮名化と並んで，得られた同意がどの範囲まで有効なのかということだ[99]。データ調査の通常形態とは異なり，人の遺伝子試料を扱う研究においては，どんな内容をもったどんなデータが存在し研究者に活用されるかが当事者にも見通せないことがしばしばある。こうした事情から，被験者のインフォームド・コンセントがとくに求められる。被験者が説明を受けてから研究計画への参加に同意できるよう，被験者は調査そのものについてのみならず，さらに意図されているデータ処理の目的のおのおのについても具体的に知らされる必要がある。被験者は（引き続く）個々の研究目的のそれぞれに対して自分の試料の利用を拒否する機会をもっていなければならない。さらに被験者は当初意図されていなかった検査結果の保存や利用に対しても，説明を受けた上で同意したり拒否したりできるのでなければならない。

「連邦および各州情報保護委員会」は「遺伝子検査における自己決定の確保に向けた提案」のなかで，遺伝子検査計画に同意する前に，とりわけ次の点について説明される必要があると提案している。

「・研究計画またはデータ収集の責任者（責任母体）
・研究目的，またはデータ収集時に考えられている研究の方向性
・特許出願および営利利用に関する被験者の諸権利
・試料の保管期間と遺伝子データの保存期間
・試料および遺伝子データを仮名化する時点およびその方法，ならびにデータを再び本人に結びつけることがある場合はその時期と方法
・研究計画終了後にデータを仮名化して処理することを条件とした上で，被験者が同意を撤回した場合には，被験者が試料の廃棄および遺伝子データの消去を要求する権利，またはデータから本人を特定する可能性をなくすことを要求する権利
・検査結果を知らないでいる権利，あるいは事前に説明されていた仮名化解除法を利用して検査結果を知る権利
・保存されている自分の遺伝子データに関する情報を請求する権利

・説明が書面および口頭にてなされること」[100]

この提案は本審議会のメンバーの指針になると思われる。

すでに発病している人を対象とする研究を計画する場合，このことはとくに重要である。こうした研究も科学的な見地からは必要である。数多くの遺伝病の研究には，患者ならびにその家族を含めることが必要であるからだ。すでに遺伝病を病んでいる人は往々にして，そのような研究計画に参加する義務があると感じている。それは経験的に見て，病気でない人が自分自身の得にならない研究に参加する義務を感じるよりも，はるかに強い[101]。

同時に複数の遺伝子的特徴について検査するような遺伝子検査は，必要なインフォームド・コンセントの点で特に問題をはらんでいる。試料が同時に多くの検査に用いられることになっている場合，医学の素人には説明のための面談（または書面による説明）から自分が与えた同意の範囲全体を理解することはほとんどできない。それゆえ現行の情報保護法の解釈によれば，将来の無数の研究計画，または関係者にもまだ予想できないような具体化していない研究計画に関して一括的な同意をとりつけることは許されない[102]。

さらに言えば，被験者が情報について自己決定する権利を保護するため，人の遺伝子試料を扱う研究においては，遺伝子分析検査を研究目的に限定して行うことを厳格に遵守することが非常に重要だ。科学的認識が進歩したり新たな問題提起があったりすると，当初の同意を上回る情報を調査したい，試料および遺伝子データを当初の計画とは違う目的に使用したいという誘惑が高まることからも，このことはとくに重要である。情報保護委員会の経験によると，情報保護法のこれに関する諸規則が研究の場で必ずしも知られているわけではなく，研究計画を変更する際に一部で問題を引き起こしている[103]。

特に，遺伝子データの許されざる二次的活用を防止したり他のデータとの照合による仮名化の解除を防止したり，あるいは被験者の希望にもとづいてデータが実際に消去されたことを確かめたりするには，情報保護委員会の監視能力は目下のところ十分ではない。とりわけ，遺伝子データが加工されても，情報を保護する立場にある者がそれをまったく知りえないた

めに，効果的な監視が挫折する。遺伝子データを扱う研究計画は，現在のところ所轄の情報保護委員会に提出しなくてもよい[104]。それゆえ，しかるべき研究計画が規準どおりに所轄の情報保護監督機関に提出されることを情報保護委員会は求めている。

最後に，人の遺伝子試料を扱う研究の特殊な課題のひとつにカウンセリングの問題がある。検査結果が及ぼしかねない影響が被験者にとって深刻であればあるほど，検査実施前のカウンセリングはそれだけ緊急に必要なものとなる。しかし検査結果が試料提供者にとってそもそも重要であるのか，またどの程度重要であるのかが計画の開始時点では判断できないということが，まさにこの種の科学研究の特徴なのである。

4　同意能力のない者に対する遺伝子検査

検査実施にみずから同意を与えることができない人に対する遺伝子検査は特別な問題を提起する。同意能力のない成人および同意能力のない子供がこれに該当する。遺伝子検査の実施は被検者の不可侵性（Integrität）に対する介入であるから，こうした介入に先立って，被検者本人が包括的な説明を受けた上で同意していなければならない。またこうした介入は通例このような同意によってのみ正当化される。しかしながら本人によるこのような同意は，同意能力のない者の場合にはまさに不可能である。

しかし遺伝子検査を予防や治療に役立て健康状態を改善できる場合，状況によっては本人の健康のために検査は必要であろう。

それゆえさまざまな答申などでは，同意能力のない者に対する遺伝子検査を基本的に除外することを求めてはいないが，これに制限条件を設けるよう求めている。たとえば連邦保健省の倫理諮問委員会はその政策提言書で，同意能力のない成人に対する予測的遺伝子検査の実施については，場合によっては後見人に指名される者の同意にゆだねること，ただし以下の条件でのみ許可することを勧告している。

「・そのような検査をしなかった場合，本人が病気になったり健康上の不利益をこうむったりする怖れがある

・効果的な予防措置を講じることができ，実証ずみの認識によれば，

本人に対して具体的な治療の見通しがある（治療の試み）
・予防や治療のために必要な遺伝子診断による介入のリスクが，本人自身のために期待される利益よりも小さい
・後見人がカウンセリングを受けている（ここでは第5項に定められた要求が適用される）」[105]

同様にアメリカ合衆国でも，遺伝子プライバシー保護法案（Genetic Privacy Act）の起草者が，未成年者および同意能力のない成人に対する遺伝子検査に関する勧告をまとめた。法案によると，16歳未満の未成年者については，当該者が16歳になるより前に，身元が判別できるDNA試料を入手したり分析したりすることを禁止している。その場合の試料とは，医学的判断に従って病気の兆候や症状を引き起こさないと見込まれる遺伝子の存在を検出できるような試料である。例外が認められるのは，病気の発症を防いだり遅らせたり重症度をやわらげたりするのに適した効果的な介入の機会が存在し，かつそうした治療が当該者が16歳になるより前なら有効だという前提条件がある場合だけである。

同意能力のない成人に対する遺伝子検査に関して，遺伝子プライバシー保護法案では以下のような目的に利用する場合に限って，検査を許可するよう勧告している。

「(A) 機能不全の病因の診断
(B) 遺伝子要因による症状の診断であり，その症状が医師の理にかなった判断によれば，試料提供者が機能不全である期間においてのみ効果的に改善，予防または治療できる場合
(C) 試料提供者の両親の片方ないしは提供者の兄弟姉妹や子供や孫の遺伝病の診断であり，その病気が専門医の判断によれば，効果的に改善，予防または治療できる場合」[106]

検査には当該者の代理人があらかじめ説明を受けた上で同意している必要があり，その検査は，法案によれば，診断に必要な範囲に限定されなければならない。

第三者の健康にのみ役立つような，同意能力のない人に対する遺伝子検査はほとんど認められていない。スイスの「人に対する遺伝子検査に関する連邦法案」〔p.79訳注＊参照〕はこの原則の例外を組み込んでいる。法

案によると，当該者の法定代理人は，当該者家族内の重い遺伝病が他の方法では解明されえない場合にも，第三者の利益のための遺伝子検査に同意することができる。とはいえ，第三者の利益のための検査であっても，取るに足らないものとは判断できないようなリスク，つまり単なる唾液の採取や採血以上のリスクを被験者が負うかもしれない場合には，必ず禁じられなければならない[107]。

　ハンチントン病のように発症年齢が遅くしかも患者本人の健康に関して認可された医学的介入の可能性がないような病気に関しても，未成年者を対象に検査を行うことはとりわけ問題が多いと一般に考えられている。そういった検査はふつう当該未成年者の知らないでいる権利に抵触する。それゆえ第三者の益になるかも知れないという願いよりも当該個人の自己決定を優先的に尊重しなければならない。こういった考えから，たとえば人類遺伝学会の「広報活動および倫理的諸問題検討委員会」も，さまざまな検査結果が示す遺伝学的な状況だけでなく，それらが感情や社会に与える影響についても当該者が理解できるようになるまでは，そのような検査を見合わせるべきだと勧告している。ふつうは18歳以上になって初めてそういったことが理解できるようになるとみなされている[108]。

　他の医学的な研究分野とは異なり，遺伝学の研究では患者や被験者の肉体的な不可侵性が侵害される程度は小さく，精神的な不可侵性が侵害される程度の方がより大きい。研究に従事している医師がこういったことを必ずしも適切に感じ取っているとは限らない。それゆえ遺伝学的な研究計画が所轄の倫理委員会によって吟味される際に，原則的には，計画申請者はどういった措置によって研究計画のなかで人格〔プライバシー〕権が保護されるかを明らかにするよう義務づけられている。

　とりわけ問題なのは，養護施設もしくはその他の閉鎖的な施設内で生活している人たちに対する，障害の遺伝的な原因についての調査である。ヴュルツブルク大学人類遺伝学研究所が近くにある精神障害者養護施設で行った不法な遺伝子研究を見ると，どのようなことが精神障害をもつ人々に対する人格権の侵害になるのかということに関する問題意識が，研究に従事している医師側に明らかに乏しいことがわかる。それゆえ精神障害をもつ人々および養護施設やその他の施設に住む人々の人格権の保護について

は，遺伝子研究に関してとくに注意を払う必要がある[109]。

5　遺伝子集団検診（スクリーニング）

5-1　遺伝子集団検診の利点とリスク

遺伝子集団検診(スクリーニング)が被検者や社会にとってもつ利点，ならびにそれに伴うリスクについては，意見が対立して議論になっている。遺伝子集団検診の支持者は集団検診にはとりわけ以下のような利点があると見ている。

- 病気および病気の素因を発症前に発見して，予防と早期診断，病気の管理と治療に役立てる
- 環境要因に対する遺伝的な過敏性を発見し，被害の回避を目指す
- （遺伝的）素因の保因状態を探り出して，家族計画や生活スタイルの決定ができるようにする

遺伝子スクリーニングの実施によって生じる可能性のあるマイナスの結果としては，とりわけ以下の点があげられる。

- 被検者が，治療の選択や予防措置に関して自分自身で選べる可能性がないような情報，またはそもそも理解し解釈するのがとても難しい情報によって不安に陥る可能性がある
- 許容できないほどのプレッシャーが被検者にかかる
- 遺伝子上のリスクが高い人に社会的なレッテルが貼られる（スティグマ化）
- スクリーニングに参加することを拒否した人に社会的なレッテルが貼られる
- 検査を承諾しなかった家族についての情報までが露呈される
- 検査結果を理由に第三者，たとえば保険会社や雇用者によって情報が悪用されたり差別が行われたりする[110]

それゆえ国民ないしは特定の住民集団のなかで遺伝子集団検診を実施することはきわめて問題をはらんでいると見なすべきで，したがってこれには慎重な準備が求められる。実施の際，基本的な倫理規準が遵守されなければならないし，集団検診によるリスクは予想される利益をうわまわるべきではない。

ヨーロッパ人類遺伝学会（ESHG）の勧告によれば，遺伝子スクリーニングは以下の前提条件のもとにおいてのみ正当化される。
「III. 遺伝子スクリーニング計画の実施規準
　　III-1. スクリーニング計画の実施が検討されるべき場合は，計画に期待される利益に関して専門家の見地からも患者や幅広い公衆の見地からも全般的な合意がある場合，被検者の数やその重症度の点に関して〔検査を必要とするだけの〕重要な健康問題がある場合，また検査結果しだいでは被検者が実際に手術に直面するかまたはその決定を下さなければならない場合，予測値の妥当性が認められているような適切な検査を行うことができる場合に限られる。
　　III-2. 遺伝子スクリーニングは潜在的な被害と結びついているため，利益が被害を明らかにうわまわる場合にのみ計画の実施が検討されるべきである。血縁者を顧慮する前に，まず被検者にとっての利益および損害を吟味する必要がある。新生児や子供に対するスクリーニングの場合は特にそうである。利益と損害は，まず試行的な計画の枠内で，しかも利益と損害の文化的な次元をも考慮に入れた上で，評価され解釈されるべきである。
　　III-3. すでに構想されているスクリーニング計画を開始する前に，すべての代替手段が検討されなければならない」[111]。

5-2　医療目的に役立つ検査に制限する

スクリーニング手段の実施は特別なリスクを伴い，遺伝子情報もとりわけデリケートな問題をはらんでいるだけに，遺伝子集団検診は少なくとも被検者自身の健康上の利益のためになされるという前提においてのみ正当と見なされうる，というのが一般的な見解である。特に優生学的な目標設定と結びついたスクリーニングや，国民に備わっている遺伝上のものを「改善すること」を目的としたスクリーニングは認められない。

　遺伝子集団検診の対象を，予防ないしは治療の選択の余地があるような病気の〔遺伝子上の〕特徴に限定することはもっともなことである。病気

の予防を目指すことができるという可能性がなければ，個別に検査の適用を受けない人々に対して積極的に検査をもちかけることは正当化できないであろう[112]。

5-3　説明とカウンセリング

遺伝子集団検診を受けるのは個別に検査の指示を受けることがない人々である。また病気に対する特別な措置を講じる必要性が示されることが少なければ少ないほど，〔検査についての〕説明やカウンセリングに対する要求が高まるというのが原則である。したがって遺伝子集団検診に関する説明やカウンセリングには，それにふさわしく，とくに高い要求がなされなければならない。

　しかしながら遺伝的な相関関係は複雑であり，それについての知識は公衆の間ではむしろ少なく，情報の伝達やカウンセリングには限度がある。こうしたことから，当該者が情報を得た上で集団検診に同意できるようにするために，ふつう簡単に手に入る情報で実際のところ十分であるのかどうか，ないしは包括的な説明がそもそも保証されうるのかどうかについては疑いがもたれる。スクリーニングの提案に関するこれまでの経験が示しているのは，検査を受けようという心構えが検査に先だって行われるカウンセリングの範囲や質に左右されるということだけでなく，多くのケースで適切な説明やカウンセリングが保証されていないということである。

　　「ただ情報を与えるだけでは十分ではない。むしろ被検者が情報を理解し本人の経歴的な背景や個人的な生活設計にもとづいて決定を下せるよう保証する必要がある。遺伝子スクリーニング計画はどれも，カウンセリングが不十分なままどんどん進められているという事実に苦しんでいる」[113]。

　ところが，とりわけ情報保護委員会側は，通常の検査と（診断的もしくは予測的な）個別検査との間でそれぞれ異なる説明規準を設けることを拒否している。保護委員会の見解によれば，被検者にとっては，その遺伝子検査が他の人々に対してもどのくらい頻繁に（通例的に）実施されているかは取るに足りないことだ。というのも，遺伝子検査はそういったこととは無関係に，個人それぞれに対して潜在的に深刻な影響を与えるからだ。

もっとも，説明はそのつどの検査課題と関連していて，その検査課題は被検者にとってそれぞれに異なった重要性をもちうる。さらに，通常の検査の際には規格化された説明書や注意書きにもとづいて説明を行うこともできるが，このことは個別の検査の場合にはほとんど考慮されていない。けれどもそのような場合，情報の水準は引き下げられてはならないし，いかなる場合にも確実に被検者が理解できるようにしなければならない，と保護委員会は主張している[114]。

　遺伝子スクリーニング実施前に専門家によって説明やカウンセリングがなされることが基本的に重要である。遺伝子スクリーニングを受け容れる度合いと協力姿勢が情報伝達の仕方によっても少なからず左右されるという事実からも，このことは強調されている。これまでの集団検診が示しているように，受け容れられる度合いは，「検査を実施する側が自分たちの計画をより強調して勧めれば勧めるほど，またそれに付随して与えられる情報が少なければ少ないほど」[115]高くなる。

　スクリーニング検査法では被検者が最適に説明を受けて納得できるわけではないことから出発しなければならない。この事実がこの検査法を正当化する際の特別な障害となっている。この問題は，遺伝子集団検診を被検者にとって・メ・リ・ッ・トが大きいことがはっきりとわかるようなスクリーニングに制限すべきだ，とする主張の補足的な論拠としてしばしば引き合いに出される[116]。

　情報保護の観点では，スクリーニング法によって，個人に関わる情報を備えた包括的な試料バンクおよび遺伝子データバンクが構築されるかもしれないという問題が生じる。連邦および各州情報保護委員会は，こうした可能性を法的に禁じるよう勧告している。

5-4 ヘテロ接合体スクリーニング

同様のことは，複数の特徴が同時に検査されるような検診，または病気に関わる劣性対立遺伝子のヘテロ接合体保因者〔p.52訳注＊参照〕を特定するための集団検診にも大いに当てはまる。どちらの場合も信頼できる説明はほとんど保証されえない。こうした理由から，たとえば（社団法人）人類遺伝学会（GfH）も1996年にその見解文書のなかで，当時の枠組みの

もとでのヘテロ接合体スクリーニングの実施を認めていない。

「住民集団を対象としたスクリーニングのための前提条件をあげるならば，包括的で適切な説明やカウンセリングのほかに，検査に参加する際の自発性の保証，被検者が自分の決定の有効範囲を確認する権限，カウンセリングや検査に責任を負う者の資質の保証，そして場合によっては起こりうるリスクの事前査定などであろう。GfHが現時点においてそのような住民スクリーニングを認めないのは，これら前提条件のための枠組みが不在であるからにほかならない。このことは，公衆に対する説明や，専門的資格をもつ者による必須のカウンセリングの保証，被検者のさらなる決断にもとづいて実施されうる科学的プロジェクトについても言える」[117]。

さらに病気に関わるヘテロ接合体の対立遺伝子については，その保因者自身が発症することがないため，この遺伝子を対象としたスクリーニング検査は被検者の病気を回避するのに役立つような検査ではない，と批判されている[118]。

さらに，治療不可能な病気を対象とした次世代における遺伝子集団検診については，人々が家族計画などを遺伝子検査の結果に合わせるべきだという社会〔全体〕の目標に向けられている場合には，いつでも優生学的な要素をも伴っているということに留意しなければならない[119]。

6　薬理遺伝学的診断

薬を用いた治療は医療活動のひとつの主要な構成部分である。一般医は年間平均12,000の薬を処方する。その際，開業医は約400-600種類のさまざまな薬物を処方している。

薬物療法はとりわけ二つの大きな問題に直面している。すべての医薬品群について，的確な診断や適切な指示，正確な調薬にもかかわらず，患者の一部では治療上の効果があがらないことが確認されている。たとえば患者の15-20%はベータ受容体遮断薬*)を使った治療の効き目がない。第二

---

*) 血圧を上昇させる働きをするアドレナリンが受容体(レセプター)に結合するのを遮断する薬。高血圧症に用いられる。

第 2 章　議論状況と評価　　　　　　　　　　　　　　　135

の問題は薬の望ましくない作用である。来院数全体の約6-7%は，そういった望ましくない作用に起因している。死因統計においては，薬の望ましくない作用によるものが第 6 位から第 4 位を占めている。イギリスでの或る調査では，入院ケースの15件に 1 件は薬剤の望ましくない副作用によるという結果が出ている。アメリカ合衆国のある調査研究によると，合衆国では年間106,000人の患者が投薬後の有害反応が原因で死亡し，およそ220万人の患者が同様の原因によって被害をこうむっている[120]。薬剤の望ましくない副作用のなかで頻繁に起こるのは，過量投与と過少投与に起因するものだ。これは通常，標準投与量をわずかに増減させたものを患者が受け取るからだ。薬理遺伝学の効果が薬の望ましくない作用に関して実際にどのくらい重要な役割を果たすかについて，現時点で詳しくは言明できない[121]。

　薬理遺伝学的な方法を医薬品開発や実際の治療に導入することによって，患者に対する治療は個別化してリスク対応に成功し，総じてより安全・効果的に，支障のないように行われると言われている。たとえば薬の副作用に反応しやすい患者は，早期に情報が提供され，保護されうるであろう。患者に適切な薬が最適な投与量で見つけられることによって，高い治療効果が場合によっては治療の初期段階ですでに得られるかもしれない。投与された薬によって起こるかもしれない毒性作用のモニタリングを，状況によっては相当減らすことができるかもしれない。効果のない薬の処方によって生じるコスト（ならびにこのために生じた副作用の治療のためにかかるコスト）がひょっとしたら回避できるかもしれない。来院の必要数も減るかもしれない[122]。

　すでに現在ハーセプチン（Herceptin）がそうであるように，相応する分子遺伝学的診断にもとづき，治療が成功しそうに思われる場合にのみ薬の処方が認められるという規程が将来，許認可当局や製薬産業の側から策定されるかもしれない。かくしていわゆる「ブロックバスター」薬[*]は重要でなくなり，特定の薬のターゲット・グループは小さくなるだろう。

　とはいえこうした発展には，製薬産業にとって「テーラーメイドの医薬

　＊）　年間1,000億円以上の売上をあげる薬。

品」の開発が魅力的となるような大きな経済的チャンスがある。

「・薬の開発の際,第3相臨床試験〔p.37訳注＊参照〕において,ときに極度に費用のかさむ失敗があるが,これを予測し回避することができるであろう。

・初期の臨床試験にパスしなかった薬が,もし特定の患者に適していることが薬理遺伝学的に証明された場合,「救われる」かもしれない。

・場合によっては,特許権保護のない「古い」薬を薬理遺伝学的に詳述された効能書きを添えて「よみがえらせる」ことができるかもしれない。

・少数の患者集団に向けた薬の開発が簡略化され,これによって経済的にようやく採算が合うようになるであろう。人種ごとに感受性の違いがある場合,一方では住民の少数集団はそれによって得をし,他方では製薬会社は（対応する住民が多数住む）他の国々でよりたやすく薬の認可を受けることができるだろう」[123]。

こういった期待がどの程度現実的であるかは今のところ判断しがたい。

しかし,期待される薬理遺伝学のプラス効果はたくさんの問題やリスクに直面している。これはとりわけ薬理遺伝学的な方法を使って開発された薬の安全性や,被験者に対するインフォームド・コンセントの確保,情報とプライバシーの保護に関わる諸問題,また人々が社会的に烙印(スティグマ)を押されたり差別されたりする危険と関わっている。フォイアシュタインらは,薬理遺伝学が「含意している可能性のあるものについての研究や取り組みに深刻な欠落」が現在あることを非難している。「医学や公衆衛生制度において薬理遺伝学に重要な個々人の差違を把握し利用することの特有の帰結を比較的厳密に分析した研究は実際には」[124]これまでのところない。本審議会はこの点について解明していく必要がかなりあると見ている。

6-1 安　全　性

医薬品の研究および開発に薬理遺伝学を導入することは,専門家が期待するように,臨床研究〔治験〕のスピードアップにつながる。また望ましくない副作用や思わしくない治療結果が予想されることが遺伝子検査で指摘

された人々を除外することによって，臨床研究に動員される被験者の数を減らすことにつながるだろう。これによって臨床研究が小規模に，すばやく安いコストでできるようになるだけでなく，臨床研究に参加することによって生じる被験者のリスクも最小限に抑えられるだろう。

　他方でしかし，臨床研究に必要な被験者の数が減少すると，その薬が大勢の患者に投与されて初めて現れてくるような，薬に対する非常に稀な望ましくない反応が「見えない」ままになってしまうかもしれない。薬理遺伝学的な解析（profiling: プロファイリング）の枠内で診断にサブグループを設けるといった細分化が生じると，そのような望ましくない副作用が臨床研究で発見される可能性が低くなり[*]，そのため稀ではあるが，場合によっては危険な副作用があるような医薬品が市場に出回る危険性が高まるかもしれない[125]。

6-2　自発性とインフォームド・コンセント

薬理遺伝学的な検査の際には，試料提供者が前もって説明を受けた後，遺伝子情報の採取や利用に確実に同意していなければならない。このインフォームド・コンセントは第2章Ⅰ「3　自発性の原理」〔p.87-88〕であげた遺伝子検査のための諸条件を満たしている必要がある。

　これは現在，とりわけ人間の生体における作用物質の摂取および作用や分解に責任のある遺伝子を特定することに役立つ薬剤疫学研究への参加に当てはまる。ここで，例えば同意にどの程度「狭い」ないしは「広い」効力をもたせる必要があるかという問題がある。被験者の明確な同意なしに，新しい遺伝子ないしは突然変異について，そのDNAを調べることが許されるのかという問題もはっきりさせなければならない。この問題はこうした研究の枠内で大規模なDNA組織バンクが構築される場合に生じる。しかし通例ドイツの各倫理委員会は，明確に定義された遺伝子を調べるという条件においてのみ研究を承認している。それゆえ，これまでのところ一部の遺伝子しかその働きや突然変異についてわかっていないか，あるいは

---

[*]　特定の薬物に対して望ましくない反応（副作用）の原因となる遺伝子を特定し，そのような遺伝子をもっていない人の集団を「サブグループ」として臨床試験を行うことで，望ましくない副作用が見逃される可能性がある。

調査されていないので，データバンクがすでに目の前にあっても手を出すことができない。貴重な資源が無駄になっていると多くの科学者は考えている。さらに，とりわけ非常に稀な病気の場合には，しかるべき研究試料を入手するのが極めて困難であることが多い[126]。

　実際の医療に薬理学的な診断を適用する際には，他のすべてのDNA分析検査の場合もそうであるように，検査への参加が自由意思によってなされること，ならびに被験者が情報を与えられた上で検査実施に同意することが保証されていなければならない。これは薬理遺伝学的な検査の実施者も被験者も薬理遺伝学的な検査に関して，その用法と解釈や含意について（少なくとも）基本的な知識をもっている必要があることを前提とする。薬理学的な検査が診察室や薬局で日常的に多数実施される場合，このことは実際に問題となるだろう。そうすると遺伝上の複雑な関係についての適切な説明は，もしかすると実用的な理由からもはや確保されなくなるかもしれない。このことは薬理学上興味深い情報を同時に多数入手できるような薬理遺伝学的なDNAチップが開発された場合に，とりわけ言えることであろう。

6-3　情報保護とプライバシー保護

薬理遺伝学では，研究にしても応用にしても，その関連で情報保護およびプライバシー保護の問題が生じる。薬理ゲノム研究および毒性ゲノム研究ないしは薬理遺伝学的疫学研究の関連で，包括的なDNA組織バンクが構築され，大量の遺伝子情報が集積されている。これに伴って通常問題となるのは，試料提供者の他の情報に遡ることができないような事実上匿名化されたデータである。この場合，情報保護の基本的な必要条件が考慮されなければならない。たとえば再び本人を特定するのに十分な付加的な情報（および身元照会分析の可能性）がないことが保証される必要がある。この点で研究開発型製薬企業連盟の見解によれば，「現在のところ個々の国々で非常にさまざまな，また一部で矛盾した規程や勧告があるので，欧州および国際レベルにおいて……調和を図る必要がまだかなりある」[127]。

　薬理学的診断法が導入されると，検査実施が劇的に拡大され，また大量の遺伝子情報が集積されることになろう。これはとりわけ，ハーセプチン

第 2 章　議論状況と評価　　　　　　　　　　　　　　　　　　139

のように，すでに認可の手続きにおいて薬剤投与が遺伝子検査の事前実施と結びつけられている場合がそうである。このようにして入手された情報は，薬の効き目と関係する被験者の多型性について明らかにするような個人情報である。薬理遺伝学的診断法で集められた情報は同時に，病気を引き起こす遺伝的な素因に関する情報と重なっていることもありうるので，こうした情報を自由に使えることは，どこまでアクセス可能なのかという問題を投げかけている。たとえば薬を分解する酵素や輸送体（トランスポーター）の場合，ある種の突然変異体が発癌性物質にそれ相応にさらされると癌にかかるリスクが高くなる[128]。それゆえ第三者（保険会社や雇用者）も，状況によっては薬理遺伝学的な診断にもとづく情報に関心をもつことになる。たとえば，ある病気を発症する可能性が高いことを示す薬理遺伝学的な検査の結果は，生命保険ないしは医療保険における契約前の告知義務の範囲に含まれるかどうかという問題が生じる。このような場合，検査の実施は被検者にとって，たとえば職場環境に関わるような分野ではたしかに有利に働くが，たとえば保険などのような別の分野では場合によっては深刻な不利益につながるであろう。さらに，複数の特徴を同時に検査できるようなテスト・キットの開発によって，薬理遺伝学的な診断との関連で情報保護問題は一層緊迫したものになろう。

6-4　スティグマ化と差別

実際の治療に薬理遺伝学的な方法を導入することは，特定の集団に対するスティグマ化や差別の危険をはらんでいる。まず，遺伝子頻度[*]に関して薬理遺伝学的観点から有意な人種的差異が特定できるからだ。それに，「遺伝子が原因で治療効果が期待できない者（Therapieversager：治療不能者）」が現れることで，新しいリスク・グループが生じる危険性もある。薬理遺伝学の応用と確立が進むなかで，

　　「治療に合う標準的基準が作り出され，治療可能な限界値が定められ，それらにもとづいて，ある種の患者（いわゆる poor metabolizer：

---

[*]　或る集団（遺伝子プール）内で或る特定の遺伝子が現れる頻度。特定の表現型の個体数を集団の総個体数で割った値を表現型頻度（phenotype frequency）と言い，特定の遺伝子型の個体数を総個体で割った値を遺伝子型頻度（genotype frequency）と言う。

薬物の代謝が遅い人）が薬剤に対して全般的に問題ケースとなってしまうかもしれない。念のために言うと，病気に関わりのない遺伝子変異の範囲内で変動する遺伝子素質のせいだけで，そのようなレッテルを貼られるかもしれない。遺伝子が原因となる発病リスクの状況に匹敵する形で，遺伝子的多型においても一種の病理学化（Pathologisierung）が始まり，それが社会的な差別の起点となるかもしれない」[129]。

例えばフォイアシュタインらは，薬理遺伝学的な検査にもとづく予後は「医療保険にとって，発病リスクを調べる予測的遺伝子検査にもとづく判断よりも重要性が劣ることはないだろう」[130]と推測している。

6-5 配分的正義

さらに批判者たちは次のようなことを懸念している。第一に，薬理遺伝学的な研究によって長期的には，とりわけ遺伝子的素質が「主流派（Mainstream）」に相当する人々，ないし遺伝子的に個別化された〔テーラーメイド〕治療が施せるような人々のために，薬が開発されていく。開発の成果が平等に手に入らないという社会問題が生じるかもしれない。第二に，医薬品研究の論理がいわばねじ曲げられる危険性が生じる。「これまでは大勢の人々に適した薬が探し求められたが，今後はある薬にとって遺伝子的に"適した（richtig：正しい）"人が求められるようになるだろう」[131]。これが結果的に「二階級医療（Zwei-Klassen-Medizin）*⁾」という新しい形式につながるかもしれない。

---

*） 患者が加入している保険の種類によって処方される薬が異なるような医療制度。

第 3 章

規制化の必要性と可能性，
および規制化の提案

―――――――

I　規制化の必要性および行動の必要性

　遺伝子診断の可能性から生じるチャンスを活用することに成功し，そしてそれに伴うリスクや危険を最小限に抑えることに同時に成功するかどうかは，倫理的・社会的・法的な規制の枠組みに決定的に左右される。

　遺伝カウンセリングや診断について定めた特別な法的規制は，第1章「II　国内外の法的規制」であげた諸規定を除いて，現在のところドイツにはない。

　遺伝子診断分野は進歩の動きが著しい。このため，間違った方向へ発展するのを阻止するのに，職業法上の自己規制という既存の仕掛けだけで十分かについては，少なくとも疑わしい。加えて，「法律の留保（der Vorbehalt des Gesetzes）」〔p.27訳注参照〕は法治国家原則の発露として，立法者が重要な決定をみずから下すことを命じている。

　遺伝子診断の適用範囲や適用に関わる一連の諸問題に関しては，時局にあった行動と規制が必要である。

〔1〕**専門的知識にもとづいた人類遺伝学的および心理社会的なカウンセリングは，診断に先立って行われるものもアフターケアとして行われるものも，ここ数年，量的にも，一部は質的にも著しく不足している。これは出生前診断にも出生後診断にも言える。実際のところ**

現在ドイツで専門家による情報提供やカウンセリングが受けられるのはごくわずかに限られている。
〔2〕遺伝子検査が専門的な資格をもつ者によって提供されることを保障するのが，遺伝子診断を有意義に，かつ責任をもって取り扱うための条件である。それゆえ**質を確保し管理する手立てを発達させ充実させること**が必要である。それによって
- 安全性や有効性や有益性が保障されていない遺伝子検査の軽率な導入を阻止し，
- 検査室での作業の質を確保し，
- 検査結果の解釈とその告知を，そのつどの科学的・技術的な研究水準で行うことを保障する。
〔3〕遺伝子情報が処理された人々の人格（プライバシー）保護を確保するために，統一的な**情報保護法的規制，ならびに情報保護を効果的に監督する機会**が不可欠である。それらを統一的な「遺伝子情報保護法」において，または包括的な「遺伝子診断法」の枠内で定め規則化すべきである。
〔4〕**人の遺伝子試料の研究**に関して，被験者が情報について自己決定する権利を保護するために，（調査，余剰情報，試料の二次的利用ないしは異なる目的への利用などに関する）同意と目的の限定について明確な規制がなされる必要がある。

　こうして見るとあらかじめ将来に備えた規制が有効に働くような形で法規を導入する可能性が浮かび上がってくる。たとえば遺伝子検査を被雇用者に適用したり保険分野に適用したりすることは，これまで実際にはまだほとんど見受けられていない。この事実は，立法者が実際の外部事情に強いられることなく，規範的に方向づけながら介入することを可能にする。法が技術の進歩とその応用に遅れをとりながら，そのあとをのろのろ追いかけていくことがたびたび嘆かれているが，この分野では早めの立法活動によってこの問題をあらかじめ防ぐことができるかもしれない。これは法治政治的なチャンスととらえることができるし，またそうとらえるべきであろう。

第3章 規制化の必要性と可能性，および規制化の提案　　143

- **職場医療における遺伝子診断の適用**については，被雇用者の選別や差別，実態に即した労災防止策の空洞化に懸念が生ずることなく，この分野において考えられる遺伝子分析検査の予防的な利益を守ることができるような規則を制定する必要がある。
- **保険分野において考えられる遺伝子分析の利用**に関しては，一方で情報に関する保険加入希望者の自己決定権の侵害や，遺伝子にもとづく差別を防止し，他方で情報の不均衡によって生じるかもしれない逆選択の危険性を回避するような予防措置を講じる必要がある。
- **人類遺伝学的集団検診の実施や薬理遺伝学的診断分野**については法的に規制されるべきである。これについてはとりわけ，自由意思による参加，検査に先立つ適切な説明とカウンセリングを確保し，人々に対するスティグマ化や差別の可能性を排除し，当該者の情報保護とプライバシー保護を保障するような規制が必要である。
- 最後に，**インターネット上での遺伝子検査の商品化**に対する規制に関して，国際的な討議も必要である。

遺伝子検査の研究開発と結びついた研究倫理的・研究政策的な諸問題，ならびに遺伝子診断の幅広い適用と結びついた社会的な挑戦は，**社会的な議論と理解をかなり必要とする**。このためのふさわしい手立てを発展させ，充実させていかなければならない。

II　規則化のさまざまな可能性，および規則を社会のなかで徹底していくための手立て

1　質の確保

遺伝子検査を行うにあたってその質を保証するのが，遺伝子診断を有意義に，かつ責任をもって取り扱うための重要な前提条件である。遺伝子検査の実施が医学的に有意義であってかつ倫理的に容認できるかどうかは，検査方法の妥当性や検査を実施する者の適性，検査結果の信頼性（信憑性）に左右され，また現場の日々の応用状況においても，検査結果の解釈の質

の良さや，検査実施を（人類）遺伝学的カウンセリングのなかに適切に組み込むことができるかによって決定的に左右される[1]。それゆえ質の確保は法的規制の重要な規準点でもある。

　その際，（遺伝子検査）器具の質の確保と，（検査適用の条件や規則などの）手続きの質の確保とは区別されなければならない[2]。遺伝子検査〔や検査器具〕が専門職と商業の枠内で医学的な分析目的に製造されたり，使用されたり，または流通する場合，その製品にどういった品質が求められるかは体外診断用医療機器に関する指令に従って決まる[i]。しかし医療機関の検査室においてその場で利用するために製造され一般には流通しないような遺伝子検査〔機器〕はこの指令には該当しない[ii]。遺伝子検査手続きの質の確保や，遺伝子検査の利用に際しての条件や方式に関する限り，ドイツ国内の立法者は自由である。

　遺伝子検査の提供者は多数いて，検査手順も非常に多様であるため，ドイツ学術振興会（DFG）がヒトゲノム研究についての態度表明のなかで認めているように，状況は今日すでに「見渡せなく」[3]なっている。遺伝子検査は病院や診療所の検査室，開業している研究医や民間会社の検査室で実施されている。遺伝子検査は多数の手順が利用できる。それらは目的，精確さ，証言力，利用の可能性，信頼性，検査費用などで異なる。目下存在する検査機会の多くは方法上まだかなり不確実である。分子遺伝学的検査の適用範囲は人類遺伝学の「古典的な」適用範囲を越えて拡大している。

　以下のことのために，品質管理のための措置が個々に必要とされる。

- 安全性や有効性や有益性が保障されていない遺伝子検査の性急な導入を阻止し，
- 検査室での作業の質を確保し，
- 検査結果の解釈とその告知を，そのつどの科学的・技術的な研究水準で行うことを保証する[4]。

---

　　i)　体外診断用医療機器に関する1998年10月27日付欧州議会の指令98/79/ECおよび勧告の検討理由第11条
　　ii)　前述の指令の検討理由第10条

第3章 規制化の必要性と可能性，および規制化の提案　　　145

1-1　新しい遺伝子検査の許可

遺伝子検査の研究と開発は医学的・社会的・倫理的リスクを多くはらんでいる。遺伝子検査の研究分野において「純粋な」研究といったものが存在しうるという考えは幻想に満ちている。たとえば，とりわけ人種差別主義的な目的に用いられたり生物学的な人種構成を再び活性化させたりするような遺伝子検査の開発は認められてはならないであろう。それゆえ遺伝子検査の科学的研究や開発は，研究倫理・研究政策上，深刻な問題をはらんでおり，社会的な議論と理解が必要となる。

遺伝子分析検査法の分野における技術革新とともに大きな推進力が生まれ，それに伴ってますます展望が利かなくなってきている。このことが研究の分野においてのみならず，とりわけ新しい方式を臨床現場に導入する際に問題を引き起こしている。これを回避するためには，目的や作業能力，効果とリスク，倫理的適合性について包括的に吟味することが必要であろう。

検査が診療の現場に軽率に導入され規制もされずに拡散していった典型的にまずい例としては，いわゆるトリプル・マーカー・テストを（それ自体は遺伝子検査ではないけれども）あげることができる。出生前に実施されるこの検査は，単にリスクを個々に明らかにするのに役立つだけなのに，複数の調査が示しているように，診療現場ではしばしば診断的な検査であると誤解され，妊婦の不安感を煽るだけでなく，羊水検査や絨毛検査の過度の利用を拡大させもした[5]。出生前診断へのトリプル・テストの導入について，ニパートはこう述べている。

　「たいていの場合，女性は，そもそも検査を受けたいかどうかを尋ねられることも，検査が何を含意するのかについて，検査の前や検査結果が出た後に十分に説明されることもなかった。その結果，陽性所見が出た後，妊婦ははげしく動揺し深刻な不安感をいだくことになった。そういった動揺や不安は，初めに妊婦が希望していなかった羊水検査を利用することによってのみ取り除くことができたのである。
　(a) 信頼性や妥当性について前もって臨床の場で何の吟味もなされず，
　(b) 専門学会の勧告にも反して，トリプル・テストは急速に診療現

場に広がった。ここに，検査を提供する側の利益状況が，インフォームド・コンセントへの配慮や患者の自己決定なしに検査を押し進めることにいかに強い影響を及ぼしているかが現れている」[6]。

また同時にトリプル・テストは，市場で成功した検査はたとえ専門家や専門学会によって疑問点が多いかもしくは医学的に意味がないと判断されても，それを制限することがいかに難しいか，という例でもある。人類遺伝学会および医療遺伝学同業組合，ドイツ産婦人科学会ならびにドイツ周産期医学会によってすでに1992年に掲げられた「母体の血清から胎児の染色体異常を調べるトリプル・スクリーニングに対するモラトリアム」[7]の要求は，結局のところ有効な成果をあげないままになっている[iii]。

とりわけ出生前遺伝子検査の分野では，ニパートによれば過去に以下のようなことがわかっている。

「倫理的に議論の余地のある新しい方法が導入された当初は高い品質基準があっても，医療現場のルーティン化のなかでその基準は持ちこたえられない。指針や勧告の徹底がいつも保証されているとは限らない。質を確保する措置や〔評価の〕基礎となる記録の整備が当たり前のようになされる実践にまでまだなっていない。またこれまでの経験で分かったのは，新しい検査方式がまだ臨床上の評価も十分に定まっていないのに，比較的安易に診療実践に導入されるということである。その検査方式が公的医療保険で好意的に負担してもらえる場合や，それに対して支払う意思のある利用者が十分なくらいたくさんいる場合には，とくにそうだ」[8]。

未成熟で信頼性に欠ける余計な検査を導入した結果生じる危険を減らし，トリプル・テストのように誤った方向に発展するのを回避するために，遺伝子検査方式の導入に先立って段階を追って行う評価戦略と査定戦略を発展させ適用することが各方面から求められている[9]。

たとえば米国立衛生研究所（NIH）とエネルギー省のヒトゲノム研究の倫理的・法的・社会的影響（Ethical, Legal, Social Implications of Human Genome Research）に関するワーキンググループ，遺伝子検査に

---

iii)　「C1.3.3.4.5　供給の拡大——誘導された需要：超音波検査およびトリプル・マーカー・テストとその結果」〔下巻〕を参照。

第3章　規制化の必要性と可能性，および規制化の提案　　　147

関する特別調査委員会（Task Force on Genetic Testing）が，その報告書「アメリカにおける安全かつ有効な遺伝学的検査の施行（Promoting Safe and Effective Genetic Testing in the United States）」のなかで定めた基準は，ある検査が臨床実践への適用を許可される前に満たすべき前提条件となろう。

「特別調査委員会は以下の基準を満たすことを強く勧告する。
(1) 遺伝子検査によって検出されうる遺伝子型は疾患の発症と関係していることが科学的に議論の余地のない方法によって示される必要がある。その観察結果は独立した機関によって追試され，ピア・レビュー（peer review*)）がなされなければならない。
(2) 遺伝子検査の感度（sensitivity）と〔生化学的な〕特異性（specificity）は，その検査が実際に臨床で用いられる前に確定されていなければならない。
(3) 遺伝子検査の臨床的妥当性（臨床的感度，特異性，予測の精度：predictive value）を確定するためのデータは，治験実施計画書（プロトコール）に盛り込まれなければならない。これらの妥当性を臨床の場で確認する際，研究試料は検査の対象となる母集団を代表する被験者グループから採取される必要がある。遺伝子検査それぞれの使用に関して公式の妥当性確認が必須である。
(4) 遺伝子検査が臨床で一般に用いられる前に，陽性および陰性の結果から生じる利益とリスクを明らかにするためにデータが集められる必要がある」[10]。

表1　遺伝子検査法の導入（ニパートに準拠）

最良の根拠に基づく医療 （EBM：Evidence-Based Medicine）		アドホック（場当たり的）な導入
・臨床研究・試行研究 ・研究の評価 ・規範的な基準の評価 　→措置の目的 　→他の措置に対する優先度 　→情報の内容 ・質の基準が医師集団と公衆との合意の上で作られる	vs	・市場メカニズム ・判決 ・検査提供者の利害 ・需要 　→導入を決定 ・質の基準が費用の支払いと利用度によ

| ・質の基準が費用の支払いと利用度を決める | って決められる |

出典）　Nippert 2001c, S. 321.

1-2　検査の実施・解釈・結果告知における質の確保

分子遺伝学的検査の質の確保に向けた措置に各検査所が参加するかどうかは，ドイツでは現在もっぱら自由意思にもとづいている。第二次医療機器改正法で定められた質の確保措置が義務付けられるのは，規格化されたテスト・キットのみである[iv]。実験室での遺伝子診断作業の質は，目下のところ人類遺伝学会が定期的に実施する持ち回り検査（リレー視察）によってチェックされている。これには医療遺伝学同業組合に加盟しているほぼすべての検査室が参加している。これに参加している検査室の作業はさまざまな観点から評価されている。専門家らは質の確保策について，次のような（ときに重大な）欠落があることを報告している[11]。

人類遺伝学研究所に所属している検査室とは異なり，民間の検査室や開業している研究医によって行われる分子遺伝学的な作業は，目下のところほとんどノー・チェックである。こういった背景があることから，専門家は質を保証し監督するための包括的で効果的なシステムを作り上げ充実させる必要性を強調している。

検査室の性能や作業内容の体系的なチェックは，めずらしい疾患（いわゆる稀少難病）を患う危険性を調べる検査が行われる場合には，とりわけ必要不可欠である。というのも，そういった検査は商業ベースにはのりにくく，また実施するにはとくに検査室側の技量が必要となるからだ。

検査結果を解釈しその所見を告知する際のさまざまな問題も，専門家によっていろいろ指摘されている[12]。たとえば通常の所見では，疑わしい予後診断ははっきりと除かれて示されるのに，遺伝子検査の場合は，実施された検査の限界についての指摘がなされないままになることは決して珍しくない[13]。

---

iv)　第II部第1章II「国内外の法的規制」〔p.78〕を参照。

＊）　研究プロジェクトなどに対して，プロジェクトから独立した同分野の専門家（peer）によってなされる審査・外部評価（review）。

スイスの遺伝子診断法草案〔p.79訳注＊参照〕では，細胞遺伝学検査および分子遺伝学検査の実施には，所轄の連邦官庁による認可が必要であり，その際には質の確保という点も重要な役割を果たしている。
「第6条　遺伝子検査の実施に対する認可
1　細胞遺伝学検査ないしは分子遺伝学検査を実施しようとする者は，所轄の連邦官庁の認可が必要である。
2　認可は，以下のことが保証されている場合，検査室ならびに医師に与えられる。
　a．活動が慎重に，かつ法律に従って行われる
　b．科学と技術の水準に従って検査が実施される
　c．情報保護規程を遵守する
3　連邦内閣は，細胞遺伝学検査や分子遺伝学検査と同様に，質の確保および解釈を必要とする場合には，これ以外の遺伝子検査で，認可義務を規定することができる。
4　連邦内閣は，実施について特別な要求事項のない特定の遺伝子検査を認可義務から除外し，検査室ならびに医師に対してその実施を許可することができる。
5　連邦内閣は，認可の付与およびその取り消し，ならびに監視に関する実施規程を交付する。
第7条　遺伝子診断のための検査
1　一般的な使用のために遺伝子検査を販売することを禁ずる。
2　検査室や医師用に遺伝子検査を導入または流通させようとする者は，連邦内閣が定めた所轄の連邦官庁の認可が必要である。
3　認可は，連邦の遺伝子検査委員会の聴聞会で，その検査から信頼性が高くはっきりと説明できる結果が得られることが証明された後に与えられる。
4　連邦内閣は施行規則を交付する」。
これと関連して，法規的な枠組み条件を設定することで専門学会の自己規制を後押しする目的で，遺伝子検査が実施される検査室に，上記の手続きとは違った形で信任状もしくは品質証明書を交付することも求められている。ドイツでは，医療関係の検査室に信任状もしくは品質証明書を交付

することは一般に法的に求められてはいない[14]。

2　医療目的に限定する

国内外の多数の公文書や態度表明において，遺伝子検査をいわゆる健康目的または医療目的に限定することが求められている。たとえば欧州連合理事会の「人権と生物医学に関する協定」第12条は，病気に関する予測的な遺伝子検査は「健康目的，または健康に関わる科学的な研究のためにのみ」行うことが許されると定めている。もっとも，「健康目的」および「健康に関わる」という概念についてはここでは明確に定義されていない[15]。

健康目的に制限することに対しては，第2章Ⅰ「1　遺伝子情報の特殊性」〔p.83-84〕ですでに示したように，一連の理由が唱えられている。とくに第6，8，9，10項がそれに当たる。健康目的に制限するという場合，そこであげられている危険性を含んでいないような予測的な検査があるのかどうか，またどの程度あるのかが問われる。

「健康にとって重要な」，「健康に関わる」，「医療目的に役立つ」といった概念には，当該者の予防や治療の関連を越えるような目的もしばしば含まれる。たとえばスイスの遺伝子診断法草案は，当該者の生活設計や家族計画にとって重大な意味をもつような検査も医療上の検査であるとしている。

ところが「健康に関わる」とか「健康にとって重要な」といった幅広い概念は以下にあげるような重大な問題をはらんでいる。

- 幅広い概念は，遺伝子検査を病気に関わるものと病気に関わらないものに適切かつ厳密に区別するのを難しくし，
- 「病気」と「障害」という概念を混同し，障害をもっている人々が「病気」と定義され，そのためにスティグマ化される。
- 幅広い概念は，人間の「増進（enhancement）」を意図して計画される遺伝子検査を阻止するには適切でなく，
- とりわけ出生前遺伝子検査との関連において，こういった検査が選別的ないしは優生学的な目的のために導入される危険をはらみ，
- 医療上の遺伝子検査は医師の専属事項（Arztvorbehalt）に当たるという前提のもとで，何が医療上の目的であるかについての幅広い

解釈権限が社会から医師という職業に任されっぱなしになることへと導き，
・生活のさまざまな現象や分野を問題ある仕方で医療化することに寄与する。これには，医療が検査実施の普及によって職業上の利益を拡大し，これをさらに促進させていくかもしれない危険が結びついている。

したがって遺伝子検査を「健康目的」に縛りつけても，検査実施が勝手に拡大していくのを防止する効果的な歯止めにはならない。健康という概念は際限なく広がりうる。それゆえ社会や医療保健制度が遺伝子検査の過剰提供に直面し，保健制度の給付能力に過大な要求がなされる危険がある。それゆえここでは，「健康目的」に限定する代わりに，「医療目的」に限定することが提案される。「医療目的」に役立つ[v]検査というのは，以下のような検査である。
・狭い意味で病気に関わる検査
・遺伝子構造を同定し，将来の発病や障害のリスクや可能性・確実性についての言明を許す目的で行われる検査
・ある種の薬剤作用物質に対する，遺伝子が原因となる感受性を特定するのに役立つ検査
・ある病気になりやすいようなヘテロ接合体の或る遺伝子的素質を特定するのに役立つ検査

よって，「医療目的」という概念はここでは何らかの仕方で病気という概念と結びつけられている。したがって，ある人物を同定したり系図を確定したりする検査とならんで，いわゆるライフ・スタイルのための検査，つまりいかなる病気でもないような特徴を調べる検査は医療上の検査ではない。

3　医師の専属事項（Arztvorbehalt）

カウンセリングや診断の質を保証するため，遺伝子診断の実施を医師の裁

---

v)　第II部第1章I「1-1　概念の説明」〔p.51-53〕を参照。

量とすることがさまざまな方面から求められている。たとえばドイツ学術振興会の評議員会はヒトゲノム研究に対する態度表明において，遺伝子検査法の実施を医療目的に限定するだけでなく，医師と患者という関係に限定することも必要であると見なしている[16]。

バート・ノイエンアール・アールヴァイラー（Bad Neuenahr-Ahrweiler〔ボン近郊〕）にある「科学技術の発達がもたらす結果についての研究のためのヨーロッパ・アカデミー」によって行われた人類遺伝学的診断に関する調査研究の起草者達は，「遺伝子検査に伴う危険性を，全関与者の自発的な自主規制をもってしても抑制できなくなることが（例えば国際的な発展の枠内においても）はっきりした」場合には，医師の専属事項を制限付きで取り入れることを立法機関に求め，これに向けて以下の定式を提案している。

「遺伝子が関わる病気や身体障害や病苦を予測し，あるいはある人がそうした状況の原因となる遺伝子をもっていることを確認し，ないしはそうした状況に陥りやすい遺伝的な素質や抵抗力のなさを判定すること，これらのことを可能にする検査またはそのような目的で行われる検査（遺伝子診断という措置）は，個人に関連した予防・診断・治療という目的のために，専門職業的にも営利的にも，医師によってのみ提起され，解釈され，結果を伝達されることが許される」[17]。

オーストリアの遺伝子技術法第65条によると，医療目的のための遺伝子分析は，「人類遺伝学の専門教育を受けた医師または当該遺伝子診断分野で資格を有する専門医の提起にもとづいて」のみ実施することが許される。スイスの遺伝子診断法草案〔p.79訳注＊参照〕でも，医療目的の遺伝子検査を医師の専属事項としている。発症前の検査や，家族計画を考慮した検査，出生前検査は相応の専門教育を受けた専門医によって提起されるべきであるとしている。

3-1 全般的な医師の専属事項，制限付きの医師の専属事項，専門医の専属事項

医師の専属事項にするという要求は原則的に三つの選択肢に分けることができる。つまり，遺伝子検査の提起や実施は，全般的または包括的に医師

第3章　規制化の必要性と可能性，および規制化の提案　　　153

の専属事項とするか，制限付きで専属事項とするか，もしくは専門医の専属事項とするかのいずれかでありうる。遺伝子検査を全般的に医師の専属事項とするということは，いかなる種類の細胞遺伝学検査や分子遺伝学検査の提起も医師の目的設定の枠内で，医師にのみその権利が与えられていることを意味する。

　これに対して，遺伝子検査を制限付きで医師の専属事項とするということは，ある特定の検査のみを医師と患者という関係に限ることを意味する。これを支持する理由として，遺伝子分析はそれ自体としては何ら危険ではなく，人の遺伝的素質を述べるのに必ずしも複雑な検査を必要とするわけではないということがあげられている。

　遺伝子検査を専門医の専属事項とするということは，特定の種類の遺伝子検査もしくはいかなる種類の遺伝子検査をも提起ないしは実施する権限を，相応の専門教育を受けた専門医に限るという意味である。(少なくともいくつかの)遺伝子検査を専門医の専属事項とすることについては，どんな医師にもあらゆる種類の遺伝子検査を提起し解釈する資格があるわけではないということが主張されている。

3-2　医師の専属事項への賛否両論

遺伝子検査を医師の専属事項とすることに対しては，次のような異議が唱えられている。

- 医師の専属事項の導入は検査を受けたい者の全般的な人格権の侵害を意味している。そのような侵害は正当化の根拠を示す義務がある。
- たとえばドイツ学術振興会の態度表明にあるように，遺伝子検査の実施を医療目的に制限することと医師の専属事項とを抱き合わせにする場合，ライフ・スタイルのための検査の利用を禁じることで人々の知る権利の行使を制限することに対して，どんな道義的もしくは法的な正当性があるのかという問題が提起される。
- 遺伝子検査に医師の専属事項と医療目的という縛りをかけた場合はさらに，ライフ・スタイルのための検査を提起ないしは利用できるようにするために，この種の検査を医療的検査と称することにつながりかねない。これは，病気という概念の線引きや医師としての行

　　　　為がもつ使命の線引きを非常に問題ある仕方で撤廃することにつな
　　　　がる。
　　・そのように〔医療本来の使命との〕結びつきがない場合には，つま
　　　　り医師が医療に関係しない所見をも述べる権限を有するならば，な
　　　　ぜ医師のみが，医療の本義に関係しないような所見を述べる権限を
　　　　有するのかという疑問が起こる。
　　・遺伝子検査に医師の専属事項規定を適用して導入することはさらに，
　　　　医者としての免許をもたずにカウンセリングも含めた遺伝子分析を
　　　　実施しようとする者の職業の自由を制限することをも意味する。
　遺伝子検査の提起と実施に医師の専属事項という縛りをかけることに対する上記の異議には，たしかに重要な強みがある。つまり遺伝子検査の実施は，医師の専属事項規定の導入によって医療供給の既成のシステムに限定されたままになり，職業法上の規程の適用を受けることになろう。これによってとりわけ，純粋に商業的観点で遺伝子診断が提供される「自由な検査市場」の成立がかなり不可能となるであろう[18]。

　医師の専属事項規定があれば，専門知識にのっとった検査を実施するためにも，訓練された専門職員や適切なカウンセリングによって好ましい前提条件が作り出される。それゆえ医師の専属事項規定を導入することは，遺伝子検査が原因で起こるかもしれない危険を予防するために重要な手段である。というのも，診断書の作成や解釈・評価に誤りがあると，誤った治療と同じくらい深刻な問題をもたらすことがあるからだ。これはとりわけ被検者の血縁者にとって必要な保護についても当てはまる。それゆえ，医師ではないけれども遺伝子分析を実施しようとする者の職業の自由を制限することが正当化される。

　こうした仕方で，医師の専属事項という規制がない場合よりも個人の自己決定はずっと高いレベルで保証される。遺伝子情報というものは，通常素人には適切に理解できないほど複雑で，しばしば素人には十分に見抜けないような潜在的な危険性があるという点で，際だっている。この点で医師の専属事項という規制の導入は遺伝子分析的な検査から得られる知見が不適切に扱われることから個々人を守ってくれるかもしれない。

　医師によって（もしくはその指揮下で）実施される遺伝子診断は医師に

よる機密保持〔守秘義務〕に該当しよう。これは情報を比較的高い基準で保護するであろう。

3-3 医師の専属事項の法制化に関する本審議会の提言
今日使用可能な遺伝子検査，そして将来的に使えるようになるかもしれない遺伝子検査，そのすべてが，医療目的に役立つことを前提としているとは限らない。ある人物の系統や同一性の確定を目的とした検査〔たとえばDNA鑑定〕や将来的に考えられるライフ・スタイルのための検査は，医療目的に役立つ検査とは見なしえない。

それゆえ全般的な医師の専属事項規定があらゆる種類の遺伝子検査に適用されるようになると，医師本来の職務に属さないような仕事をも医師が引き受けることになるだろう。全般的な医師の専属事項規定を導入した場合，「医師は医学的な問題とかかわりのない一般的な生活態度や生活設計に当たるような情報をも医師固有の規則に従って配置しなければならなくなろう。これは，少なくとも現在受け入れられている医師による仕事の独占を越える」[19]。

3-4 医師の専属事項と出生前遺伝子検査
出生前遺伝子検査には特別な問題性が伴う。生まれてくる子供の，いかなる病気でもないようなある種の特徴や素質が確認できるような検査が今後発達することが考えられる。これまでのところ，伴性劣性遺伝病の診断に関係しない限りの性別確認のみがこのカテゴリーに属する。出生前検査のケースにおいても，この検査全般が医師の専属事項とされ医療目的に結びつけられることによって，この種の情報を得る道が妊婦に閉ざされるならば，それは人格権の制限を意味する，という議論がなされている。しかし，出生後検査とは違って，出生前検査ではいつも胎児に影響が及ぶ。検査結果によっては妊娠中絶ということもありうる。とりわけ，非医療的な出生前検査が無制限に提供されることで，将来積極的な優生学，つまり望ましい特徴にもとづいて将来の子供を選択する道が開かれるといったことがありえなくもないであろう。胎児にとっての危険，および積極的な優生学が広がる危険，これらのことから，出生前遺伝子検査が医師によってのみ提

起され，検査がしかるべき説明義務やカウンセリングの提供と結びつけられていることが正当化される[vi]。

　とりわけ出生前遺伝子検査との関連で提起されるさらなる問題は，結果がわかったところで治療や予防の見通しのないような検査についても，連帯共同体〔公的医療保険〕がその費用をもつべきなのかということである。今日妊婦検診において，妊娠中絶以外の選択肢が開けていないような検査（例えば21トリソミー〔ダウン症〕や二分脊椎を調べる検査）を妊婦に勧めるのが通例となっている。こういった検査はごく普通に提供され，また公的医療保険でその費用を負担してもらえることから，普通の検診措置であると思われている。このため妊婦は，しかるべき検査の機会をすべて利用することが親になる者の責任を自覚した行為なのだという印象をもってしまう。こういった措置は将来の子供には全く役に立たず，逆にその生存を任意に左右することにつながってしまうということが女性にはっきり示されないこともしばしばある。

　こういった展開を防ぐ方法の一つは，そのような出生前検査の実施を妊婦検診内の通常検診から除外することであろう[20]。医師は妊婦にそのような検査をみずから勧めるべきではなく，妊婦が明確に要求した場合にのみ行うべきであろう。ただしいかなる場合も，妊婦が明確に同意することが必要である[vii]。

　制限を設ける他の方法として，治療や予防の見通しの開けていない検査については，医療保険による支払いから除外するということもできよう。そうすると，そういった検査の費用は利用した者が個人的に支払わなければならない。現在は費用を公的に負担しているため，この措置から合図が発せられる効果（Signalwirkung：アナウンスメント効果）がある。それ以外に，次のような論拠によって裏付けられる。これらの検査は，ある種の特徴や性質をもった人間の誕生を妨げる目的をもつので，そういった特徴や性質をもつ人々の多くは，検査が実施されることによって間接的に差別されていると感じる。その種の検査は，彼らの存在が本来なら望ましく

---

　　vi)　第II部第3章II「4-1　情報提供，説明，インフォームド・コンセント」〔p.159-161〕を参照。
　　vii)　これについては，「C1.3.5　提言」〔下巻〕も参照。

第 3 章　規制化の必要性と可能性，および規制化の提案　　　　157

ないという信号を彼らに送ることになるからだ。検査によって差別されていると感じる者も，連帯共同体の構成員〔公的保険の加入者〕である限りは，検査の実施費用をともに支払う義務を負っている。彼らには差別だと感じる検査であっても，それへの関与〔費用の間接的負担〕から逃れる術がないのだ。

　健康保険による負担の対象外とすることに対しては，これによって「二階級医療」〔p.140訳注＊参照〕への一歩が踏み出されるという反論もある。その結果，恵まれた境遇にある女性は引き続き出生前遺伝子検査を利用し，低所得者層においてのみ検査の制限が実現するということになりかねないと主張される。

　こうした反論に対しては，保険適用外とする措置のアナウンスメント効果を過小評価すべきでないという再反論がなされうるだろう。障害児の出生阻止はけっして共同責務ではないというアナウンスメントがすでに検査実施を制限する作用を及ぼしうると主張される。

　医師は医療の枠内で仕事している。この枠内におけるどの処置が連帯共同体によって負担されるかは，医師および疾病保険連邦委員会（Bundesausschuss der Ärzte und Krankenkasse）によって決められる。この枠内で遺伝子検査に関して全般的に規則化することには，既存の制度的構造を活用できるという利点がある。ただしその制度的構造が国民にはほとんど理解できないという欠点もある。

　透明性を高めるためには，たとえば将来制定される遺伝子診断法のなかで，どの検査を医師の専属事項とするかを法律で定めることが望ましいであろう。この法律は，ある検査を医師の専属事項とする際の基準を厳密に示さなければならない。本審議会の確信するところによれば，以下のような基準がある。

　　・医療目的に役立つ検査
　　・出生前検査
　　・被検者にとって危険であるかもしれない検査

これに従えば，今日認可されている遺伝子検査，および将来認可される遺伝子検査の大半は医師の専属事項とされるであろう。しかし，将来ライフ・スタイルのためのいくつかの検査が市場に出回ることを考慮に入れる

必要がある。そのような遺伝子検査を刑法で禁止することは，自由な生活（人生）設計に関して基本法が保護している権利を制限する場合には，憲法上ほぼ不可能と思われる。それゆえ将来的には医師の専属事項とされない検査もありうるであろう。しかしこういった検査も消費者保護を理由として，法的に定められた認可手続きを経て，製品としての質が監視される必要がある[viii]。それに加えて，今後制定されうる遺伝子診断法はそのような検査に対して別個の販売経路を指定したり薬局業務のなかに位置づけたりできるであろう。

　ライフ・スタイルのための検査を医療的な検査と称することで保険制度に過剰な負担をかけるような診療が長期的に見て徐々に忍び込んでくる。これを防ぐために，遺伝子検査を処方する診療に対するモニタリングを発展させていくべきであろう。この任務は将来設置されるべき遺伝子診断〔監視〕委員会にゆだねることができよう。同委員会は，どんな検査がどれくらいの規模で提起され，実施・処方されているのか，またこうした診療によってどのような社会的な影響が生じうるのかを監視することになる。これについて世間一般に定期的に報告する必要もあろう。こうした課題をしっかり果たせるためには，同委員会は多領域の専門家からなるバランスのとれた構成でなければならない。とりわけ社会科学や哲学倫理学，神学的倫理学，ならびに法律に関する専門知識をもった者が代表として委員会に参加する必要がある。当委員会は医療専門職を監視するという任務を負っているので，医師が多数を占めるべきではない。審議状況を透明にし，（たとえば聴聞会や討論会，請願書の受付など）ふさわしい方法で公衆の参画を確保すべきであろう。

4　情報提供，説明，カウンセリング

科学的・政治的な議論のなかでは，情報提供と説明と人類遺伝学的・心理社会的カウンセリングの三つがはっきりと区別されていないことが多い。というよりは，たいていの場合「カウンセリング（Beratung）」あるいは

[viii]　第II部第3章II「1　質の確保」〔p.143-150〕を参照。

また「遺伝カウンセリング」という概念が〔三つを包摂する〕一般的な上位概念として用いられている[ix]。

（少なくとも予測的な検査や出生前検査に目を向けている）人々は、この一般的な意味でのカウンセリングが検査利用の事前および事後に不可欠だと考えている[21]。たとえば（国内外の）専門学会は遺伝子検査の事前・事後におけるきめ細かい遺伝カウンセリングを、人類遺伝学上のサービス業務の不可欠な要素と見なしている。ドイツ人類遺伝学会にとって、カウンセリングは「いかなる種類の遺伝子診断に対しても義務づけ」[22]られている。欧州連合理事会「人権と生物医学に関する協約」も、その第12条で適切な遺伝カウンセリングを予測的な遺伝子検査実施の前提条件としている。ただし検査後のカウンセリングについては要求していない[x]。

〔このようにカウンセリングが上位概念として用いられている〕けれども、情報提供と説明と人類遺伝学的・心理社会的カウンセリング、この三つをもっと明確に区別すべきであろう。

4-1 情報提供, 説明, インフォームド・コンセント

ここで「情報提供」という言葉は事実に即した情報をそろえて手渡すことと理解され、「説明」は〔検査データに〕固有の分析と評価を可能にする枠組みを提供することと理解される。診断の遺伝学的・医学的な点に関する情報提供や説明は、当該人物が情報を得た上で自発的に同意することを保証するのに不可欠な前提条件である。この二つはどんな検査の前にも専門的資格をもった者によってなされなければならない。そうでないとイン

---

ix) この意味でたとえば連邦遺伝医学連盟は、遺伝カウンセリングとは「個人または家族が遺伝医学的事実を理解したり、決定に関しての代替案を考慮したり、個々にふさわしい行動様式を選んだりするのを手助けすべきものである」と説明している（Bundesverband Medizinische Genetik 1996）。

x) ドイツ連邦議会はすでに「遺伝子技術の利点とリスク」審議会の1987年報告書のなかで、以下のような勧告を受けている。「遺伝子分析の機会拡大に対して、適切な措置を講じてカウンセリングの実施を対応させ、検査技師の能力や技術力を高め、遺伝子診断所・遺伝相談所の数を増やし、それらのポストに就いている職員の質を（必要な限り）改善していくことを連邦政府と各州政府ならびに医師会に勧告する。とくにDNAレベルの遺伝子分析が出生前診断においていっそう用いられるようになってくるならば、遺伝カウンセリングに関する現行の諸原則は将来的にも適用されるべきである」（Bericht der Enquete-Kommission „Chancen und Risiken der Gentechnologie" 1987, S. 152f.）。

フォームド・コンセントのための前提条件が満たされないからだ。この前提条件を満たすために，検査を提起する医師は検査前に，少なくとも検査の種類と内容，目的について，ならびにその信頼性と証言力，誤差率，リスクについて，その他検査から生じるかも知れない帰結や処置の選択肢について，被検者に説明する必要がある。検査実施に代わりうる代替処置についても説明されなければならない。加えて，検査の結果生じる可能性のある心理的な葛藤や負担について指摘しておくことや，心理社会的なカウンセリングを提供すること，ないしは利用可能なカウンセリングについての情報を提供することは，情報を得た上で決定することの前提条件に欠かせない。

　同意能力のない者や未成年者に対する遺伝子検査に関しては，とりわけ情報提供や説明が求められる。一般的に未成年者に対する予測的な検査の導入は，当該児のための治療や予防の可能性を開くために，その検査がその子の年齢ですでに必要不可欠である場合に限られるべきである。個々のケースでは，子供にとってひどく負担のかかる診断方法に代わる検査がもしかするとあるかもしれない[23]。その際，子供の決定はその子の成長状態に応じて考慮されるべきである。

　同意能力のない成人に対する予測的な検査の実施は，治療や予防の可能性を開くためにその検査が必要不可欠である場合，または検査しないと当該人物に健康上の不都合や害が差し迫る場合にのみ実施されるべきである。情報提供や説明，カウンセリングはこの場合その後見人に提供されなければならない。後見人が情報を得た上で同意を行ったことが文書で証明される必要がある。その際，先にあげた検査の必要性に対する請求事項がどの程度まで満たされているかも詳述される必要がある。

　さらに出生前検査の場合，治療という選択肢はなく，子供を臨月まで懐胎するか妊娠中絶するかどちらかの選択しかないということについて，説明時に注意を促す必要がある。中絶の方式（分娩誘発法による人工流産）についても，場合によっては，妊娠中期では子供が中絶を生き延びる可能性が——たしかにわずかだが——あることも指摘しておかなければならない。同様に，その検査法が胎児に与えるかもしれないリスクについても説明される必要がある。出生前検査の場合，その的中度に限界があることに

ついて説明することがとりわけ重要である。この方法では単にある種の素因や病気，障害を（ある程度確実に）排除することができるにすぎず，健康で障害のない子供が実際的に保証されるわけではないということを医師ははっきり説明しなければならない。

とりわけ問題の多い予測的な診断の場合，その結果が被検者をひどく苦しませる可能性もあるため，受け取った情報を落ち着いてよく考えることが確実にできるよう，インフォームド・コンセントの前提条件として，説明と検査実施との間に数日間の熟慮期間が必要であるという主張にはそれなりの根拠があろう。同じことは，妊娠中絶しか処置の可能性が開かれていないような出生前検査についても当てはまる。

家族計画という目的に役立つ，ある素質の有無を調べる検査が人類遺伝学的カウンセリングの枠内でのみ実施されるべきかについても検討しなければならない。というのは，そのような検査結果の解釈には特別な技能が必要とされるからである。

情報提供と説明は，検査を提起する医師に対しても，被検者に対しても拘束力をもたなければならない。個々のいずれのケースにおいても，インフォームド・コンセントの諸条件がどの程度まで満たされているかについて文書で示されるべきであろう。

情報提供と説明は，情報を得た上での本当に自由な決定を可能にするためにも，指示的であってはならない[xi]。

4-2 人類遺伝学的カウンセリング

狭義の説明と「人類遺伝学的カウンセリング」とは区別されなければならない。後者にはリスク計算や既往歴，系図分析，場合によっては臨床検査がある。助言を求めている者だけでなく，場合によってはその家族も含まれる。たとえば当該人物の血縁者が治療や予防の可能性があるような遺伝

[xi] ドイツの人類遺伝学者の大多数は，指示的でない説明およびカウンセリングという考えに従うべきであると感じている。あるアンケートによると，質問を受けた人類遺伝学者全体の91.4%以上が非指示性を必須の倫理基準と見なしており，79.1%が遺伝に関する情報の責任ある取り扱いを支える考え方であるとし，81.8%がしかるべきカウンセリング資格のない医師は遺伝カウンセリングを行うべきではないという意見をもっている（Nippert/Wolff, Wolff 1998, S. 174 より引用）。

的素質の保因者であると想定される場合，この血縁者に検査の可能性を指摘するよう勧めることも人類遺伝学的カウンセリングに含めるべきであろう。

　人類遺伝学的カウンセリングも必ず非指示的になされなければならない。この非指示性には，実際上カウンセリングを行う者の高度な自己反省力が要求される。カウンセリングを行う者は明示的な評価も暗示的な評価も厳に慎み，相手を巧妙に操作しようとするいかなる試みをも断念し，自分自身の意見や価値観と，被検者のそれらとを厳密に区別できなければならない。必要な自己反省力を養うためには，カウンセラーに対する適切な（研修と）資格認定が必須であろう。

　カウンセリングの非指示性を確実にするため，カウンセリングと検査実施とを制度上分けることが有意義であろう。人類遺伝学的カウンセリングを提供する者が引き続き検査をも実施できるようであってはならない。というのも，そうでないと，検査実施の方向で助言するという経済的な圧力がカウンセラーに生じる危険性があるからだ。

4-3　心理社会的カウンセリング

これと区別されなければならないのは「心理社会的カウンセリング」である。心理社会的カウンセリングは具体的な心理的葛藤に差し向けられ，当該者の生活状況や人生計画に関与する。助言を求めている者が自分の状況やそのつどの決定に際して感情を整理するのを支援するのに役立つ[24]。

　当該者の感情的・社会的・家族的状況やパートナー関係を考慮に入れ，それらをふまえて本人が適切に自分で決定することのできるような的格な心理社会的カウンセリングを提供できるようにするためには，医学や遺伝学の専門知識ではなく，心理学的な専門知識が要求される。それゆえ心理社会的カウンセリングはしかるべき専門教育を受けた者によってのみ実施されるべきである。医師がみずから心理社会的カウンセリングを行おうとする場合は，それ相応の追加的な研修を受けておくべきである。

　心理社会的カウンセリングは，助言を求める側の自発性がカウンセリングの成功のために不可欠であるという点で，情報提供や説明とは区別される。それゆえ心理社会的カウンセリングは自由意思で求められるものでなければならず，情報提供や説明とは違って，義務的な性格をもたない。

臨床的な理由からすぐさま処置する必要に迫られていない限りにおいて，心理社会的カウンセリングが当該者によって要求された場合，情報を得た上で自由な決定をするための条件をより良くするために，診断の前に行われるべきである。

BRCA1および2〔ともに乳癌に関わる遺伝子〕やハンチントン病などの遺伝子検査を見てみると，こういった検査は陽性の所見が出た場合，被検者をひどく苦しめることがわかる。これらの経験から，そのような検査は心理社会的なケアを一緒に組み込んだ形でのみ実施すべきではないのか，ということを検討する必要がある。

4-4　情報提供・説明・カウンセリング〔のあり方〕と検査利用との関係

専門家による遺伝学的な情報提供と説明・カウンセリングは，それらの提供の仕方と検査利用との間に或る関連が認められる状況があることから，その基本的な重要性が強調される。いくつかの実態調査が裏付けているように，情報が十分に与えられた者は，十分な情報を与えられなかった者よりも，むしろ提起された遺伝子検査を受けないことを決断している。たとえば囊胞性線維症の素質の有無についての検査実施に関するいくつかの調査は，検査の提供のされ方によって検査の利用が増減することを示している。説明が少なく，すぐさま検査が提供される場合，イギリスでは検査の利用が80％以上にのぼり，包括的な説明が行われ熟慮期間がある場合，その割合は10％未満に落ち込んだ。ドイツでは各種施設や提供形態の違いによって，検査の利用は15.5％から99.8％までさまざまである[25]。

現在ドイツで行われているBRCA1および2の予測検査に関する多施設での評価研究の暫定的な結果は類似の傾向を示している。この結果は以下のことを示している。

「遺伝子検査の的中度と限界，および現在利用可能な治療機会について徹底的に説明したあと熟慮期間をおくという，定められた正式な「インフォームド・コンセント」手続きを厳守したところ，これまでカウンセリングを受けた女性の50％以上が検査を受けないことに決めている（検査利用は40％）。この暫定的なデータは，BRCA1および2の検査利用に関する国外の他の調査結果と一致している」[26]。

4-5 不足するキャパシティ

実際のところ，今日ドイツでは専門的な有資格者による情報提供と説明・カウンセリングは限られたものでしかない。たとえば1997年には遺伝子診断全体の約40％が遺伝カウンセリングなしで行われた[27]。医師の側に遺伝カウンセリングの有資格者が不足しているために，現在遺伝子検査を要求する者の多くは，ドイツ人類遺伝学会（DGfH）の勧告に従った「充実した詳細な」情報の入手が限られているということを前提としなければならない[28]。さらに将来遺伝子検査が普及するにつれて，とりわけチップにもとづくマルチプレックス（multiplex）PCR法*)の導入に伴って，情報を得た上での自主的な決定を確保することの問題性がより先鋭化するかもしれない[29]。

個人の決定をサポートする専門的な心理社会的カウンセリングがどのような範囲で提供され，このようなサービスがどの程度知られているかについて，体系的に概観できるものは今のところない。目下，さまざまな科学者ならびにいくつかの心理社会学的な研究連盟によって，人類遺伝学の外に新しいカウンセリング機構をつくる構想が練られている[30]。出生前診断に向けたカウンセリングを提供しているブレーメンのカラ・カウンセリング・センター（Beratungsstelle Cara）やベルリンの社団法人「家族計画および人生計画のための福音教会会議（Evangelische Konferenz für Familien- und Lebensplanung e.V.）」のように，個々にはそのようなプロジェクトがすでに存在している。

遺伝子検査の事前・事後に専門家によってなされる情報提供と説明・カウンセリングの不足は，とりわけ出生前遺伝子診断の分野に当てはまる。出生前遺伝子診断はここ数年いちじるしく拡大し，ルーティン化した方式になりつつある。それとともに，診断とそこから生じうる帰結について前もって熟考することなく，女性が出生前診断に「引きずり

---

*) 複数種のプライマーセットを用いて，ゲノム上のいくつかの異なる領域を同時にPCR増幅し〔p.59*参照〕，その後，アガロースゲル電気泳動で産物のバンドパターンを解析する方法。ターゲットとする領域は，Y染色体上の不妊症に関連した遺伝子配列や大腸菌の毒素生産に関連した遺伝子配列など様々で，医学分野でとくに多く用いられている。

第3章　規制化の必要性と可能性，および規制化の提案　　　165

込まれて」いく危険性も高まっている。まさに出生前診断に目を向けてみると，遺伝子検査提供への需要が「供給に誘導される形で」高まるという危険が生じている[31]。

　出生前遺伝子診断実施の前後における情報提供・説明・カウンセリングの質については，数年来ずっと議論されてきている[xii]。しかし現在のところ，出生前遺伝子診断において遺伝子の変異が現れる頻度や病状や検査に伴うリスクについての専門的な遺伝学的・医学的カウンセリングも，そしてまた出生前診断を受診すべきか否かという困難な決断に悩んでいる女性に対する心理社会的カウンセリングも十分に保証されているとは言えないのは明らかだ。出生前診断を求める妊婦の大多数は，検査を利用する前に説明やカウンセリングを受けていない[32]。それゆえインフォームド・コンセントの必要要件は実際には満たされていないことがしばしばある。連邦家庭・高齢者・女性・青少年省の調査によると，妊娠している女性は，出生前診断に関して医療的な関連以外で心理社会的カウンセリングを受けられることについて，またそれがどこで受けられるのかについて，ごくまれにしか情報が与えられていない。病院や開業産婦人科医のもとで妊婦がそのようなカウンセリングがあることを知らされるのは，いまのところ例外的なケースでしかない[33]。

　とりわけ人類遺伝学の追加研修を受けていない医師のもとでは，専門的知識にもとづく情報提供や説明が往々にして不足していることが，さまざまな調査結果によって裏付けられている。

・APC遺伝子（adenomatous polyposis coli：大腸腺腫症または大腸癌に関わる遺伝子）の保因者かどうかを調べるために商業的な検査所に遺伝子検査を依頼する開業医に対して，その説明状況や情報提供能力について調べた調査がある。（調査対象となった被検者の88％に大腸癌の症候が認められなかった。）この調査によれば，17％のケースで検査の指示がなされておらず，書面による同意表明があったのは全体のうちのわずか16.9％であり，検査結果について検

---

xii)　たとえば Bericht der Enquete-Kommission „Chancen und Risiken der Gentechnologie"（「遺伝子技術の利点とリスク」審議会）　1987, S. 147ff. 以下を参照。出生前診断に関連したカウンセリングに対する討論状況についての最新の概説は Baldus 2001 にある。

査所が医師からせがまれて行った解釈が31.6％のケースで間違っていた[34]。

・家族性乳癌を調べる予測的検査の導入に関してゲラーが行った調査がある。（質問された女性はすべて家族性乳癌のリスクが高い家系に属す。）これによれば，検査前のインフォームド・コンセントを重要でないと見なしているのはわずか5％であった。これに対して，質問を受けた男性医師の28％が検査前のインフォームド・コンセントを重要でないと見なしている。質問を受けた女性のうち，陽性の診断結果が出た場合に予防的乳房切除を考慮に入れていると答えたのはわずか6％であったのに対し，男性医師の28％が陽性の検査結果が出たら最初からこの手術を勧めると答えた。それを専門分野別に分類すると，外科医の場合50％が手術を勧めている[35]。

・イギリスでの調査の結果，とりわけ人類遺伝学の専門知識をもたない医師は，出生前診断実施前のカウンセリングやインフォームド・コンセントを重要だとは思っていないことが判明した[36]。

・合衆国で一般開業医に，（ありえない染色体障害）「52トリソミー」（ヒトの染色体は52本もない！）について尋ねたところ，質問を受けた医師の多数がそれを出生前診断で判定できると思っていた[37]。

・BIOMED2プロジェクト「胎児異常の診断後の意志決定（DADA：Decision-marking after the diagnosis of a fetal abnormality）」のデータによれば，出生前診断で臨床上とくに重度というわけではない染色体障害（47，XXY[*]）に関して陽性の診断結果が出た場合，妊娠中絶率が各種センターによって0から76.9％までとさまざまである。検査結果について，人類遺伝学分野の資格を

───────
[*] 男性は1本のX染色体と1本のY染色体をもっているが，ときに変異によりX染色体が1本多く，染色体が通常の46本ではなく，47本ある男性が生じる。核型分析にもとづいて「47，XXY」と記載され，「クラインフェルター症候群」と呼ばれる。クラインフェルター症候群は，ヒトの染色体異常症でも頻度が高く，無作為な調査で，男児500出生当たり1人くらいの割合である。これらの男性の大部分はクラインフェルター症候群であることも診断されずに，とくに問題もなく健康で普通の生活を送っていると考えられている。不妊（精子形成障害），乳房発育，不完全な男性型体型，学習障害などの症状が見いだされることもある。

有している医師によるカウンセリングを受けた妊婦では，その35.5％が妊娠を中絶し，その他の分野の資格を有している医師によるカウンセリングを受けた妊婦では，その71.9％が中絶している。遺伝カウンセリングの資格のある医師が検査所見にもとづいてカウンセリングを行った場合，妊娠を継続する確率は，2.4倍も高くなっている。これらの差はおそらく，情報を提供する医師によって，説明の仕方や症状についての知識に違いがあるためであろう。このことは，妊婦が自分自身の体験のなかで障害ということについて知らなかった場合，専門家による正確な情報提供に決定が左右されることを裏付けている[38]。

以上から全体として確認できることは，検査対象となる本人が情報を得た上で自主的に決定するための前提条件は実際のところ往々にして保証されていないということである。

ドイツでは現在のところ，遺伝学の専門教育を受け，しかるべき専門的知識とカウンセリングの資格をもった医師が不足している。複雑な遺伝学的情報と説明を提供する資格のある医師は目下わずか数百人程度しかいない。そのうちどのくらいの医師がカウンセリングの資格を有しているかは定かではない。このことは，将来にわたっても大半の遺伝子検査が人類遺伝学以外の分野に従事している医師によって提起されたり解釈されたりすることを意味している。ドイツ人類遺伝学会（DGfH）は，現在のカウンセリング需要に応えるためには，さらに450人程度の人類遺伝学の専門医が必要と見ている。ただしここでの遺伝カウンセリングとは，情報提供や説明と，心理社会的カウンセリングとを区別しない全般的な概念で用いられている[xiii]。

全体としてあまり満足できない現状の重要な原因として，専門家は人材不足以外に次の事情をあげている。すなわち遺伝カウンセリング（再び一般的な意味でのそれ）が収支決算の可能性をふまえると，カウンセリングをする者にとって今のところ経済的にほとんど魅力がないという事情である[xiv]。

---

　　xiii）　Wolff 2001；2000年10月16日公開公聴会におけるクラウス・ゼレス（Klaus Zerres）教授の口頭報告。

表 9　規程にもとづく卒後研修によって人類遺伝学の
専門的資格を得たドイツ国内の医師

資格	就職者	内訳			
		外来担当	入院担当	官公庁・法人	その他
人類遺伝学の専門医	181	52	97	16	16
医療遺伝学の追加資格	292	135	123	16	18

出典）Bundesärztekammer（連邦医師会）2001.

4-6　情報提供・説明・カウンセリングの質が良いこと

連邦遺伝医学連盟の「遺伝カウンセリング指針」（1996年）によれば，遺伝カウンセリングの面談は次にあげる事項を含んでいる。

「5.1　以下のことに関する情報提供
 ・先天性または発症年齢の遅い，遺伝子が原因の（ないしは原因の一端をなす）病気や障害の医学的連関。そこにはそれらの病因や予後診断，治療ないしは予防について，さらに出生前診断と出生後診断〔の可能性〕とその限界についての情報が含まれる。
 ・発症におよぼす遺伝子的要因の重要性や，カウンセリングを受ける本人ならびにその親族が発症する確率。可能ならば，発症リスクを算出しなければならない。そうでない場合は，発症リスクの高さの査定を試みなければならない。
 ・外因性の負荷がかかる場合には，考えられる作用メカニズム，奇形形成のリスクまたは突然変異のリスクおよびその両方，ならびに予防ないしは治療および出生前診断の可能性。
 5.2　個人が決定する際，そのつどの個人的状況ならびに家族的状況を考慮した上での支援。この場合，助言を求める者の宗教的な立場を含む個人としての価値観ならびに心理社会的状況を顧慮し尊重することがとくに重要である。
 5.3　すでにある問題，ならびに遺伝子診断によって新たに生じた問題を克服するための支援」[39]。

〔検査を受けるか否かについて〕結果を問わないこと開示は説明とカウン

---

xiv）　2001年3月5日非公開ヒアリングにおけるゲアハルト・ヴォルフ（Gerhard Wolff）教授の口頭報告。

セリングにとって不可欠の要件である。それが治療不可能な病気や障害，または避けることのできない病気や障害に関係する場合には，とくにそうである。そうした病気や障害は人生設計と家族計画にとって重大であるからだ[40]。

　非指示的なカウンセリングという考え方では，本来カウンセリング方法がテーマとなっているわけではないが，この考え方がここ数年の間に，患者やクライアント中心のカウンセリングを経て「体験中心のカウンセリング」にまで発展してきている。体験中心のカウンセリングでは，カウンセラーはまずもって，共同で作り出したカウンセリング目標と，患者ないしはクライアントの要求によって導かれる。このことは，遺伝子診断に従事しているカウンセラーの資格認定や遺伝カウンセリングの質の確保に対する新たな要求をも含む。

　とりわけ出生前遺伝子診断の分野でこの数年来，人類遺伝学的カウンセリングを補う形で，改善された心理社会的カウンセリングが求められている。というのも，検査が行われた結果，女性やカップルが決断にひどく悩むといったことが少なからず生じているからだ。出生前遺伝子診断を受けるか否かという難しい決断において，また陽性の所見が出た場合に妊娠中絶を行うか否かという決断において，心理社会的カウンセリングを提供することによって女性を支援していくべきである。出生前診断との関連でなされる心理社会的カウンセリングは情報提供と説明も含むが，それを越え出て行く。カウンセリングは診断との関わりのなかで援助の手を差し伸べたり，女性やカップルが決断するのを支援する。心理社会的カウンセリングは〔医療的〕処置そのものについてだけではなく，その処置の心理的・社会的・倫理的な面についてのカウンセリングでもある。助言を求める女性の妊娠経験やそれについての考え方や見方，さらには責任を引き受けることに伴うさまざまな問題を主題化し，助言を求める女性やカップルに（たとえば障害についての認識に関して）新しい見方や展望が開かれるよう試みてもいる。選別的な出生前診断を当然視する背景を問い直すべきだということが，心理社会的カウンセリングの支持者たちの多くによって強調されている[xv]。

---

　　xv）2001年3月5日非公開ヒアリングにおけるエバ・キルヒナー＝アスブロック（Ebba Kirchner-Asbrock）の口頭報告。

例えば連邦家庭・高齢者・女性・青少年省が推進するモデル・プロジェクト「子供の障害が予期される際の妊婦カウンセリングのための基準整備」の枠組みでは，カウンセリングのプロセスに対して，なかでも以下にあげるような優先すべき目標設定がカウンセラーの側から定式化されている。

「1．クライアントとカウンセラーとの関係を確立する。
2．持ち合わせている資源の独自能力を強化する。
3．PD（出生前診断）に関する包括的な情報提供と説明。批判的な姿勢を可能にする。
4．不安や空想や心配を自覚し，それについて話すことができるような時間や場所を提供し，場合によっては言葉をも提供する。
5．あるがままの子供を受け入れるためのさまざまな道を示す（激励）。
6．焦眉の葛藤に関わる危機に介入する。
7．〔クライアントが〕個人的な感情を認知し受け入れる際に，〔カウンセラーが〕寄り添い援助する。
8．悲しみのなかに寄り添い，新しく始める際に寄り添う。
9．女性特有の問題に対するカウンセリング。
10．パートナーを参画させる[41]。」

4-7　誰が情報提供と説明および／またはカウンセリングを行うべきか？　必要な資格と制度的なしくみ

医療的な関連におけるカウンセリングや情報提供と説明に対して，それが医学的な情報とリスク面の説明にしぼられていることが，とりわけ女性健康センターなどの組織から批判されている。そのような説明は中立的でないとも見なされている。理由の一つに，人類遺伝学的なカウンセリングでは検査の提供を受ける方向に傾きがちであるということがある。もう一つには，出生前遺伝子診断と結びついた選別的な診療が疑問視されていないということがある。とりわけそうした理由から医学や人類遺伝学の枠外で

---

xvi）2001年3月5日非公開ヒアリングにおけるエバ・キルヒナー＝ーアスブロックの口頭報告。Pränataldiagnostik und Beratung（出生前診断とカウンセリング）1999.

第3章　規制化の必要性と可能性，および規制化の提案　　　171

の心理社会的カウンセリングが望ましいと考えられている[xvi]。

　遺伝子診断とカウンセリングを制度的に分離するというこの提案に対しては，人類遺伝学の枠内で，〔検査を受けるか否かについて〕結果を問わない質の良いカウンセリングを行えば，遺伝子診断の拡大や遺伝子検査提供の要求拡大に必ずしもつながらないと主張される。いくつかの調査はむしろ，質の良い説明やカウンセリングが前もって検査提供と結びつけられた場合，効用に疑問のある検査提供に対する需要を提供者がうながすことがいかに難しいかを示していた。現存する遺伝子検査の提供に対する批判的な評価を高度な専門的鑑定として聞けるのはとりわけ有意義であろう。しかし必要とされる専門的鑑定は現在のところだいたいが，診断をも行うことができる有資格の専門家のみが行っている，と言われている。

　本審議会の見解によれば，こういった理由は，診断・情報提供・説明の連携を規則化することを支持している。しかし，人類遺伝学の制度的枠組みにカウンセリングを結びつけることを直ちに支持するものではない。人類遺伝学の専門的知識分野における特別な資格と能力はそれ自体として心理社会的カウンセリングに関する資格と能力を含んではいないし，その逆もまたしかりである。いくつかの理由は心理社会的カウンセリングを人類遺伝学の範囲外でも提供することを支持しており，それを提供するためには人類遺伝学や医学でなく社会教育学ないしは心理学の能力が求められる。心理社会的カウンセリングの能力は，人類遺伝学や医学から独立して，それに関連した特別な研修によって修得されなければならない。

　基本的に情報提供や説明は人類遺伝学の専門医以外にも，追加的な専門研修によって資格を得ているという前提のもとで，さまざまな分野名称をもつ医師によって，専門的知識にもとづいて行われうるであろう。同様に，医師でなくても研修によって専門資格を得た者，たとえば人類遺伝学の専門家や，遺伝カウンセリング（Genetic Counselling）での修士号修得者（アメリカやイギリス。ドイツにこの制度はない）も，遺伝子検査に関する情報提供や説明を行うことができるであろう。イギリスではさらに，特別な専門研修を受けた「遺伝看護師（genetic nurse）」や，遺伝学の追加資格を有する助産師もカウンセリングを行っている。

　他方で，検査を実施する者は，医師であれ，他の職業に従事する者であ

れ，心理社会的カウンセリングに関するしかるべき（追加）研修を受けて資格も有していることが望ましいであろう。これが満たされない場合は，専門家によるカウンセリングが受けられる別の場所を，カウンセリングを求める者に提示すべきである。

　現在ドイツでは，出生前診断との関連において，妊婦のための心理社会的ケアの提供を改善することを目指すプロジェクトがいくつか進行している。とりわけ，現在ある心理社会的カウンセリングについて，妊娠した女性にもっと情報を提供してゆくことを目的とした，さまざまな職業（助産師，カウンセラー，司牧者，産婦人科医など）の連携構想が進められている[42]。

4-8　情報提供と説明およびカウンセリングにおける質の監督

これまでのところ，情報提供・説明・カウンセリングの質を評価するための明確に定められた基準もなければ，質の確保に向けてきちんと整備されたモデルもない。質の監督は現在，とりわけ卒後研修や生涯研修によって，ならびにスーパーヴィジョン（助言指導）によって行われている。人類遺伝学的カウンセリングにおいては，記録作成義務ならびに各カウンセリングごとに文書によるわかりやすいレジュメを作成する義務があることで，質に対する或る種の補足的な監督が保障されている。

　質を監督する手段を講じるために，さまざまに提案がなされている。たとえば細胞遺伝学的診断や分子遺伝学的診断の際の持ち回り検査（リレー視察）に似た形で，人類遺伝学的カウンセリングにおいても品質改善サークル（Qualitätszirkel）[*]を組織することや，モニタリングを実施することなどである。このような方法で，たえざる品質改善という原則に則って全工程をチェックすることができよう。しかし，質の確保のためのしかるべきモデルはまだこれから仕上げなければならない。その際，カウンセリングを求める者の決断に関して，医学的・社会的な要素も含めて，無作為

---

　　[*]　日本の企業や生産現場のなかで発展してきた労働者グループによる相互自己点検や提案制度などを中心とした品質管理（QC）・生産保全運動の一つ。日本経済の急成長の秘密として欧米で注目され，'Kaizen'という表記で，「企業におけるたえざる改善をめざす日本の哲学」として紹介された。

抽出による追跡調査を行うことも有意義と思われる[43]。

4-9　カウンセリングを受ける義務（Pflichtberatung）対カウンセリングを提供する義務（Beratungspflicht）

（必要不可欠な情報提供や説明とは違って）人類遺伝学的ないしは心理社会的カウンセリングを，遺伝子検査実施前に〔被検者がカウンセリングを受けなければならない〕義務として前提条件とすべきか，それとも被検者によって要求されなくとも，検査を提起する者〔たとえば医師〕がカウンセリング・サービスとして差し出さなければならない義務とすべきか，という問題については意見が分かれている。

ドイツ連邦議会「遺伝子技術の利点とリスク」審議会は，少なくとも出生前診断の分野に関して，カウンセリングを受ける義務を勧告している。これによれば，遺伝カウンセリングは，

> 「出生前診断にとって義務とされる前提条件であり，出生前診断を実施するための細胞採取の数日前に行われるべきである。これとあわせて両親には，細胞採取が胎児と母親にもたらすリスクや，遺伝子情報の確認後に生じるかもしれない決断をめぐる葛藤についてもよく考えるための情報や時間が与えられなければならない」[44]。

オーストリア遺伝子技術法では，遺伝病の素因を確定するための，またはキャリアか否かを確定するための遺伝子分析の実施を，検査を提起する医師による詳細なカウンセリングを受けることを条件に認めている。スイスの「人に対する遺伝子検査に関する連邦法草案」〔p.79訳注＊参照〕も第12条で，発症前検査と出生前検査ならびに家族計画に関する検査の前後およびその途中に，指示的でない遺伝カウンセリングがなされなければならないと定めている。

もっとも，カウンセリングを受ける義務に対しては，専門的な立場からすると，カウンセリングを自発的に求めることがカウンセリングの開放性にとって不可欠な前提であるという反論が出されている。さらに，これは当該者の自己決定に対する侵害であって，〔特別な〕正当化を要するという反論もなされている。〔妊婦〕個人に（カウンセリングを）強制するという規制ではなく，出生前診断の提供者〔産科医〕に，前もって包括的な

カウンセリングをすることなく検査を提供または実施してはならないことを義務づけることが必要だと主張される。これには例えば，検査の提供者が，独立的な相談所を用意するのに必要な費用を国に支払う義務を負うといった形もありうるだろう[45]。

そうはいっても，情報提供と説明については検査を提供する側にとっても受ける側にとっても絶対に義務的な性格をもっていなければならない。そうでないと，情報を得た上で自由に同意または拒否できるという前提がなくなるからである。

4-10　情報提供と説明に対する社会的な需要

遺伝子診断の性能に（限界があること）について世間一般にもっと情報を提供し啓発することも必要だということが各方面から指摘されている。すでに1988年から90年にドイツ連邦議会技術結果アセスメント局（Büro für Technikfolgen-Abschätzung beim Deutschen Bundestag）の委託を受けて実施されたアンケートは，「ゲノム分析方法やその倫理的・社会的な問題性に関する情報提供が不足している」と診断していた[46]。その後，状況は本質的に改善されたと前提するわけにはいかない。一般の人々の間で遺伝学的な知識は依然として不十分でしかない。

この考察は，人類遺伝学者と患者との間にある考え方の一致と相違に関する経験的な調査によっても裏付けられている。通常一般の人々よりも人類遺伝学者の方が，遺伝子診断の帰結や倫理的・社会的な前提に対してかなり敏感であると前提されることがこれらの調査は示している。たとえば，患者のほうが人類遺伝学者よりもはるかに強く，発症年齢の遅い病気を調べる検査を子供に対して行おうという気になりがちである。同じことは，性別の選択を例外として，病気とは関わりのない目的のために遺伝子診断を利用することについても言える。そして，「責任を自覚した親である」という考えもまた，人類遺伝学者よりも患者の方に強く共感されてい

---

xviii　Nippert/Wolff 1999, S. 106. ここでは「責任を自覚した」という言葉は，将来の子供に遺伝的に備わっているものに対する個人の責任と解釈されている。「責任を自覚した親である」というこの観念には批判もあった。ハカー（Haker）はこれに対して「責任を自覚した親である」ことの別の概念を対置した。それによれば，「責任を自覚した親である」ことは親が子供を無条件に受け入れることのなかに成り立つ（Haker 2001）。

る[xviii]。もっともこうした調査結果に対しては，調査対象がすでに出生前診断を決断した患者であって，それゆえ一般の人々のなかからある種選ばれた人々であるということを顧慮する必要がある。

とりわけ出生前診断という枠での情報提供・説明・カウンセリングにとって，この調査結果はさまざまな理由から重要である。

- 出生前遺伝子診断を受けることを自覚的に決定する場合も，受けないことを自覚的に決定する場合も，当該者に対して十分な情報提供や説明がなされていることが前提となる。拒否する場合にも，当該女性は自分が何に反対しているのかを分かっていなければならない。
- 遺伝子診断の基本的な諸問題に関する情報提供や説明は遅れることが多く，助言を求める者が人類遺伝学的な相談所を訪れて初めて実現する。少なくとも出生前診断に関しては，妊娠期は問題の全体に取り組むには最適な時期でないということをおさえておかなければならない。
- 患者は決定に際して正確な情報にかなりの程度左右される。検査を提供する側からの情報提供や説明が不足すると，患者が情報を得た上で決定する可能性が失われてしまう。患者は，「わたし〔医師〕はこれをお勧めします」という意見を判断したり評価したりできても，不正確な情報を不正確であると判断することはできない。このため検査が多用される結果となり，たとえばどちらかと言えばありきたりの結果なのに妊娠中絶がなされる可能性が高まる[47]。
- 検査の問題性について社会的な議論が不足している場合，病気についての「イメージ」（重症で，世代をおって拡がり，宿命的である）だけでその検査が判断され，根拠があろうがなかろうが，その病気に対して検査が医学的な助けを約束するという危険が生じる[48]。

それゆえ，適切で非指示的な情報提供と説明は，検査を受けるか拒否するかに関して，情報を得た上で自由に決定するための最低限の前提条件となっている。しかし，形式的でなく全面的な意味での自由な決定は，標準に当てはまらない子供に対する社会的な差別や文化的なスティグマ化が取り除かれ，「正常な」子供を産むようにという，巧妙で間接的な圧力がいかなる形においても女性にかけられない場合に，初めてなされるであろう。

III 遺伝子診断委員会

遺伝子検査が実施される施設の監視を保証し，検査を許可するための拘束力ある基準を定め，この課題を委託された官庁が施設助言するために，さまざまな国で中央〔監視〕委員会（遺伝子技術委員会，遺伝子診断委員会）が設けられた。

たとえばオーストリア遺伝子技術法（GTG）第80条は遺伝子技術委員会の設置について定めており，当委員会はさまざまな省庁からの代表のほかに，社会的な諸団体の代表ならびに関連知識をもった数名の学識経験者で構成されるとしている。所轄省庁によって，法にもとづいて，委員会内にいろいろな科学的な検討委員会を設けることができる。そこには，人に対する遺伝子分析や遺伝子治療に関する委員会もある。遺伝子分析検査実施の提案について専門的な評価を下すことがこの委員会の任務である。したがって新しい検査を認定する権限ももっている。同委員会はこれまでは主に，すでに医療のなかで定着しているような検査の評価に従事してきた[49]。

遺伝子検査に関する委員会の設置は，人に対する遺伝子検査に関するスイス連邦法草案（1998年9月）〔p.79訳注＊参照〕においても規定されている。同委員会は「権威ある科学的専門分野と診療現場のしかるべき代表によって構成されなければならない」。その任務は，草案第33条に以下のように定められている。

「第33条　任務
本委員会は，以下の任務をもつ。
a．認可付与と監督（第6条）に関して，検査施設の質を管理するための基準を策定する。
b．認可当局の提案にもとづき，具体的な認可申請に対する態度を決定する。
c．認可当局の委託を受けて，検査施設の視察に協力する。
d．集団検診〔スクリーニング〕（第10条）の実施に関して勧告する。

第3章　規制化の必要性と可能性，および規制化の提案　　177

　　e. 職業上の機密保持〔守秘義務〕の免除に関する申請に際し，第15条第3項に従い，所轄官庁の照会に対して助言する。
　　f. 第7, 19, 23条に従って，遺伝子検査や分析に対する信頼度を吟味する。
　　g. 遺伝子検査の科学的発展および診療上の発展を見守り，そのための提言をし，立法上の欠落箇所を指摘する。
　　h. 国家倫理委員会と協働して遺伝子検査に関する倫理的な問題の解明に貢献する。
　　i. スイス連邦評議会，連邦内閣および各州の照会に対して助言する」。

　スイスで計画されている遺伝子検査委員会の構成員は，その任務に関連する医学・自然科学の諸分野においてそれぞれの専門的能力に従って選出されることになっている。同委員会の活動の重点は（自然）科学的な見地からの検討に置かれている。そうした科学的な任務と並んで，同委員会は「ある程度の政策的な助言」[50]ももちろん委託されている。同委員会は，たとえばスイス国家倫理委員会とは違って，純粋に専門家からなる委員会として構想されている。素人はそこに参与する権限をもたず，委員会それ自身は倫理的な問題に直接取り組むことはない。

　「「科学」と「倫理」という分野の間にはもちろん厳密な境界線はない。たとえば，ある遺伝子検査から信頼できる結果が得られなかった場合は，それを行う倫理的正当性もない（科学的に悪いものは倫理的にも悪い　bad science is bad ethics）」[51]。

　1993年にすでに，イギリスのナフィールド生命倫理審議会（Nuffield Council on Bioethics）もまた，遺伝子検査の倫理的・社会的側面に関する報告書において，遺伝子スクリーニング・プログラムを評定しその実施を監督する中央倫理委員会の設置を勧告している。1996年にイギリス政府は，人類遺伝学における新しい手法の評価を扱う二つの委員会を召集した。人類遺伝学諮問委員会（HGAC：Human Genetics Advisory Commission）の任務は，遺伝医学ならびに人類遺伝学の分野での発達を監視し，その社会的および倫理的影響，すなわちとりわけ公衆保健制度や就職に関する領域，ならびに保険制度や特許制度への影響を評価することである。

同委員会は保健省と商務省に対して報告義務がある。遺伝子検査諮問委員会（ACGT：Advisory Committee on Genetic Testing）の任務には，関係省庁への専門的な助言，ならびに遺伝子検査法の安全な適用を保証する指針の策定がある[52]。

現存する遺伝子検査や今後用いられると予想される遺伝子検査がもつさまざまな医学的な問題や法的な問題，社会的な帰結の評価，またそれに伴う許認可や医師の専属事項〔p.151-158参照〕，評価やモニタリング，監督といった問題が解明されなければならない。既存の社会的な機関ではこれらに対応できない。

IV 遺伝子診断法

オーストリアの例とは異なり，ドイツでは，人に対する分子遺伝学的検査は特別な法律で規制されていない。スイスでは人に対する遺伝子検査に関する連邦法案が目下準備中である〔p.79訳注＊参照〕。

人に対する遺伝子検査適用の利点とリスクについて，ドイツでは1980年代以降，連邦政府や州政府によって設置された数多くの委員会や作業部会で熱心に議論されてきた。これらの委員会が何度も強調するのは，遺伝子診断の導入に対する規制は，遺伝子診断を実施するか否かについて個人が情報を得た上で自律的に決断することを保証する諸条件の枠組みの構築を目指すべきだということである。立法上の介入に賛成か反対かという明確な勧告はなされていない[53]。

ドイツ学術振興会（DFG）は1999年にヒトゲノム研究と予測的遺伝子検査への態度表明のなかで新規の立法上の措置に反対を表明し，科学的および倫理的基準の遵守を，科学と各職業団体の責任にゆだねることを提言した[54]。

しかし，そうこうするうちにドイツ国内でも，人に対する遺伝子検査に関するできるだけ包括的な法規制を求める声が高まってきた。ドイツ連邦議会における会派「同盟90・緑の党」は第14期議会に独自の「人間の遺伝子素質分析規制法（遺伝子検査法）案」を提出した[55]。連邦議会における

会派「キリスト教民主・社会同盟（CDU/CSU）」は同じく第14期に、「医療および保険における遺伝子検査の適用」に関する法案（CDU/CSUの動議にまとめられた方針に従った法案）を連邦政府がドイツ連邦議会に提出することを求める動議をドイツ連邦議会に提出した[56]。

遺伝子検査に対する包括的な法規制が必要な理由として、とりわけ以下の3点があげられている。

- 遺伝子診断分野において大きな発展のダイナミズムや診療検査の拡大がさらに期待されていることを見据えるなら、間違った方向への発展を阻止するために職業法上の自己規制という手段で十分かは疑わしい。この際、たとえば不十分なカウンセリングや、トリプル・テストのような疑わしい診断法の導入といった、今日すでに見受けられる間違った方向への発展や諸問題が既成の医療システム内で発生していることが考慮されなければならない。
- さらに、遺伝カウンセリングや遺伝子診断の実施に向けた職能組織の勧告は、それが医師の職業規定に盛り込まれない限りは拘束性をもたないことを考慮に入れなければならない。ただし医師の職業規定に盛り込んだところで、そうした勧告はカウンセリングや診断を実施する者のみを拘束するだけで、被検者本人のさまざまな要求や権利について記述することはない。
- 最後に、近い将来さまざまな適用分野に遺伝子診断が浸透していくことを見込まなければならない。これには非医療的な検査の増加や既成の医療システム外で提供される検査も含まれている。

第 4 章

評価と提言

———————

本審議会はドイツ連邦議会に対して，人に対する遺伝子検査を，以下の提言にそった包括的な遺伝子診断法によって規制することを提言する。

1．本審議会はドイツ連邦議会に対して次のことを提言する。遺伝子診断の分野において個人が情報について自己決定する権利を，遺伝子診断法の枠内の法的規則によって，および他の適切な措置によって保障すること。情報について自己決定する権利には，自分の遺伝子に関する所見を知る権利とともに，これを知らないでいる権利が含まれる。同意能力をもたない人と未成年者に対する遺伝子診断には，とくに高い保護基準が求められる。同意能力のない人に対して，もっぱら第三者に役立つような遺伝子診断を行うことは法律によって禁止すべきである。また，後で発症する病気に関する遺伝子診断を未成年者に対して行うことは，治療や予防の効果をあげるために人生のこの時期にこれを行う必要があるのでなければ，法律によって禁止すべきである。

（注釈）遺伝子診断の実施は，原則として，被検者が情報を与えられた上で自由に同意している場合にのみ許される。それゆえ関連するすべての法規の基本目標は，情報についての自己決定権を確保することにある。この権利に従って個人は，いつ，いかなる限度内で自身の生命・人生に関する個人的な実情が開示されるかについて，基本的には自分で決定する。

2．本審議会はドイツ連邦議会に対して次のことを要請する。ひそかに遺

伝子検査を行い個人の生活と秘密の領域に関するプライバシー圏域を侵害する行為に刑罰を科すようにすること。
(注釈) 本人が知ることも同意することもなく実施されたDNA分析の結果を請求したり利用したりすることは法律によって禁じ、処罰すべきである。刑法第15章 (201条以下) に一項を加えることが考えられる。

3．本審議会はドイツ連邦議会に対して次のことを要請する。どんな遺伝子をもっているかによって人に烙印を押したり差別したりすることを適切な措置を講じて防ぐこと。具体的には、基本法第3条第3項第1文に「遺伝子レベルの徴候」に関する規定を補充し*)、かつ単独法のレベルで差別に対する実効力ある禁止によって防止すること。
(注釈) このことはとりわけ、遺伝子検査を受けようとしない人が、それがどんな理由であれ、いかなる形の烙印からも守られなければならないことをも意味している。

4．本審議会はドイツ連邦議会に対して次のことを提言する。保険会社が予測的な遺伝子検査の結果を請求したり受け取ったり利用したりすることを、法的規制の枠組みで禁止すること。
(注釈) 自身の予測的な遺伝子診断の所見を知っている保険申込人が、法外に高額な生命保険契約の締結を申請する場合には、これの例外とし、保険会社の問い合わせに対して検査結果を伝えなければならない。その場合の生命保険額の限度については法律で定める。

5．本審議会はドイツ連邦議会に対して次のことを提言する。遺伝子上にリスクや損傷をもつ人を職場から排除することを予防するためにあらゆる対策を講じることを企業に義務づける法的規則を制定すること。雇用者が採用審査 (採用時の診察) との関連において、あるいは雇用関係の継続期間中に、被雇用者に対して分子や細胞レベルの遺伝子検査を要求したり、

---

*) ドイツ基本法第3条第3項第1文「なんびとも、その性別、門地、人種、言語、出身地および血統、信仰または宗教的もしくは政治的見解によって不利益を受けたり優遇されてはならない」。ここに遺伝子による差別禁止を加えることを提案している。

以前に行われた遺伝子検査について尋ねたり，またはその結果を利用したりすることを法規制の枠組みによって禁止すべきである。さらに被雇用者に対して，採用審査（採用時の診察）との関連において，あるいは雇用関係の継続期間中に，以前に行われた遺伝子検査の結果を雇用者に伝えることを法律によって禁じるよう提言する。

（注釈）被雇用者がその職場に特有のリスクからみずからを守るために自発的に遺伝子検査を受ける可能性は妨げられてはならない。とはいえ，それに対応する検査は職場医療の外でなされるべきである。職場医療の専門家の鑑定のもとに学際的に連携した遺伝カウンセリング・チームを設置することは考慮に値する。求職者は採用前に，希望する職場に特有のリスクについて情報を与えられなければならない。雇用関係の外でこれに関連するDNAレベルまたは細胞レベルの診断を受ける可能性をアドバイスされるべきである。このカウンセリングは強制を伴わない申し出という性格をもたなければならない。職場医療のなかに遺伝子診断が導入されることによって，個人の健康を守る義務が掘り崩されてはならない。本審議会は民法第618条ならびに1996年の労働安全衛生法のなかに，これについて明確な規定を組み込むことを提言する。

6．本審議会はドイツ連邦議会に対して，集団的遺伝子検査の実施を法律によって規制することを提言する。さらにヘテロ接合体の保因者を同定するための集団検診の実施，ならびに同時に複数の〔遺伝的〕特質について検査することの提案を法律で禁止するよう提言する。

（注釈）集団的遺伝子検査は基本的に次の前提においてのみ許される。
　(1)　検査に参加するか否かに関して自発性が保障されている。
　(2)　その検査が予防ないしは治療の可能性を開くことで被検者の健康促進にはっきりと大きく貢献することによって，検査が正当化される。
　(3)　集団検診への参加者はしかるべき情報を与えられ説明を受けている。
　(4)　情報保護のための必要要件が配慮されている。

　集団的遺伝子検査は医師によってのみ提起されうる。しかもそれが所轄

の情報保護局によって前もって承認されている場合に限る。その実施は遺伝子診断中央委員会の承認にもとづくべきである。

7．本審議会はドイツ連邦議会に対して，出生前遺伝子診断，医療目的に役立つ遺伝子診断，および被検者に危険をもたらす可能性があるような遺伝子検査を，法律上，医師の専属事項とすることを提言する。
(注釈) 出生前診断は胎児に間接的に危険をもたらすという理由から，全般的に医師の専属事項とすべきである。遺伝子診断を医師の専属事項という規定に結びつける際の基準は，法律によって定められるべきである。医師の専属事項とされる遺伝子診断は，それにふさわしい資質をもちかつ資質を保証するための特別な研修に継続的に参加している医師によってのみ実施されるべきである。

8．本審議会はドイツ連邦議会に対して，予測的な遺伝子検査または出生前遺伝子検査，あるいは家族計画に役立つような遺伝子検査に対して，被検者が説明を受けた上で自由に決断できるよう保証することを医師の法律上の義務とすることを提言する。
(注釈) 被検者は医師の専属事項とされている出生前または出生後の遺伝子診断が求められる前においても，その途中においても，検査後においても，検査を提起した医師から包括的な説明を受けることができる。とくに，検査の信頼性，証言力，誤診率，リスクならびに検査から生じうる帰結と行動の選択肢，検査に代わりうる方途について，検査前に被検者に説明することを医師に義務づけるべきである。さらに医師はそれぞれの検査の前，または問題を示す所見を呈示する前に人類遺伝学的な，または心理社会的なカウンセリングを行うか，それとも，それにふさわしいカウンセリングの提供についてはっきりと情報を与える義務がある。当人の「知らないでいる権利」は尊重されなければならない。インフォームド・コンセントの必要要件が満たされていることを文書で残さなければならない。出生前診断の場合は，説明の会見と検査実施との間に数日の間隔をおかなければならない。

9．本審議会はドイツ連邦議会に対して次のことを要請する。ドイツにおいて包括的で質的にも高い人類遺伝学的および心理社会的カウンセリングを提供できるよう，居住地にも近くて気楽に訪ねることができるような相談施設をあらゆる地域に設置するよう法的かつ財政的に保証する手立てを講じること。

（注釈）人類遺伝学的および／または心理社会的なカウンセリングを受けられる可能性を指示するのは，医師の義務である。これは，検査を提案する医師が人類遺伝学的ないしは心理社会的なカウンセリングに必要な資質をもっていることによって実行されるか，または被検者が適切なカウンセラーのもとへ行くよう指示されることによって実行される。カウンセリングの提供を実際に利用するかどうかは助言を求める人の自由意志による。陽性の検査結果が出た場合には，結果の伝達後にも当人に心理社会的なカウンセリングが提案されるべきである。カウンセリングの提供ネットワークの財政的支えは，その一部を検査機器メーカーに課税とは別の形の拠出を求めることによって確保することもできよう。

10．本審議会はドイツ連邦議会に対して次のことを提言する。被検者にとって予防も治療の効果ももたらさないような遺伝子検査の提供を法律上の医療保険の適用外とするために適切な措置をとること。

（注釈）そのような検査は保険による正規の財政的支援から除外し，関係者によって負担されるべきである。

11．本審議会はドイツ連邦議会に対して次のことを提言する。遺伝子検査の許可と細胞および分子レベルにおける遺伝子研究の実施を法的に規制すること。DNAチップの許可に対しては，とりわけ高い要件を課さなければならない。その際DNAチップで検査が許されるのは，ある特定の病像とその治療にとって意味のある遺伝子変異のみである。複数の病像をとらえる可能性をもつDNAチップで検査する場合には，情報呈示，説明，カウンセリング，情報保護に関する要件を，個々人ごとにそれぞれ個別の病像について満たさなければならない。

（注釈）未審査の遺伝子検査が市場に出回ってはならない。試験管内での

診断器具に関する基本的な諸要件（安全性，品質，性能，品質保証マーク等）以外に，たとえば次の諸点に関する証明が審査規準に含まれる。検査が信頼に足る明確に解釈できる結果を提供し，約束した以上の情報を開示せず，被検者にとってはっきりと認識できる利益をもたらすこと。そのような品質管理が定期的に繰り返されるべきである。遺伝子検査を許可する場合には同時に，それぞれの検査提供に関してどの程度のカウンセリングが必要かが確認されなければならない。検査は，その検査装置を製造販売する者がそれによる収益の一定比率を，設立されるべき「カウンセリング・ファンド」に分担金として支払っている場合にのみ許される。細胞および分子レベルにおける遺伝子検査の実施許可は，その検査のための免許または許可証が与えられた検査施設にのみ与えるべきである。

12. 本審議会はドイツ連邦議会に対して次のことを提言する。遺伝子情報の取り扱いを独自の情報保護法的規則によって規制し，遺伝子情報の濫用を防止すること。

（注釈）そのような規則は遺伝子診断に関する法律の一部とすべきである。その際とりわけ，医師でない者で遺伝子検査を実施または解釈する者（例えばカウンセラーまたは検査室で検査に携わるスタッフ）が，刑法第203条にあげられている者（証言拒否権および押収に対する保護を請求できる者）の範囲に含まれることも保証しなければならない。またこれらの者たちも守秘義務を負わなければならない。この提言を実行に移すにあたっては，保護のための既存の制度とこれまでの経験を活用しつつ，それらの権能を強化しなければならない。

13. 遺伝子情報を患者のチップカード〔マイクロチップによる診療カルテ〕に保存することは，情報が濫用される可能性をかなり含んでいる。このような強い懸念にもかかわらず患者のチップカードを導入する場合には，本審議会はドイツ連邦議会に対して次のことを提言する。情報の濫用を防ぐために，とりわけ遺伝子情報を保存する際の種類と範囲を法律で詳細に定めること。

（注釈）「行為能力を奪う〔禁治産宣告をする〕ような情報」は〔チップカ

ードのなかには〕あってはならない。それゆえ病気に関わる情報とともに，病気に結びつく遺伝子情報も，患者が了解できないような形で保存されることのないよう全般的に保証しなければならない。

14. 本審議会はドイツ連邦議会に対して，遺伝子診断中央委員会の設置を提言する。
（注釈）その委員会のメンバーは，〔このテーマに〕関係する学問諸分野の代表者によって構成される。委員の独立性とならんで学際的で多元的な構成を確保しなければならない。遺伝子診断委員会はとりわけ次の諸課題を取り扱う。
  (1) 遺伝子検査の許可基準，および遺伝子検査を医師の専属事項とする際の基準の開発
  (2) 遺伝子検査の提案と実施のための基準，それにふさわしい資質確保のための基準の開発
  (3) 集団検診を許可する際の基準の開発
  (4) 検査施設の認可とその品質管理のための基準の開発
  (5) 遺伝子診断の提案と需要の発展，それらがもたらす社会的な影響についての評価
  (6) 「遺伝子に欠陥ある者」という烙印と差別の事例収集およびそれらの記録

　遺伝子診断委員会はドイツ連邦議会に対して定期的に〔活動を〕報告する義務を負う。

15. 本審議会はドイツ連邦議会に対して次のことを提言する。遺伝子診断の適用と結びついた倫理的・社会的・文化的諸問題に関する社会的な議論を促進するために適切な方策を講じること。
（注釈）遺伝子診断の開発および適用と結びついた倫理的・社会的・文化的諸問題には社会的な議論と理解がかなり必要とされる。そのためには，すでになされている試みが強化されるとともに，適切な仕組みを開発し補充しなければならない。こうした議論と理解のプロセスにおける一つの到達目標は，遺伝子決定論の考えをしりぞけ，医学と人間像の「遺伝子化

(Genetifizierung)」によって発生する諸問題に対する過敏な反応を抑えることにある。

出 典 注

I 部 1 章

1) Baumgartner et al. 1997; Benda 2001; Braun 2000b; Braun 2001b; Dörr et al. 2000; Geyer 2001; Graumann 2001a; Höffe 2001; Knoepffler/Haniel 2000; Laufs 2001; Luther 2001b; Reiter 2001; Rendtorff 2000; Schneider 2000; Schwartländer 1998; Spaemann 2001a; Werner 2000 u. a.
2) 概念史については次の文献を参照。Horstmann 1980, S. 1126; Spaemann 1987; Bayertz 1999.
3) 『創世記』1, 26-27.
4) Marx 1982 (『ヘーゲル法哲学への批判』), S. 177.
5) Kant 1980, S. 68.
6) Kant 1980, S. 61.
7) Braun 2000b, S. 67ff.
8) Schopenhauer 1988, S. 412.
9) Apel 1988.
10) Gewirth 1978.
11) Tugendhat 1993.
12) Habermas 1991.
13) Apel 1988.
14) Spaemann 1996; 2001b, S. 417-428.
15) 1947年の法典集の原典はとりわけ Kolb/Seithe 1998, S. 455 に掲載されている。
16) Wunder 2001b.
17) Dürig 1998, XIf.
18) Dürig 1998, XI.
19) Heuss (Benda 1985, S. 213 より引用)
20) Vgl. Hofmann 1993, S. 353ff.
21) Kunig 2000, Rz. 11.
22) Höfling 1999, Rz. 46.
23) Vgl. Dreier 1996, Rz. 46.
24) Vgl. Benda 1895, S. 230f.
25) Höfling 1995, S. 859.
26) Vgl. Kunig 2000, Rz. 22; Dreier 1996, Rz. 37; Höfling 1999, Rz. 15.
27) BVerfGE 30, S. 1 (25)
28) Dürig 1956, S. 127; 1972, Rz. 28 u. 34.
29) BVerGE 30, S. 1 (25)
30) Vgl. Klein 1999, Rz. 12.
31) Höfling 1995, S. 860.
32) Vgl. Höfling 1995, S. 861; Pieroth/Schlink 2000, Art. 1, Rz. 414.
33) Sacksofsky 2001.

I 部 2 章

1) Korff 1998.
2) Berger/Luckmann 1969.
3) Luckmann 1980.
4) Rawls 1975, S. 19.
5) Mieth 1998, S. 244ff.
6) Hübenthal 2000.
7) Hübenthal 2000.
8) Habermas 1983, S. 53ff.

II 部 1 章

1) Vgl. Lanzerath 2000a u. 2000b. Lanzerath/Honnefelder 1998.
2) 詳細は Winter 2001, S. 13.
3) Holzmann/Marteau 2000.
4) Hennen 他 2001, S. 52 より引用
5) Schmidtke 2001b, S. 412f.
6) Friedl/Lamberti 1997, S. 83f.
7) Wolf 1997.
8) Bartram 他 2000, S. 41.
9) Hennen 他 2001, S. 39.
10) Wolf 1997.

11) Ethik-Beirat beim Bundesministerium für Gesundheit（連邦保健省倫理諮問委員会）2000, S. 5f.
12) Hennen 他 1996, S. 42.
13) Ethik-Beirat beim Bundesministerium für Gesundheit 2000, S. 5.
14) 以下については，Schüler/Zerres 1998 も参照。
15) Schmidtke 1997, S. 108.
16) Sancken/Bartels 1999, S. 283.
17) Schmidtke 1997, S. 119.
18) Zerres. Hennen 他 2001, S. 73. より引用。
19) Kommission für Öffentlichkeitsarbeit und ethische Fragen der Gesellschaft für Humangenetik（人類遺伝学会・広報活動および倫理的諸問題検討委員会）1992.
20) Schmidtke 1997, S. 111.
21) Stengel-Rutkowski 1997, S. 58f.
22) European Society of Human Genetics/Public and Professional Policy Committee（ヨーロッパ人類遺伝学会・公的政策専門委員会）2000a.
23) National Academy of Sciences, USA（米国科学アカデミー）1975. Schmidtke 1997, S. 231. より引用。
24) Schmidtke 2001a.
25) 概観については，European Society of Human Genetics/Public and Professional Policy Committee（ヨーロッパ人類遺伝学会・公的政策専門委員会）2000b を参照。
26) Galas 2001, S. 70.
27) Steindor 2001; 2002.
28) Henn 1998, S. 130.
29) Frost & Sullivan 2001.
30) Verband Forschender Arzneimittelhersteller（研究開発型製薬企業連盟）2001.
31) Bayertz 他 2001, S. 287ff.; Feuerstein 他 近刊；Kurth 2000, S. 224.
32) Broder/Vender 2000, S. 97.
33) Eichelbaum 2001.
34) Bayertz 他 2001 S. 289; Feuerstein 他 近刊；Wolf 他 2000, S. 988.
35) Koch 2001b, S. 65 より引用
36) Bayertz 他 2001, S. 271; Feuerstein 他 近刊, 1.3章
37) Nippert 2001b.
38) Bayertz 他 2001, S. 275.
39) Graumann 2000.
40) Toder 2000, S. 19.
41) Schwerin 2000, S. 16.
42) Weß 1998, S. 4; Feuerstein 他，近刊
43) Henn 2000, S. 342.
44) 同上．
45) Bundesministerium für Bildung und Forschung（連邦教育研究省）2000.
46) Schorn 2001.
47) Gentechnikgesetz (GTG) der Republik Österreich（オーストリア共和国遺伝子技術法）1994.
48) Bundesamt für Justiz（スイス連邦法務省）1998a.
49) Europarat（欧州連合理事会）1997.
50) United Nations Educational, Scientific and Cultural Organization (UNESCO)（ユネスコ：国際連合教育科学文化機関）1997.
51) Bundesministerium für Forschung und Technologie und Bundesministerium der Justiz（連邦研究技術省および連邦法務省）1985.
52) Bericht der Enguete-Kommission „Chancen und Risiken der Gentechnologie"（「遺伝子技術の利点とリスク」審議会報告書）1987.
53) Bundesministerium der Justiz（連邦法務省）1990.
54) Ethik-Beirat beim Bundesministerium für Gesundheit（連邦保健省倫理諮問委員会）2000.

出典注

55) Weltärztebund（世界医師連盟）1964/2000; 2000a; 2000b; Bundesärztekammer（連邦医師会）1998a; Berufsverband Medizinische Genetik e. V.（連邦遺伝医学連盟）& Deutsche Gesellschaft für Humangenetik e. V.（ドイツ人類遺伝学会）1998.

II部2章

1) Feuerstein/Kollek 2001, S. 28f.; Scholz 1995, S. 48.
2) Batram 他 2000; Feuerstein/Kollek 2000; Schmidtke 2001b, S. 422, Vgl. Rose 2000.
3) Scholz 1995, S. 37.
4) Rehmann-Sutter 1998 も参照。
5) Bartram 他 2000, 第2章
6) Bayertz 2000, S. 452.
7) Ten Have 2000, S. 334.
8) Scholz 1995, S. 48.
9) Feuerstein/Kollek 2001; Kemke 2001.
10) Damm 1999, S. 448.
11) Neuer-Miebach 1997.
12) Chadwick 1997a.
13) Chadwick 1997a; 1997b; Taupitz 1998.
14) Simon 2001, S. 115.
15) Schäfer 1998, S. 211.
16) World Health Organization（WHO：世界保健機関）1997.
17) Datenschutzbeauftragte des Bundes und der Länder（連邦および各州情報保護委員会）2001a.
18) Datenschutzbeauftragte des Bundes und der Länder 2001.
19) Geller 他 1996.
20) Degener/Quinn 2000.
21) Neuer-Miebach 2001, S. 55.
22) これに関しては，Wolbring 2001 における証言を参照。
23) National Human Genome Reseach Institute（全米ヒトゲノム調査研究所）1998.
24) Grand/Atia-Off 2001, S. 530.
25) Rodotà 2000.
26) 以下については Bayertz 2001, S. 300 f. も参照。
27) Bericht der Enguete-Kommission „Chancen und Risiken der Gentechnologie"（「遺伝子技術の利点とリスク」審議会報告書），1987, S. 153.
28) たとえば，Entschließung über Genomanalyse und informationelle Selbstbestimmung（ゲノム分析と，情報についての自己決定に関する決議）1989年；Unabhängiges Landeszentrum für Datenschutz Schleswig-Holstein 1997. Gentechnologie und Datenschutz（遺伝子技術と情報保護）；Datenschutzrechtliche Konsequenzen aus der Entschlüsselung des menschlichen Genoms（ヒトゲノム解読から帰結する情報保護法上の責任）2000を参照。
29) Datenschutzbeauftragte des Bundes und der Länder（連邦および各州情報保護委員会）2001a.
30) Datenschutzbeauftragte des Bundes und der Länder 2001b.
31) Datenschutzbeauftragte des Bundes und der Länder 2001a.
32) Grand/Atia-Off 2001, S. 532f.
33) Human Genetics Advisory Commission（ヒト遺伝学諮問委員会）1999.
34) National Human Genome Research Institute（国立ヒトゲノム研究所）1998.
35) Bayertz 他 1999, S. 180ff.
36) Hennen 他 2001, S. 103.
37) Kohte 2000.
38) Bayertz 他 1999, S. 200.
39) Kohte 2000.
40) Golden 他 1993.（独訳）

41) Hennen 他 2001, S. 105.
42) Hennen 他 1996, S. 182.
43) U.S. Equal Employment Opportunity Commission（米雇用機会均等委員会）2000, S. 3.（独訳）
44) Datenschutzbeauftragte des Bundes und der Länder 2001a.
45) Datenschutzbeauftragte des Bundes und der Länder 2001b.
46) 同上.
47) Lorenz 2000, S. 21.
48) Regenauer 1997, S. 630.
49) Bayertz 他 1999, S. 29, 234ff.; Hennen 他 2001; Gesamtverband der Deutschen Versicherungswirtschaft 2001.
50) Gesamtverband der Deutschen Versicherungswirtschaft 2001.
51) Regenauer 1997, S. 630.
52) Hennen 他 2001, S. 118.
53) Human Genetics Advisory Commission（ヒト遺伝学諮問委員会）1997, S. 10f.（独訳）
54) Sahmer 1995, S. 7f.
55) Sahmer 1995, S. 7.
56) Bayertz 他 1999, S. 237f. の説明参照。
57) Prave 1992; Sahmer 1995; Schmidtke 1998.
58) 包括的な概要については，Berberich 1998; Simon 2001; European Society of Human Genetics/Public and Professional Policy Committee（欧州人類遺伝学会公共政策・専門職政策委員会）2001で報告されている。
59) Association of British Insurers（ABI：イギリス保険協会）1999.
60) Genetics and Insurance Committee（GAIC：遺伝学と保険委員会）2000.
61) Department of Health（保健省）2001, S. 10.（独訳）
62) Association of British Insurers（ABI）2001.
63) Degener, 1998; Simon, 2001, S. 81; Rudloff-Schäfer, 1999, S. 36. 別見解：Spranger 2000.
64) Simon 2001, S. 82.
65) Berberich 2001, S. 313.
66) Hennen 他 2001, S. 122f.
67) Bericht der Enquete-Kommission „Chancen und Risiken der Gentechnologie"（「遺伝子技術の利点とリスク」審議会報告書）1987, S. 174.
68) この議論については Berberich 1998, S. 184 を参照。
69) Bundesaufsichtsamt für das Versicherungswesen（連邦保険監督庁）2001, S. 15; Simon, 2001, S. 116.
70) Lorenz, 2000, S. 28; Taupitz, 2000, S. 24f.
71) Schmidtke 1997 S. 147. 他に Taupitz 2000 S. 23ff.; Lorenz, 2000 S. 28.
72) Simon, 2001; Wolbring, 2001 の出典資料を参照。
73) Bundesaufsichtsamt für das Versicherungswesen 2001, S. 11.
74) Taupitz 2000, S. 31.
75) Berberich 1998, S. 129f.
76) Berberich 1998, S. 127f.
77) Billings 他 1992.
78) Human Genetics Advisory Commission（ヒト遺伝学諮問委員会）1997, S. 7.
79) National Human Genome Research Institute（国立ヒトゲノム研究所）1998.
80) Ärzte-Zeitung（医師新聞）1997年5月22日付。Hennen 他 2001, S. 126 より引用。
81) Hennen 他 2001, S. 126.
82) Schmidtke 1997, S. 147.
83) Feuerstein 他 近刊；Uhlemann 2000.
84) Lorenz 2000, S. 34f.; Gesamtverband der Deutschen Versicherungswirtschaft（ドイツ保険協会）2000参照。

出 典 注   193

85) Rupprecht 1999, S. 98.
86) Simon 2001, S. 25.
87) Bayertz 他 1999, S. 266f.
88) Hennen 他 2001, S. 129.
89) 同上．
90) Bundesaufsichtsamt für Versicherungswesen（連邦保険監督庁）2001, S. 15.
91) Bundesaufsichtsamt für Versicherungswesen 2001, S. 17.
92) Hennen 他 2001, S. 133.
93) Stadt Ludwigshafen am Rhein gGmbH（ルードヴィッヒスハーフェン・アム・ライン市公益有限会社）病院の文書報告，2001年11月26日付
94) Metschke 2001.
95) Wagenmann 1999.
96) Sigurdsson 2001.
97) Metschke 2001.
98) 同上．
99) Metschke/Wellbrock 2000, S. 47.
100) Datenschutzbeauftragte des Bundes und der Länder（連邦および各州情報保護委員会）2001b.
101) Metschke/Wellbrock 2000, S. 47f.
102) Metschke/Wellbrock 2000, S. 29.
103) Datenschutzbeauftragte des Bundes und der Länder 2001a.
104) 同上．
105) Ethik-Beirat beim Bundesministerium für Gesundheit（連邦保健省倫理諮問委員会）2000, S. 11.
106) Annas 他 1995; part E, sec. 144（独訳）
107) Bundesamt für Justiz（スイス連邦法務省）1998b, S. 28.
108) Kommission für Öffentlichkeitsarbeit und ethische Fragen der Gesellschaft für Humangenetik e. V.（社団法人・人類遺伝学会・広報活動および倫理的諸問題検討委員会）1995.
109) Dörner/Spielmann 2001, Dorner 2001b.
110) European Society of Human Genetics/Public and Professional Policy Committee（ヨーロッパ人類遺伝学会公的政策専門委員会）2000a（独訳）参照。
111) European Society of Human Genetics/Public and Professional Policy Committee 2000a（独訳）．
112) Ethik-Beirat beim Bundesministerium für Gesundheit（連邦保健省倫理諮問委員会）2000, S. 12.
113) Schmidtke 1997, S. 250f.
114) Datenschutzbeauftragte des Bundes und der Länder（連邦および各州情報保護委員会）2001a.
115) Schmidtke 1997, S. 249.
116) 2001年3月26日，非公開の公聴会における Jörg Schmidtke 教授の口頭報告。
117) Kommission für Öffentlichkeitsarbeit und ethische Fragen der Gesellschaft für Humangenetik e. V.（社団法人人類遺伝学会・広報活動および倫理的諸問題検討委員会）1996.
118) Ethik-Beirat beim Bundesministerium für Gesundheit（連邦保健省倫理諮問委員会）2000, S. 12.
119) Schmidtke 1997, S. 247 参照。
120) Wolf 2000 の出典資料参照。
121) Eichelbaum 2001.
122) Bayertz 他 2001, S. 289; Feuerstein 他 近刊.
123) Hennen 他 2001, S. 44.
124) Feuerstein 他 近刊
125) Parliamentary Office of Science and Technology（英議会科学技術局）2000, S. 72.
126) Eichelbaum 2001.
127) Verband Forschender Arzneimittelhersteller（研究開発型製薬企業連盟）2001.
128) Eichelbaum 2001.

129) Feuerstein 他 出版年の記載なし（未公刊），S. 12.
130) Feuerstein 他 近刊
131) Riewenherm 2001, S. 7.

II部3章

1) Feuerstein 他 近刊，第1.4章；Bayertz 他 1999, S. 132.
2) Ethikbeirat beim Bundesministerium für Gesundheit（連邦保健省倫理諸問委員会），2000, S. 4.
3) Deutsche Forschungsgemeinschaft（ドイツ学術振興会）1999, S. 19.
4) 合衆国については Holzman/Watson 1997, S. 7 も参照。
5) Hennen 他 2001, S. 73, Neuer‐Miebach, 1999, S. 75, 76 も参照。
6) Nippert 2001a, S. 692.
7) Kommission für Öffentlichkeitsarbeit und ethische Fragen der Gesellschaft für Humangenetik（人類遺伝学会・広報活動および倫理的諸問題検討委員会）1992.
8) Nippert 2001c, S. 302.
9) たとえば，Nippert 2001a, S. 689 参照。
10) Holzman/Watson 1997, S. 9（独訳）；Nippert 2001b 参照。
11) Bayertz 他 1999, S. 146 の議論参照。
12) Bayertz 他 1999, S. 146.
13) Müller-Reible 1997, S. 43 参照。
14) Hennen 他 2001, S. 99.
15) この論議については，Lanzerath 2000a; 2000b; Lanzerath/Honnefelder 1998 参照。
16) Deutsche Forschungsgemeinschaft（ドイツ学術振興会）1999, S. 12.
17) Bartram 他 2000, S. 187.
18) Ethikbeirat beim Bundesministerium für Gesundheit（連邦保健省倫理諸問委員会）とくに S. 7f.
19) Bartram 他 2000, S. 157.
20) Kirchner-Asbrock 2001.
21) Ethikbeirat beim Bundesministerium für Gesundheit 2000.
22) たとえば，Kommission für Öffentlichkeitsarbeit und ethische Fragen der Gesellschaft für Humangenetik（人類遺伝学会・広報活動および倫理的諸問題検討委員会）1996参照。
23) Ethikbeirat beim Bundesministerium für Gesundheit 2000, S. 10.
24) この区別に関しては，Pränataldiagnostik und Beratung（出生前診断とカウンセリング）1999, S. 4f. 参照。
25) Nippert 2001a, S. 693.
26) 同上。
27) Hennen 他 2001, S. 54.
28) Nippert 2001b, S. 695; 2000年10月16日公開公聴会における Klaus Zerres 教授の口頭報告。
29) Nippert 2001a, S. 145.
30) Bundesministerium für Familie, Senioren, Frauen und Jugend（連邦家庭・高齢者・女性・青少年省）2001 → Baldus 2001; Haker 1998, Heinkel 2000; Dederich 2000.
31) Nippert 2000, S. 144.
32) Nippert 2001b.
33) Bundesministerium für Familie, Senioren, Frauen und Jugend 2001. → Baldus 2001, S. 32, 40.
34) Holzman/Watson 1997, Nippert 2001a, S. 693 より引用。
35) Geller 1997, Nippert 2001a, S. 694 より引用。
36) Dodds 1997, Nippert 2001b より引用。
37) Wertz 1997, Nippert 2001a, S. 694 より引用。
38) Marteau 他 2001, Nippert 2001b より引用。
39) Bundesverband Medizinische Genetik（連邦医療医学連盟）1996.
40) Wolff 2001; Wolff 1998; Hartog/Wolff 1997. も参照。

41) Bundesministerium für Familie, Senioren, Frauen und Jugend 2001. → Baldus 2001
42) Bundesministerium für Familie, Senioren, Frauen und Jugend, 2001.
43) Nippert 2001b; Wolff 2001.
44) Bericht der Enguete-Kommission „Chancen und Risiken der Gentechnologie" (「遺伝子技術の利点とリスク」審議会報告書) 1987, S. 153.
45) Neuer-Miebach 1999, S. 90f.
46) Hennen 他 1996, S. 257.
47) Nippert 2001a, S. 695.
48) Hennen 1996, S. 257.
49) Hennen 他 2001, S. 146.
50) Bundesamt für Justiz (スイス連邦法務省) 1998b, S. 62.
51) 同上.
52) Rohdewohld 1997, S. 496f.
53) Hennen 2001, S. 140.
54) Deutsche Forschungsgemeinschaft (ドイツ学術振興会) 1999.
55) Fraktion Bündnis 90/Die Grünen im Deutschen Bundestag (ドイツ連邦議会，同盟90／緑の党) 2000.
56) Antrag der Abgeordneten Reiche et al. (ライヒェ議員らによる動議) 2001.

文 献 一 覧

Annas, G. J., Glantz, L. H. & Roche, P. A. (1995), *The genetic privacy act and commentary*. http://www.ornl. gov/hgmis/resource/privacy/privacy1. html (13. 32002).

Antrag der Abgeordneten Katherina Reiche, Dr. Maria Böhmer, Horst Seehofer, Wolfgang Lohmann (Lüdenscheid), Maria Eichhorn, Norbert Hauser, Helmut Heiderich, Dr.-Ing. Rainer Jork, Werner Lensing, Hans-Peter Repnik, Heinz Schemken, Gerald Weiß (Groß-Gerau), Annette Widmann-Mauz und der Fraktion der CDU/CSU (2001), Anwendung von Gentests in Medizin und Versicherungen. *Bundestagsdrucksache* 14/6640, 3. Juli 2001.

Apel, K.-O. (1988), *Diskurs und Verantwortung. Das Problem des Übergangs zur postkonventionellen Moral*. Frankfurt a. M.

Association of British Insurers (1999), *Genetic testing. ABI code of practice* (rev. ed.). www.abi.org.uk/INDUSTRY/abikey/genetics/gentest99/gentest99. asp (13. 3. 2002).

―――― (2001), *New release: Government endorses 5 year moratorium on genetic testing and insurance*. http://www.abi.org.uk/HOTTOPIC/nr451. asp (13. 3. 2002).

Baldus, M. (2001), Von der Diagnose zur Entscheidung. Entscheidungsprozesse von Frauen im Kontext pränataler Diagnostik. Literatur-Expertise. In: Bundesministerium für Familie, Senioren, Frauen und Jugend (Hrsg.) *Arbeitsmaterialien für die Fachtagung: Pränataldiagnostik. Neue Wege zur Kooperation in der psychosozialen und medizinischen Versorgung, Heidelberg, 24. März* 2001. Heidelberg.

Bartram, C. R. et al. (2000), *Humangenetische Diagnostik. Wissenschaftliche Grundlagen und gesellschaftliche Konsequenzen*. Berlin/Heidelberg.

Baumgartner, H. M., Honnefelder, L. & Wickler, W. (1997), Menschenwürde und Lebensschutz: Philosophische Aspekte. In: Rager, G. (Hrsg.) *Beginn, Personalität und Würde des Menschen*. Freiburg i. Br./München, S. 161-242.

Bayertz, K. (1999), Menschenwürde. In: Sandkühler, H. J. (Hrsg.) *Enzyklopädie Philosophie*, Bd. 1, Hamburg, S. 824-826.

―――― (2000), Molekulare Medizin: ein ethisches Problem? In: Hentze, M. W., Kulozik, A. E. & Hagemeier, C. (Hrsg.) *Molekulare Medizin*. Berlin/New York, S. 451-459.

Bayertz, K., Ach, J. S. & Paslack, R. (2001), Wissen mit Folgen. Zukunftsperspektiven und Regelungsbedarf der genetischen Diagnostik innerhalb und außerhalb der Humangenetik. In: Honnefelder, L. & Streffer, C. (Hrsg.) *Jahrbuch für Wissenschaft und Ethik, Bd. 6.*, Berlin/New York, S. 271-307.

Beauchamp, T. L. & Childress, J. F. (1994), *Principles of biomedical ethics*, 4. Auflage. New York.

Benda, E. (1985), Erprobung der Menschenwürde am Beispiel der Humangenetik. In: Flöhl, R. (Hrsg.) *Genforschung: Fluch oder Segen? Interdisziplinäre Stellungnahmen.* München, S. 205-231.

―――― (2001), Die Verfassung und das Leben. Gegen die These vom Wertungswiderspruch. In: Geyer, C. (Hrsg.) *Biopolitik*. Frankfurt a. M., S. 247-262.

Berberich, K. (1998), *Zur Zulässigkeit genetischer Tests in der Lebens und privaten Krankenversicherung*. Karlsruhe.

―――― (2001), Genetische Tests und Privatversicherung. Eine Bestandsaufnahme der aktuellen Situation. *Versicherungswirtschaft*, 5, S. 313-320.

Berger, P. L. & Luckmann, T. (1969), *Die gesellschaftliche Konstruktion der Wirklichkeit. Eine Theorie der Wissenssoziologie*. Frankfurt a. M.

Bericht der Enquete-Kommission „Chancen und Risiken der Gentechnologie" (1987), *Bundestagsdrucksache 10/6775*, 6. Januar 1987.

Berufsverband Medizinische Genetik e. V. & Deutsche Gesellschaft für Humangenetik e. V. (1998), *Richtlinien und Stellungnahmen*. 3. Auflage (Sonderdruck Medizinische Genetik). München.

Billings, P. R. et al. (1992), Discrimination as a consequence of genetic testing. *American Journal of Human Genetics, 50*, S. 476-482.

Birnbacher, D. (1997) Das Dilemma des Personbegriffs. In: Strasser, P. & Starz, E. (Hrsg.) Personsein aus bioethischer Sicht. *Archiv für Rechts-und Sozialphilosophie, Beiheft 73*, S. 9-25.

Boyle, P. J. (1995), Shaping priorities in genetic medicine. *Hastings Center Report, 25*, S. 2-8.

Braun, K. (2000b), *Menschenwürde und Biomedizin. Zum philosophischen Diskurs der Bioethik.* Frankfurt a. M./New York.

Broder, S. & Venter, J. C. (2000), Sequencing the entire genomes of free-living organisms: The foundation of pharmacology in the new millenium. *Annual Review of Pharmacology and Toxicology, 40*, S. 97-132.

Bundesamt für Justiz (Schweiz) (1998a), *Bundesgesetz über genetische Untersuchungen beim Menschen. Vorentwurf*. http://www.ofj.admin.ch/d/index. html (13. 3. 2002).

―――― (1998b), *Begleitbericht zum Vorentwurf für ein Bundesgesetz über genetische Untersuchungen beim Menschen.* http://www.ofj.admin.ch/d/index. html (13. 3. 2002).

Bundesärztekammer (1998a), Richtlinien zur Diagnostik der genetischen Disposition für Krebserkrankungen. *Medizinische Genetik*, 10, S. 220-228.

Bundesaufsichtsamt für das Versicherungswesen (2001), *Gentechnologie und Versicherungsmärkte: Überlegungen aus der Sicht der Versicherungsaufsicht* (unveröff. Ms.).

Bundesministerium der Justiz (1990), Abschlussbericht der Bund-Länder-Arbeitsgruppe „Genomanalyse". *Bundesanzeiger, 42 (161a)*.

Bundesministerium für Bildung und Forschung (2000), *Science live. Wissenschaft im Dialog. Perspektiven moderner Biotechnologie und Gentechnik*. Bonn.

Bundesministerium für Familie, Senioren, Frauen und Jugend (2000), *Modellprojekt „Entwicklung von Beratungskriterien fur die Beratung Schwangerer bei zu erwartender Behinderung des Kindes". Zwischenbericht*. Materialien zur Familienpolitik, Nr. 6. Bonn.

Bundesministerium für Forschung und Technologie & Bundesministerium der Justiz (1985), *Bericht der gemeinsamen Arbeitsgruppe des Bundesministers für Forschung und Technologie und des Bundesministers der Justiz: In-vitro-Fertilisation, Genomanalyse und Gentherapie*. München.

Bundesministerium für Gesundheit (2000), *Eckpunktepapier zum geplanten Fortpflanzungmedizingesetz vom 20. Dezember 2000*. AZ. 312-4080/17.

Bundesverband Medizinische Genetik (1996), Leitlinien zur Erbringung humangenetischer Leistungen: 1. Leitlinien zur Genetischen Beratung. *Medizinische Genetik, 8 (3) (Sonderbeilage)*, S. 1f.

Chadwick, R. (1997a), Das Recht auf Wissen und das Recht auf Nichtwissen aus philosophischer Sicht. In: Petermann, F., Wiedebusch, S. & Quante, M. (Hrsg.) *Perspektiven der Humangenetik*. Paderborn, S. 195-208.

——— (1997b), *The right to know and the right not to know*. Averbury.

Cope, D. & Border, P. (2001) POST study on pharmakogenetics. *TA-Datenbank-Nachrichten*, 1, S. 46-50.

Damm, R. (1999), Prädiktive Medizin und Patientenautonomie. Informationelle Persönlichkeitsrechte in der Gendiagnostik. *Medizinrecht, 10*, S. 437-448.

Datenschutzbeauftragte des Bundes und der Länder (1989), *Entschließung über Genomanalyse und informationelle Selbstbestimmung. Entschließung der Konferenz der Datenschutzbeauftragten des Bundes und der Länder vom 26. Oktober 1989*. http://www.datenschutz-berlin.de/doc/de/konf/42/gen89. htm (13. 3. 2002).

——— (2000), *Datenschutzrechtliche Konsequenzen aus der Entschlüsselung des menschlichen Genoms. Entschließung der 60. Konferenz der Datenschutzbeauftragten des Bundes und der Länder vom 12./13. Oktober 2000*. http:// www.bfd.bund.de/information/DS-Konferenzen/60dsk_ent3.html (13. 3. 2002).

——— (2001a), *Stellungnahme der Datenschutzbeauftragten des Bundes und der Länder zum Fragenkatalog der Enquete-Kommission „Recht und Ethik der modernen Medizin"* zur datenschutzrechtlichen Bewertung von Genomanalysen. http://www.bundestag.de/gremien/medi/dbs_fragen.pdf (13. 3. 2002).

―― (2001b), *Vorschläge zur Sicherung der Selbstbestimmung bei genetischen Untersuchungen. Anlage zur Entschliesung gesetzliche Regelung von genetischen Untersuchungen der 62. Konferenz der Datenschutzbeauftragten des Bundes und der Länder vom 24.-26. Oktober 2001*. http://www.bfd.bund. de/information/DS-Konferenzen/62dsk_ent7.html (13. 3. 2002).

Dederich, M. (2000), *Behinderung―Medizin―Ethik. Behindertenpädagogische Reflexionen zu Grenzsituationen am Anfang und Ende des Lebens*. Bad Heilbrunn.

Degener, T. (1998a), Chronologie der Bioethik-Konvention und ihre Streitpunkte. *Kritische Vierteljahreszeitschrift für Gesetzgebung und Rechtswissenschaft, 81 (1)*, S. 7ff.

―― (1998b), Die Geburt eines behinderten Kindes als Schaden? *Psychosozial, 71 (1)*, S. 37-47.

Degener, T. & Quinn, G. (2000), *A survey of international, comparative and regional disability law reform* (unveröff. Ms.).

Department of Health (2001), *Government response to the report from the House of Commons Science and Technology Committee: Genetics and insurance*. http://www.doh.gov.uk/genetics/gaicgovrespoct 2001.pdf (13. 3. 2002).

Deutsche Forschungsgemeinschaft (1999), *Humangenomforschung und prädiktive genetische Diagnostik: Möglichkeiten-Grenzen-Konsequenzen. Stellungnahme der Senatskommission für Grundsatzfragen der Genforschung der Deutschen Forschungsgemeinschaft*. http://www.dfg.de/aktuell/download/ hgenom_de.rtf (13. 3. 2002).

Dodds, R. (1997), *The stress of tests in pregnancy: Summary of a national childbirth trust screening survey*. London.

Dörner, K. (2001b), Fremdnützige Forschung ohne Einwilligung. Der Fall Eisingen. *Dr. med. Mabuse*, 132, S. 42-45.

Dörner, K. & Spielmann, U. (Hrsg.) (2001), *Geistige Behinderung-Humangenetik und Ethik. Der Würzburg-Eisinger Fall*. Eisingen.

Dörr, G., Grimm, R. & Neuer-Miebach, T. (Hrsg.) (2000), *Aneignung und Enteignung. Der Angriff der Bioethik auf Leben und Menschenwürde*. Düsseldorf.

Dreier, H. (1996), Kommentierung Art. 1 GG. In: Dreier, H. (Hrsg.) *Grundgesetz: Kommentar*. Tübingen.

Dürig, G. (1972), Kommentierung Art. 1 GG. In: Maunz, T. et al. (Hrsg.) *Grundgesetz: Kommentar*. München.

―― (1998), Einführung zum Grundgesetz. In: Dürig, G. (Hrsg.) *Grundgesetz,*

34. Auflage. München.
Eichelbaum, M. (2001), *Pharmakogenetik-Good clinical practice. Stellungnahme im Rahmen der nichtöffentlichen Anhörung der Enquete-Kommission vom 12. Februar 2001.*
Engel, W. (2001), Gesellschaftliche Grenzfragen der Gen- und Fortpflanzungsmedizin aus medizinischer Sicht. In: Winter, S. F., Fenger, H. & Schreiber, H.-L. (Hrsg.) *Genmedizin und Recht. Rahmenbedingungen und Regelungen für Forschung, Entwicklung, Klinik, Verwaltung.* München, S. 287-303.
Ethik-Beirat beim Bundesministerium für Gesundheit (2000), *Prädiktive Gentests. Eckpunkte für eine ethische und rechtliche Orientierung.* http://www.bmgesundheit.de/themen/gen/ethik.pdf (13. 3. 2002).
Europarat (1997), *Übereinkommen zum Schutz der Menschenrechte und der Menschenwurde im Hinblick auf die Anwendung von Biologie und Medizin: Übereinkommen über Menschenrechte und Biomedizin vom 4. April 1997.* In: Honnefelder, L. & Streffer, C. (Hrsg.) *Jahrbuch für Wissenschaft und Ethik, Bd. 2.* Berlin, S. 285-303.
European Society of Human Genetics/Public and Professional Policy Committee (2000a), *Population genetic screening programmes: Recommendations of the European Society of Human Genetics.* http://www.eshg.org/screening.htm (13. 3. 2002)
────── (2000b), *Population genetic screening programmes: Principles, techniques, practices, and policies.* http://www.eshg.org/screening.htm (13. 3. 2002).
──────, (2001), *Genetic information and testing in insurance and employment: Technical, social ans ethical issues.* http://www.eshg.org/insurance.htm (13. 3. 2002).
Feuerstein, G. & Kollek, R. (2000), Risikofaktor Prädiktion. Unsicherheitsdimensionen diagnostischer Humanexperimente. In: Honnefelder, L. & Streffer, C. (Hrsg.) *Jahrbuch für Wissenschaft und Ethik, Bd. 6.* Berlin, S. 91-115.
────── (2001), Vom genetischen Wissen zum sozialen Risiko: Gendiagnostik als Instrument der Biopolitik. *Aus Politik und Zeitgeschichte, B 27*, S. 26-33.
Feuerstein, G., Kollek, R. & Uhlemann, T. (im Erscheinen) *Gentechnik und Krankenversicherung. Neue Leistungsangebote im Gesundheitssystem.* Baden-Baden.
────── (o. J.) *Fortschritt in Gendiagnostik und Gentherapie: Auswirkungen auf das Krankenversicherungssystem in Deutschland. Kurzfassung der Expertise im Auftrag des AOK-Bundesverbands* (unveröff. Ms.).
Fraktion Bündnis 90/Die Grünen im Deutschen Bundestag (2000), *Entwurf eines Gesetzes zur Regelung von Analysen des menschlichen Erbguts (Gentest-Gesetz).* http://www.gruene-fraktion.de/themen/umwelt/010702 gentest-

gesetz.pdf (13. 3. 2002).
Friedl, W. & Lamberti, C. (1997), Möglichkeiten postnataler Diagnostik. In: Petermann, F., Wiedebusch, S. & Quante, M. (Hrsg.) *Perspektiven der Humangenetik*. Paderborn, S. 81-103.
Frost & Sullivan (2001), U. S. *Pharmacogenomics Markets, Report 7965*. http://www.frost.com (4. 4. 2002).
Galas, E. (2001), Welchen Nutzen stiftet die Gendiagnostik? Modellversuch „Hämochromatose-Screening". *Die Ersatzkasse*, 2, S. 69-71.
Geller, G. (1999), Americans' attitudes toward informed consent for breast cancer susceptibility testing: Questions for cross-cultural research. In: Nippert, I., Neitzel, H. & Wolff, G. (Hrsg.) *The new genetics: From research into health care. Social and ethical implications for users and providers*. Berlin u. a.
Geller, L. N. et al. (1996), Individual, family, and societal dimensions of genetic discrimination: A case study analysis. *Science and Engineering Ethics*, 2, S. 71-88.
Genetics and Insurance Committee (2000), *Decision of the Genetics and insurance Committee (GAIC) concerning the application for approval to use genetic test results for life insurance risk assessment in Huntington's Disease*. http://www.doh.gov.uk/genetics/gaichuntington.htm (13. 3. 2002).
Gentechnikgesetz (GTG) der Republik Österreich (1994)., http://www.bmbwk.gv.at/start.asp (13. 3. 2002).
Gesamtverband der deutschen Versicherungswirtschaft (2001), *Stellungnahme im Rahmen der öffentlichen Anhörung der Enquete-Kommission vom 16. Oktober 2000*. http://www.bundestag.de/gremien/medi/medi_ext.htm.
Gewirth, A. (1978), *Reason and Morality*. Chicago.
Geyer, C. (Hrsg.) (2001), *Biopolitik*. Frankfurt a. M.
Golden, M., Kilb, L. & Mayerson, A. (1993), *Americans with Disabilities Act. An implementation guide*. Berkeley.
Grand, C. & Atia-Off, K. (2001), Genmedizin und Datenschutz. In: Winter, S. F., Fenger, H. & Schreiber, H.-L. (Hrsg.) *Genmedizin und Recht. Rahmenbedingungen und Regelungen für Forschung, Entwicklung, Klinik und Verwaltung*. München, S. 529-542.
Graumann, S. (2000), *Die somatische Gentherapie*. Tübingen.
――― (Hrsg) (2001a), *Die Genkontroverse*. Freiburg i. Br.
Habermas, J. (1983), *Moralbewußtsein und kommunikatives Handeln*. Frankfurt a. M.
――― (1991), *Erläuterungen zur Diskursethik*. Frankfurt a. M.
Haker, H. (2000), *Stellungnahme im Rahmen der öffentlichen Anhörung der Enquete-Kommission vom 13. November 2000*., http://www.bundestag.de/

gremien/medi/medi_ext.htm.
―― (2001), Präimplantationsdiagnostik und verantwortliche Elternschaft. In: Graumann, S. (Hrsg.) *Die Genkontroverse. Grundpositionen*. Freiburg i. Br., S. 179-184.
Hartog, J. & Wolff, G. (1997), Das genetische Beratungsgespräch. In: Petermann, F., Wiedebusch, S. & Quante, M. (Hrsg.) *Perspektiven der Humangenetik*. Paderborn, S. 153-174.
Heinkel, C. (2000), Zur Notwendigkeit eines psychosozialen Beratungsangebotes im Kontext von Pränataldiagnostik. In: Evangelische Konferenz für Familien- und Lebensberatung e. V. (Hrsg.) *Materialien zur Beratungsarbeit, Nr. 15*. Berlin.
Henn, W. (1998), Der DNA-Chip-Schlüsseltechnologie für ethisch problematische neue Formen genetischen Screenings? *Ethik in der Medizin, 10*, S. 128-137.
―― (2000), DNA-Chiptechnologie in der medizinischen Genetik: Ethische und gesundheitspolitische Probleme. *Medizinische Genetik, 12*, S. 341-344.
Hennen, L., Petermann, T. & Sauter, A. (2001), Das Genetische Orakel. Prognosen und Diagnosen durch Gentests-eine aktuelle Bilanz. In: Büro für Technikfolgen-Abschätzung beim Deutschen Bundestag (Hrsg.) *Studien des Büros für Technikfolgen-Abschätzung beim Deutschen Bundestag, Bd. 10*. Berlin.
Hennen, L., Petermann, T. & Schmitt, J. J. (1996), *Genetische Diagnostik — Chancen und Risiken. Der Bericht des Büros für Technikfolgen-Abschätzung*. Berlin.
Hoerster, N. (1995), *Neugeborene und das Recht auf Leben*. Frankfurt a. M.
―― (1998), *Sterbehilfe im säkularen Staat*. Frankfurt a. M.
Höffe, O. (2001), Rechtspflichten vor Tugendpflichten. Das Prinzip der Menschenwürde im Zeitalter der Biomedizin. *Frankfurter Allgemeine Zeitung*, 31. 03. 2001.
Höfling, W. (1995), Die Unantastbarkeit der Menschenwürde. Annäherung an einen schwierigen Verfassungsrechtssatz. *Juristische Schulung*, 35 (10), S. 857-862.
―― (1999), Kommentierung Art. 1 GG. In: Sachs, M. (Hrsg.) *Grundgesetz: Kommentar*, 2. Auflage. München. Höfling, W. & Demel, M. (1999), Zur Forschung an Nichteinwilligungsfähigen. Medizinrecht, 12, S. 540-546.
Hofmann, H. (1993), Die versprochene Menschenwürde. *Archiv des öffentlichen Rechts*, 118 (3), S. 353-377.
Holtzman, N. A. & Mareau, T. (2000), Will genetics revolutionize medicine? *New England Journal of Medicine, 343*, S. 141-144.
Holtzman, N. A. & Watson, M. S. (1997), *Promoting safe and effective genetic*

testing in the United States. Final report of the Task Force on Genetic Testing. Bethesda.

Horstmann, R.-P. (1980), Menschenwürde. In: Ritter, J. & Gründer, K. (Hrsg.) *Historisches Wörterbuch der Philosophie*, Bd. 5, Basel, S. 1124-1127.

Hübenthal, C. (2000), Solidarität. Historische und systematische Anmerkungen zu einem moralischen Begriff. In: Krebs, H. D. & Kühn, M. (Hrsg.) *Vorteil: Solidarität. Forum Kirche und Sport*. Bd. 3, Düsseldorf, S. 7-42.

Human Genetics Advisory Commission (1997), *The implications of genetic testing for insurance*. http://www.doh.gov.uk/hgac/index.html (13. 3. 2002).

—— (1999), *The implications of genetic testing for employment*. http://www.doh.gov.uk/hgac/index.html (13. 3. 2002).

Kant, I. (1980), *Kritik der praktischen Vernunft. Grundlegung zur Metaphysik der Sitten*. Werkausgabe, Bd. VII. Frankfurt a. M.

Kirchner-Asbrock, E. (2001), *Psychosoziale Beratung im Kontext pränataler Diagnostik. Stellungnahme im Rahmen der nichtöffentlichen Anhörung der Enquete-Kommission vom 5. März 2001*.

Klein, R. (1999), Kommentierung Art. 1 GG. In: Schmidt-Bleibtreu, B. & Klein, F. (Hrsg.) *Grundgesetz: Kommentar*, 9. Auflage. Neuwied/Frankfurt a.M.

Knoepffler, N. et al. (2000), Präimplantationsdiagnostik und therapeutisches Klonen: Was ist verantwortbar? *Forum TTN, 4*, S. 20-40.

Koch, K. (2001b), Wenn gestörte Kommunikation krank macht. *Max-Planck-Forschung, 2*, S. 59-65.

Kohte, W. (2000), *Genetische Diagnostik und Arbeitsmedizin: Rechtliche und rechtspolitische Fragen. Stellungnahme im Rahmen der nichtöffentlichen Anhörung der Enquete-Kommission vom 4. Dezember 2000*. http://www.bundestag.de/gremien/medi/medi_ext.htm.

Kolb, S. & Seithe, H. (Hrsg.) (1998), *Medizin und Gewissen. 50 Jahre nach dem Nürnberger Ärzteprozeß*. Frankfurt a. M.

Kommission für Öffentlichkeitsarbeit und ethische Fragen der Gesellschaft für Humangenetik e. V. (1992), Moratorium zum Triple-Screening fetaler Chromosomenaberrationen aus mütterlichem Serum. *Medizinische Genetik, 4*, S. 2.

—— (1995), Stellungnahme zur genetischen Diagnostik bei Kindern und Jugendlichen. *Medizinische Genetik, 7*, S. 358-359.

—— (1996), Positionspapier. *Medizinische Genetik, 8*, S. 125-131.

Korff, W. (1998), Sozialethik. In: Korff, W., Beck, L. & Mikat, P. (Hrsg.) *Lexikon der Bioethik*. Gütersloh, Bd. 3, S. 377-388.

Kunig, P. (2000), Kommentierung Art. 1 GG. In: Münch, I. & Kunig, P. (Hrsg.) *Grundgesetz: Kommentar*, 5. Auflage. München.

Kurth, J. H. (2000), Pharmacogenetics: Future promise of a tool for identifying patients at risk. *Drug Information Journal, 34*, S. 223-227.

Lanzerath, D. (2000a), *Der Umgang mit prädiktivem Wissen in der genetischen Diagnostik-Ethische Aspekte unter besonderer Berücksichtigung des Krankheitsbegriffs*. Stellungnahme im Rahmen der öffentlichen Anhörung der Enquete-Kommission vom 16. Oktober 2000. http://www.bundestag.de/gremien/medi/medi_ext.htm.

―― (2000b), *Krankheit und ärztliches Handeln. Zur Funktion des Krankheitsbegriffs in der medizinischen Ethik*. Freiburg/München.

Lanzerath, D. & Honnefelder, L. (1998), Krankheitsbegriff und ärztliche Anwendung der Humangenetik. In: Düwell, M. & Mieth, D. (Hrsg.) *Ethik in der Humangenetik. Die neueren Entwicklungen der genetischen Frühdiagnostik aus ethischer Perspektive*. Tübingen, S. 51-77.

Laufs, A. (2001), Präimplantationsdiagnostik. Juristische Überlegungen. In: Bundesministerium für Familie (Hrsg.) *Fortpflanzungsmedizin in Deutschland*. Baden-Baden, S. 204-208.

Lemke, T. (2001), Zurück in die Zukunft?-Genetische Diagnostik und das Risiko der Eugenik. In: Graumann, S. (Hrsg.) *Die Genkontroverse*. Freiburg i. Br., S. 37-44.

Lorenz, E. (2000), Zur Berücksichtigung genetischer Tests und ihrer Ergebnisse beim Abschluß von Personenversicherungsverträgen. Ein Diskussionsbeitrag. In: Thiele, F. (Hrsg.) *Genetische Diagnostik und Versicherungsschutz. Die Situation in Deutschland*. Graue Reihe. Europäische Akademie Bad Neuenahr-Ahrweiler.

Luckmann, T. (Hrsg.) (1980), *Lebenswelt und Gesellschaft. Grundstrukturen und geschichtliche Wandlungen*. Paderborn u. a.

Luhmann, N. (1974), *Grundrechte als Institution*. Berlin.

Luther, E. (2001b), Menschenwürde: Ein entscheidendes Handlungskriterium oder „Totschlag-Argument"? *Neue Dialoghefte. Die Zeitschrift für den christlichmarxistischen Dialog*, 2, S. 24-34.

Marteau, T. M., Nippert, I. & Hall, S. (2001), Outcomes of pregnancies diagnosed with Klinefelter syndrome: the possible influence of health professionals. *British Medical Journal* (im Erscheinen).

Marx, K. (1982), Zur Kritik der Hegelschen Rechtsphilosophie. Einleitung. In: *Marx-Engels-Gesamtausgabe (MEGA)*. Berlin, Bd. 1. 2, S. 182.

Meindl, A. & Golla, A. (1998) Molekulargenetische Diagnostik bei Brustkrebs: Neueste Ergebnisse und Auswirkungen auf die genetische Beratung. *Medizinische Genetik*, 10, S. 250-252.

Merkel, R. (2001), *Früheuthanasie. Rechtsethische und strafrechtliche Grundlagen arztlicher Entscheidungen über Leben und Tod in der Neonatalmedizin*. Baden-Baden.

Metschke, R. (2001), *Diskussionspapier zu datenschutzrechtlichen Regelungen bei der Forschung mit humangenetischem Material* (unveröff. Ms.).

Metschke, R. & Wellbrock, R. (2000), *Datenschutz in Wissenschaft und Forschung*. Berlin.

Mieth, D. (1998), *Moral und Erfahrung II*. Freiburg i. Br.

Müller-Reible, C. R. (1997), Erste praktische Erfahrungen mit der externen Qualitätssicherung in der Molekulardiagnostik in Deutschland. In: Arndt, D. & Obe, G. (Hrsg.) *Qualitätssicherung in Zyto-und Molekulargenetik*. München, S. 41-44.

National Human Genome Research Institute (1998), *Genetic information and the workplace*. http://www.nhgri.nih.gov/HGP/Reports/genetics_workplace.html (4. 4. 2002).

Neuer-Miebach, T. (1997), Lebensqualität statt Heiligkeit des Lebens? Biomedizinische Herausforderungen für ein Leben mit Behinderungen. *Fachdienst der Bundesvereinigung Lebenshilfe für Menschen mit geistiger Behinderung, 2*, S. 3-14.

——— (1999), Zwang zur Normalität. Pränatale Diagnostik und genetische Beratung. In: Emmrich, M. (Hrsg.) *Im Zeitalter der Bio-Macht*. Frankfurt a. M., S. 69-104.

——— (2001), Genetische Diskriminierung. In: CDU-Bundesgeschäftsstelle (Hrsg.) *Arbeitsmaterialien Bioethik*. Berlin, S. 53-67.

Nippert, I. (2000), Vorhandenes Bedürfnis oder induzierter Bedarf an genetischen Testangeboten? Eine medizinsoziologische Analyse zur Einführung und Ausbreitung genetischer Testverfahren. In: Schmidtke, J. (Hrsg.) *Guter Rat ist teuer. Was kostet die Humangenetik, was nutzt sie?* München/Jena, S. 126-149.

——— (2001a), Anwendungsprobleme genetischer Testverfahren in der Medizin. In: Raem, A. M. et al. (Hrsg.) *Gen-Medizin. Eine Bestandsaufnahme*. Berlin u. a., S. 687-697.

——— (2001b), *Humangenetische Beratung/Qualitätskontrolle in der Beratung. Stellungnahme imRahmen der nichtöffentlichen Anhörung der Enquete-Kommission vom 5. März 2001*.

——— (2001c), Was kann aus der bisherigen Entwicklung der Pränataldiagnostik für die Entwicklung von Qualitätsstandards für die Einführung neuer Verfahren wie der Präimplantationsdiagnostik gelernt werden? In: Bundesministerium für Gesundheit (Hrsg.) Fortpflanzungsmedizin in Deutschland. *Schriftenreihe des Bundesministeriums für Gesundheit, Bd. 132*. Baden-Baden, S. 293-321.

Nippert, I. & Wolff, G. (1999), Consensus and variation among medical geneticists and patients on the provision of the new genetics in Germany-Data from the 1994-1996 survey among medical geneticists and patients. In: Nippert, I., Neitzel, H. & Wolff, G. (Hrsg.) *The new genetics: From research into health care. Social and ethical implications for users and providers.* Berlin u. a., S. 95-106.

Parliamentary Office of Science and Technology (2000), *Human Genome Research*. http://www.parliament.uk/post/report.htm (13. 3. 2002).

Pieroth, B. & Schlink, B. (2000), *Staatsrecht II. Grundrechte*, 16. Auflage. Heidelberg.

Pränataldiagnostik und Beratung (1999), *Pränataldiagnostik und Beratung. Psychosoziale Beratung —— Beratungs- und Unterstützungsangebote für Frauen/Männer im Zusammenhang mit Pränataldiagnostik. Grundlagen-Selbstverständnis-Ziele-Standards.* Düsseldorf.

Präve, P. (1992), Das Recht des Versicherungsnehmers auf gen-informationelle Selbstbestimmung. *Versicherungsmedizin, 92*, S. 279.

Rawls, J. (1975), *Eine Theorie der Gerechtigkeit*. Frankfurt a. M.

Regenauer, A. (1997), Medizinische Risikoprüfung vor der Jahrtausendwende. Internationale Entwicklungen und Trends-dargestellt an einigen typischen Veränderungen. *Zeitschrift für Versicherungswirtschaft, 21* (*1*), S. 629-635.

Rehmann-Sutter, C. (1998), DNA-Horoskope. In: Düwell, M. & Mieth, D. (Hrsg.) *Ethik in der Humangenetik. Neuere Entwicklungen der genetischen Frühdiagnostik aus ethischer Perspektive.* Tübingen, S. 415-443.

Reiter, J. (2001), Über die Ethik der Menschenwürde. In: Raffelt, A. (Hrsg.) *Weg und Weite. Festschrift für Karl Lehmann.* Freiburg u. a., S. 443-454.

Rendtorff, T. (2000), Jenseits der Menschenwürde? Zum ethischen Diskurs über humane embryonale Stammzellen. Ein Kommentar. In: Honnefelder, L. & Streffer, C. (Hrsg.) *Jahrbuch für Wissenschaft und Ethik*. Berlin/New York, Bd. 5, S. 183-195.

Riewenherm, S. (2001), Keine Medikamente fur Jedermann. *Gen-ethischer Informationsdienst, 145*, S. 3-7.

Rodotà, S. (2000), *Stellungnahme im Rahmen der öffentlichen Anhörung der Enquete-Kommission vom 16. Oktober 2000*. http://www.bundestag.de/gremien/medi/medi_ext.htm.

Rohdewohld, H. (1997), Die moderne Genetik: Von der Forschung in die medizinische Versorgung. Soziale und ethische Implikationen für Nutzer und Anbieter. Tagungsbericht über den internationalen Workshop „The new genetics: From research into health care. Social and ethical implications for users and providers" im Juni 1997 in Berlin. *Bundesgesundheitsblatt, 12*, S. 495-498.

Rose, H. (2000), *Building genetics from below. Stellungnahme im Rahmen der öffentlichen Anhörung der Enquete-Kommission vom 16. Oktober 2000.*

http://www.bundestag.de/gremien/medi/medi_ext.htm.
Rudloff-Schäfer, C. (1999), Entstehungsgründe und Entstehungsgeschichte der Konvention. In: Eser, A. (Hrsg.), *Biomedizin und Menschenrechte. Die Menschenrechtskonvention des Europarates zur Biomedizin. Dokumentation und Kommentare*. Frankfurt a. M., S. 26-37.
Rupprecht, G. (1999), Folgen der Genanalyse für die Versicherungswirtschaft. In: Gesamtverband der Deutschen Versicherungswirtschaft (Hrsg.) *Gentechnik-Grenzzone menschlichen Handelns?* Berlin, S. 95-101.
Sacksofsky, U. (2001), *Der verfassungsrechtliche Status des Embryos in vitro. Gutachten für die Enquete-Kommission des Deutschen Bundestages „Recht und Ethik der modernen Medizin"*. Frankfurt a. M. http://www.bundestag. de/gremien/medi/medi_ext.htm.
Sahmer, S. (1995), Genomanalyse und Krankenversicherung. *Versicherungsmedizin*, 47, S. 5-9.
Sancken, U. & Bartels, I. (1999), Der sogenannte Triple-Test. Ergebnisse und Erfahrungen aus einer 10 jährigen Laborroutine. *Reproduktionsmedizin, 15 (4)*, S. 276-284.
Schäfer, D. (1998), Wann sind genetische Beratungen sinnvoll? Über Definition, Funktion und Bedeutung genetischer Beratung. In: Kettner, M. (Hrsg.) *Beratung als Zwang. Schwangerschaftsabbruch, genetische Beratung und die Grenzen kommunikativer Vernunft*. Frankfurt a. M., S. 187-221.
Schmidtke, J. (1997), *Vererbung und Ererbtes-Ein humangenetischer Ratgeber. Genetisches Risiko und erbliche Erkrankungen, vorgeburtliche Untersuchungen und Schwangerschaftsvorsorge, Vererbung und Umwelt, Gentests und Gentherapie*. Reinbeck bei Hamburg.
―――― (1998), Gentests in der Lebensversicherung. *Versicherungsmedizin, 50*, S. 110-111.
―――― (2001a), *Stellungnahme im Rahmen der nichtöffentlichen Anhörung der Enquete-Kommission vom 26. März 2001*.
―――― (2001b), Überblick. In: Winter, S. F., Fenger, H. & Schreiber, H.-L. (Hrsg.) *Genmedizin und Recht. Rahmenbedingungen und Regelungen für Forschung, Entwicklung, Klinik und Verwaltung*. München, S. 409-423.
Schneider, I. (2000), Menschenrechte und Biomedizin. In: Arnim, G. & Deile, V. (Hrsg.) *Jahrbuch Menschenrechte 2001*. Frankfurt a. M., S. 339-352.
Schöffski, O. (2001), Genomanalyse und Versicherungsschutz. In: Winter, S. F., Fenger, H. & Schreiber, H.-L. (Hrsg.) *Genmedizin und Recht*. München, S. 543-568.
Scholz, C. (1995), Biographie und molekulargenetische Diagnostik. In: Beck-Gernsheim, E. (Hrsg.) *Welche Gesundheit wollen wir? Dilemmata des medizintechnischen Fortschritts*. Frankfurt a. M., S. 33-72.

Schopenhauer, A. (1988), *Die Welt als Wille und Vorstellung I*. Sämtliche Werke, Bd. 2. Mannheim.

Schorn, G. H. (2001), EG-Richtlinie über In-vitro-Diagnostika. In: Winter, S. F., Fenger, H. & Schreiber, H.-L. (Hrsg.) *Genmedizin und Recht. Rahmenbedingungen und Regelungen für Forschung, Entwicklung, Klinik und Verwaltung*. München, S. 93-107.

Schüler, H. M. & Zerres, K. (1998), Pränatale Diagnostik. In: Düwell, M. & Mieth, D. (Hrsg.) *Ethik in der Humangenetik. Die neueren Entwicklungen der genetischen Frühdiagnostik aus ethischer Perspektive*. Tübingen, S. 15-25.

Schwartländer, J. (1998), Art. Menschenwürde/Personwürde. In: Korff, W., Beck, L. & Mikat, P. (Hrsg.) *Lexikon der Bioethik*, Bd. 2. Gütersloh, S. 683-688.

Schwerin, A. v. (2000), DNA-Chips für den genetischen Aderlass. *Gen-ethischer Informationsdienst, 143*, S. 16-18.

Sigurdsson, S. (2001), Yin-yan genetics, or the HSD de-CODE controversy. *New genetics and Society, 20 (2)*, S. 103-117.

Simon, J. (2001), *Gendiagnostik und Versicherung. Die internationale Lage im Vergleich*. Baden-Baden.

Spaemann, R. (1987), Über den Begriff der Menschenwürde. In: Böckenförde, E.-W. & Spaemann, R. (Hrsg.) *Menschenrecht und Menschenwürde*. Stuttgart.

—— (1996), *Personen. Versuch über den Unterschied zwischen 'etwas' und 'jemand'*. Stuttgart.

—— (2001a), Gezeugt, nicht gemacht. Die verbrauchende Embryonenforschung ist ein Anschlag auf die Menschenwürde. In: Geyer, P. (Hrsg.) *Biopolitik*. Frankfurt a. M., S. 41-50.

—— (2001b), *Grenzen. Zur ethischen Dimension des Handelns*. Stuttgart.

Spranger, T. M. (2000), Prädiktive genetische Tests und genetische Diskriminierung im Versicherungswesen. *Versicherungsrecht, 19*, S. 815-821.

Starck, C. (1985), Kommentierung Art. 1 GG. In: Mangoldt H. v., Klein, F. & Starck, C. (Hrsg.). *Das Bonner Grundgesetz: Kommentar*, 3. Auflage. München.

Steindor, M. (2001), Modellversuch Gen-Test. *Gen-ethischer Informationsdienst*, 148, S. 10f.

—— (2002), Risiken und Widersprüche genetischer Screeningprogramme in der GKV am Beispiel des Hämochromatose-Screenings der Kaufmännischen Krankenkasse. *Arbeit und Sozialpolitik* (im Erscheinen).

Stengel-Rutkowski, S. (1997), Möglichkeiten und Grenzen pränataler Diagnostik. In: Petermann, F., Wiedebusch, S. & Quante, M. (Hrsg.) *Perspektiven*

der Humangenetik. Paderborn, S. 49-80.
Taupitz, J. (1998), Das Recht auf Nichtwissen. In: Hanau, P., Lorenz, E. & Matthes, H.-C. (Hrsg.) *Festschrift fur Günther Wiese zum 70. Geburtstag.* Neuwied, S. 583-602.
―――― (2000), *Genetische Diagnostik und Versicherungsrecht.* Karlsruhe.
Ten Have, H. (2000), Genetisierung. In: Wiesing, U. et al. (Hrsg.) *Ethik in der Medizin. Ein Reader.* Stuttgart, S. 333-336.
Toder, R. (2000), Die Diagnose wird schneller und präziser (Interview). *Genethischer Informationsdienst, 143.*
Tugendhat, E. (1993), *Vorlesungen über Ethik.* Frankfurt a. M.
U. S. Equal Employment Opportunity Commission (2000), *Enforcenment guidance: Disability-related inquiries and medical examinations of employees under the Americans with Diabilities Act (ADA).* http://www.eeoc.gov/docs/guidance-inquiries.html (13. 3. 2002).
Unabhängiges Landeszentrum für Datenschutz Schleswig-Holstein (1997), *Gentechnologie und Datenschutz. Stellungnahme für die Enquete-Kommission-Chancen und Risiken der Gentechnologie" des Schleswig-Holsteinischen Landtages.*
United Nations Educational, Scientific and Cultural Organization (UNESCO) (1997), Allgemeine Erklärung.
der UNESCO über das menschliche Genom und Menschenrecht vom 11. November 1997. *Unesco heute*, 44 (4), S. 109-112.
Verband Forschender Arzneimittelhersteller (VFA) (2001), *Positionspapier des VFA zum Thema ,,Pharmakogenetik".* http://www.vfa.de/extern/d/vfa/positionen/index.html?content =/extern/d/vfa/positionen/2269.html (13. 3. 2002).
Wagenmann, U. (1999), Island: Eine Bevölkerung auf Festplatte. Gesundheitsdaten aller Isländer werden zentral gesammelt. *Dr. med. Mabuse, 118*, S. 37- 39.
Weltärztebund (1964/2000), *Declaration of Helsinki. Ethical principles for medical research involving human subjects. Adopted by the 18th WMA General Assembly, Helsinki, Finland, June 1964* (amended by the 29th WMA General Assembly, Tokyo, Japan, October 1975, 35th WMA General Assembly, Venice, Italy, October 1983, 41st WMA General Assembly, Hong Kong, September 1989, 48th WMA General Assembly, Somerset West, Republic of South Africa, October 1996, and the 52nd WMA General Assembly, Edinburgh, Scotland. http://www.wma.net/e/policy/17c.pdf (23. 4. 2002).
―――― (2000a), Gentherapie und Gentechnologie. Erklärung, verabschiedet von der 39. Generalversammlung des Weltärztebundes, Madrid, Oktober 1987.

In: Weltärztebund (Hrsg.) *Handbuch der Deklarationen.* Köln, Abschnitt 17. S.

―――― (2000b), Projekt der Analyse des menschlichen Genoms. Deklaration, verabschiedet von der 44. Generalversammlung des Weltärztebundes, Marbella, September 1992. In: Weltärztebund (Hrsg.) *Handbuch der Deklarationen.* Köln, Abschnitt 17. S/1.

Werner, M. (2000), Streit um die Menschenwürde. Bedeutung und Probleme eines ethischen Zentralbegriffs. *Zeitschrift für medizinische Ethik*, 4, S. 259-272.

Wertz, D. C. (1997), Society and the not-so-new genetics: What are we afraid of? Some future predictions from a social scientist. *The Journal of Contemporary Health Law and Policy, 13*, S. 299-346.

Weß, L. (1998), *Stand und Perspektiven der DNA-Chip-Technologie. Studie im Auftrag der Forschungsgruppe „Technologiefolgenabschätzung der modernen Biotechnologie in der Medizin".* Hamburg (unveröff. Ms.).

Winter, S. F. (2001), Was ist Genmedizin? Eine Einführung. In: Winter, S. F., Fenger, H. & Schreiber, H.-L. (Hrsg.) *Genmedizin und Recht. Rahmenbedingungen und Regelungen für Forschung, Entwicklung, Klinik und Verwaltung.* München, S. 1-51.

Wolbring, G. (2001), *Folgen der Anwendung genetischer Diagnostik für behinderte Menschen. Gutachten erstellt im Auftrag der Enquete-Kommission.* Calgary. http://www.bundestag.de/gremien/medi_/medi_ext.htm.

Wolf, C. R., Smith, G. & Smith, R. L. (2000), Science, medicine, and the future: Pharmakogenetics. *British Medical Journal*, 320, S. 987-990.

Wolf, U. (1997), Identical Mutations and Phenotypic Value. *Human Genetics, 100*, S. 305-321.

Wolff, G. (1998), Über den Anspruch von Nichtdirektivität in der genetischen Beratung. In: Kettner, M. (Hrsg.) *Beratung als Zwang. Schwangerschaftsabbruch, genetische Aufklärung und die Grenzen der kommunikativen Vernunft.* Frankfurt a. M., S. 173-186.

―――― (2001), *Stellungnahme im Rahmen der nichtöffentlichen Anhörung der Enquete-Kommission vom 5. März 2001.*

World Health Organization (WHO) (1997), *Proposed international guidelines on ethical issues in medical genetics and genetic services. Report of a WHO meeting on ethical issues in medical genetics, Geneva 15-16*[th] *December 1997.* http://www.who.int/ncd/hgn/hgnethic.htm (4. 4. 2002).

Wunder, M. (2001b), Der Nürnberger Kodex und seine Folgen. In: Ebbinghaus, A. & Dörner, K. (Hrsg.) *Vernichten und Heilen.* Berlin, S. 476-490.

Zoll, R. (2000), *Was ist Solidarität heute?* Frankfurt a. M.

解　説

答申の内容的特徴を本巻所収の二大テーマ
　Ⅰ．「人間の尊厳」という原理
　Ⅱ．遺伝子情報の取り扱い
について述べたい。

Ⅰ　「人間の尊厳」という原理

時代のキーワード「人間の尊厳」

世界人権宣言（1948年）第1条「すべての人間は生まれながらにして自由であり，かつ尊厳および権利について平等である。人間は理性および良心を授けられており，互いに同胞の精神で行動しなければならない」。

　ドイツ基本法（1949年）第1条「人間の尊厳は不可侵である（Die Würde des Menschen ist unantastbar.）。これを尊重し擁護することはあらゆる国家的権力の義務である」。

　ファシズムと悲惨な大戦をくぐり抜けて，戦後世界は，決して繰り返してはならない歴史の教訓として，「人間の尊厳」の保護を確認した（日本語版への序文 p.iii）。

　生命倫理学分野においても近年「人間の尊厳」はキーワードである。「ヒトゲノムと人権に関する世界宣言」（1997年ユネスコ総会）や，わが国の「ヒトゲノム研究に関する基本原則」（2000年）にも謳われている。それをふまえた「ヒトゲノム・遺伝子解析に関する倫理指針」（2001年）は「人間の尊厳および人権が尊重され，社会の理解と協力を得て，研究の適正な推進が図られることを目的とし」て，「基本方針」の冒頭に「人間の

尊厳の尊重」を掲げている。「人間の尊厳」はいまやこの種の憲章や指針では必ず触れなければならない言葉になっている。ところが，わが国では人間の尊厳の内容も分からないまま，単なる枕詞のように使用されている傾向がある。法学者のなかでも，人間の尊厳の概念史まで分かっている人はごくわずかだという話を聞いたことがある。

　「人間の尊厳」には長い歴史がある。まずヘレニズム起源の「人間の尊厳（dignitas hominis）」，そしてヘブライズム起源の「神の像（imago Dei）」という二つの流れがある。前者は，理性の働きとそれにもとづく道徳的な気高さにこそ人間の価値と尊厳があるとする知性的な伝統である。後者は，人間は神に似せて造られ「神の像」を宿しているがゆえに尊いとする宗教的伝統である。人間本性に内在する尊厳と，神に原型を求める「神の像」とは，もとは本質的に異質な概念であった。この二概念が緊張関係をはらみながら，複雑にからみあって展開し，今日の「尊厳」概念が形成されてきた[1]。

　このような歴史的な厚みをもつ言葉ながら，「人間の尊厳」はいま大きな論争の的になって，その意味内容が改めて問い直されている。主に次のような疑問が提起されている。

1．「人間の尊厳」は，その内容が曖昧であるにもかかわらず，とくにドイツではインフレ的に使用される[2]。まるで「伝家の宝刀」のごとくに持ち出され，議論をそこでストップさせ，それ以上の議論を封殺する役割を果たす[3]。

2．人間の尊厳は，人間は神に似せて造られ「神の像」を宿しているがゆえに尊いとするユダヤ・キリスト教的な伝統を前提にしている。それゆえ世俗化された社会で，これを憲法の原則に掲げるのは政教分離の原則に反する。

　「人間の尊厳」は，ヨーロッパ文化に根ざした思想であるから，この理念を異なる文化的伝統をもつ社会にまで押しつけるのは，多

　1）　金子晴勇著『ヨーロッパの人間像——「神の像」と「人間の尊厳」の思想史的研究』知泉書館，2002年参照。
　2）　ギュンター・デューリヒの言う尊厳概念の「小銭」化。本書 p.25参照
　3）　ビルンバッハー「人間の尊厳という概念の曖昧さについて」1996年。菊地惠善による要約紹介（『続・独仏生命倫理研究資料集』千葉大学，2004年，上巻 p.46）参照。

3．「人間の尊厳」は個人の尊厳を意味するのか，それとも人類（人間性）としての尊厳を意味するのか，明確ではない。
4．「人間の尊厳」の担い手は誰か。胎児や試験管内のヒト胚，同意能力をもたない人などは，尊厳の保護の対象となりうるのか？

　このようにさまざまな異議があるにもかかわらず，本答申は「人間の尊厳と人権の概念が，現代医療のもろもろの問いに倫理的・法的に取り組む際に，放棄しえない枠組みを提示する」と認識している（p.4）。連邦議会のもとに設置された審議会という性格からして，基本法第1条「人間の尊厳は不可侵」という原則を放棄するわけにはいかないのは，当然であろう。その上で，答申は上記の批判に対して，それぞれ以下のように答えている。

1．人間の尊厳と人間の諸権利
1の批判に対しては，「人間の尊厳は空虚な定式ではなく実践的な重要性をもつ」（p.18）として，人間の尊厳の保護という原則から基本的な諸権利を「扇状に」導出・展開する（p.34）ことをもって，答えようとしている。これを，第2章で「個人に関して」（p.33-40）と「社会的相互性に関して」（p.40-47）の両面から展開している。

(1) **医療倫理学・研究倫理学の原理としての「人間の尊厳」**　個人に関しては，「人間の尊厳」の保証を生命倫理学の基礎に据えて，個人の自由・自律と主体性の尊重を医の職業倫理・研究倫理学の原理としている。とりわけ今後，遺伝子レベルの基礎研究が医学にとって「倫理的義務」となっていく（p.37）状況を見据え，患者や被験者が「道具化」され尊厳が奪われることのないよう，インフォームド・コンセントの遵守などを研究倫理学上の規準として重視している。

(2) **「人間の尊厳」の社会倫理学的展開**　社会的相互性の場面では，「人間の尊厳」原理は「主体の基本的諸権利」の三つの基本形態として展開される。すなわち
　① 個人の自由権（individuelle Freiheitsrechte）＝自由と自己決定の

原理
　② 社会保障請求権（soziale Anspruchsrechte）＝同権と非差別の原理
　③ 政治的参画権（politische Mitwirkungsrechte）＝連帯と政治参加の原理

である（p.43）。

　「人間の尊厳」原理から「個人の自己決定の保護と人格性の自由な展開への権利」を導きながら，他方でこれがアトミズム的な「自由」へと拡散することなく，連帯原理（Solidaritätsprinzip）と結びつけて，相互支援の絆を強めることを答申は重視している。ここにドイツ的な特徴を見ることができる。実際，「連帯」[4]はドイツの倫理学者や政治家や教会関係者が今日しばしば唱える言葉である。答申は連帯を福祉国家にとっての社会倫理学的原理として位置づけ，こう述べている。

　「連帯は，生活共同体における人間同士の相互支援から出発し，主体の基本権として社会保障請求権を強調する。それは，物質的困窮，病気，障害，高齢といった状況にある人が共同体に対してケアと支援を請求することができる権利のことである。このことは社会的なレベルでは，社会保障請求権を制度的に保証する必要を指示している。個人の基本権とそれに対する国家の保護義務に並びたつのは，福祉国家原理（das Sozialstaatsprinzip）である（基本法第20条第1項）。その原理から，とりわけ，弱者を保護せよという要請，分配の正義を保証

　4）　連帯（Solidarität）はラテン語のsolidus（緊密な，堅牢な，固い，全体の）に由来し，フランス語の solidarité という概念を経てドイツ語圏に流入した。フランスの初期社会主義者ルルー（Pierre Leroux, 1799-1871）は1840年に，「博愛」という概念に近いキリスト教的な隣人愛の原理に代えて，連帯という概念を用い，互恵的な義務を宗教的な確信からではなく人間同士の互いの恩義から導き出した。「連帯」は労働運動の綱領に掲げられるようになり，資本制企業の経済力に抗して，弱者の側に立って社会的な調整を世話できる対抗勢力として，組合が登場した。フランスのジャーナリストにして政治家，社会学者であるレオン・ブルジョワ（Leon Bourgeois, 1851-1925）は，社会的に協力して働き互いに支え合うという事実から連帯主義という政治的運動を基礎づけ，カトリックの社会理論にも強い影響を及ぼしました。教会はルルーの連帯概念をキリスト教的隣人愛の世俗的な形態として理解している。貧者の側に立って互いに仕えよというイエスの呼びかけ（マタイ20・25-28）は，弱者の側に立つという連帯の最初の適用形態である。1997年ドイツのカトリック教会および福音教会は共同の言葉として，正義とならんで連帯という概念を基本合意の中心に据え，その上にドイツにおける社会的まとまりをもとづけようとした。Heinrich. Bedford-Strohm; Solidarität, Solidaritätsprinzip. In: *Evangelisches Soziallexikon*. 2001. 参照。

せよという要請が導かれる」(p.46)。

　今日グローバル化のなかでアメリカ流の競争原理が怒濤のようにヨーロッパや日本になだれ込んできている。こうした緊張を意識しながら，本答申は人間が「自由にして依存的な存在である」ことを見据え，個人の自由権の発展を同時に連帯社会（Solidargemeinschaft）のなかに埋め込んでいこうとする。

　　「連帯は個人主義や競争や業績主義との緊張関係のなかにあって，もろもろの社会的な構造と制度を秩序あるものへと政策的に具体化していくことを教える。そうした具体化は，自由にして依存的な存在である人間にふさわしいものでなければならない」(p.46)。

　ドイツの生命倫理学も自律（自己決定）尊重の原理を当然重視している。しかしながら，それが自信過剰な自己決定権に傾くことにブレーキをかけるような「重石」の存在がいつも感じられる。それが，ここで展開されているようなふくらみをもった「人間の尊厳」概念である。とりわけ「連帯原理」である。

2．世俗化された「人間の尊厳」

　「人間の尊厳」は特定の宗教的世界観を前提しているという批判に対して，答申は，今日国際法や憲法の原則とされている尊厳概念はすでに世俗化されている，と答えている。まずカントによって「人間の尊厳」に「世俗化された理解」が与えられ，それ以降「宗教的コンテクストを超える妥当性」を獲得した（p.5）。さらに戦後，ドイツ基本法を制定する際，憲法起草者たちは，「人間の尊厳」は「神から与えられた」という宗教的基礎づけを意識的に断念し，尊厳の尊重を「世俗化された多元的な」社会に適合するような形で憲法に組み込んだ（p.12-13）。このことを答申は思い起こさせている。

　多文化社会の相互尊重原理としての「人間の尊厳」　「人間の尊厳」概念は世界的な妥当性をもたず単に文化相対的な妥当性しか要求できないという異議は，「人権の普遍性」という主張に対して，人権思想はヨーロッパに固有な思想であり，アジアにはこれとは別の価値観があるという議論，いわゆるアジア的価値論と同じ構造をもつ。これに対して，答申は，この

ような異議それ自体が人々の文化的な多様性を「等しく尊重すべきという一つの普遍主義的な規範に訴えている」と指摘する。つまり尊厳や権利が傷つけられた人々は，「通例は彼らの文化に特有の正当性（諸権利）(kulturspezifische Rechte) への尊重を盾に取るのではなく，普遍的な正当性（諸権利）(universelle Rechte)（主体の基本的諸権利）への尊重を盾に取る。それら諸権利はまたも人間の尊厳のなかに基礎づけられる」(p.9)。それゆえ

> 「人間の尊厳という原則はたしかに特定の文化的伝統から生じたものではあるが，しかし同時にあらゆる人間に妥当しうる原理として，しかもまさしく現代の多元主義的な社会において相互尊重の基盤（die Basis gegenseitiger Achtung）を形成する原理として理解されなければならない」(p.13)。

答申は「人間の尊厳」という理念は普遍性をもつという立場に立っている。それは異なる文化，異なる人格を互いに尊重しあうという意味においてである。この意味ではあまり異論はないかもしれない。しかし次のような表現がすべての文化に受け入れられるかは疑問であろう。

> 「生物と無生物を含む全自然における人間の無条件で変更不可能な特別の地位は本来的に，あらゆる国家権力によって尊重され，さらには法秩序そのものからも尊重されなければならない」(p.32)。

ここにキリスト教文化に彩られた人間中心主義を見てとる人も多いのではなかろうか。

3．個人の尊厳，それとも類の尊厳

これについては，バイエルツによる論点整理が参考になる。バイエルツは，たとえば遺伝子操作技術による人間改造の可能性のなかに「人間の尊厳」概念がはらむ緊張関係，すなわち個人の尊厳と類の尊厳との間の緊張が浮かび上がる，と指摘する[5]。「人間の尊厳」という概念は，その歴史的な発展のなかで，人間は ① 知性（理性）と ② 自己完成能力と ③ 自由意思をもつがゆえに尊厳に値する，という内容をもつにいたった。現代におい

---

5) バイエルツ「人間の尊厳という理念」（ジープほか著『ドイツ応用倫理学の現在』山内廣隆ほか訳，ナカニシヤ出版，2002年，p.171以下）。

て，①は科学とその技術的応用として力を発揮している。②は遺伝子ドーピングや人間改造による「自己完全化」にまで進みつつある。③は「自分のことは自分で決める。他人は口を出すな」という自信過剰な「自己決定権」となって現れてさえいる。たとえば遺伝子操作によって知能指数を現在の2倍，3倍にするなどの試み（Enhancement：増進的介入[6]）さえ，「人間の尊厳」の三要件の実現と主張できなくもない。しかしそこには人間の本質（人間性）そのものが変容する危険もはらまれている。こうした事態に対する態度に，二つの方向性があるとバイエルツは見る。一つは個の尊厳（自己決定権）を擁護して，人間性（類としての同一性）を犠牲にする道である。もう一つの道は，「人間の本質」（人間性）を維持するために，個の尊厳に制限を加える道である[7]。

　本答申は，この対立に対して態度を必ずしも明確にしていないが，人間性（Menschheit）という概念とカントの歴史哲学にもとづくブラウンの解釈に言及している点が注目される。ブラウンは言う。

　　「カントにおいて人間性（Menschheit 人類）は一つの生物学的な種であるとともに，自由と理性と道徳性を代表する統制的理念でもある。この強調された意味における人間性が個人のなかに再現前することが，カントにおいては人間の尊厳の根拠である」[8]。

　カントにとって，人間という類（人類）がもつ理性・自由・道徳の能力が尊厳の基礎であって，〔ヒトという〕単なる生物種に属することが尊厳の根拠なのではない。カントは個人の尊厳をその個人の理知性に依存させなかった。理性能力はけっして個人において十全に発展しうるのではない。理性の能力の十全な発展には無限の学習過程が必要である。しかるに一個人は死すべきものである。それゆえ人間の理性能力の実現は「人類史の目標であり課題である」[9]。こうしたブラウンのカント解釈をふまえて，答申は言う。「理性は個別的な人間のなかにおいてではなく，類として人間

---

6) 松田純「Enhancement（増進的介入）と「人間の弱さ」の価値」『続・独仏生命倫理研究資料集』千葉大学，2004年，p.164-176参照.

7) バイエルツ，前掲書，p.173.

8) Braun, K. *Menschenwürde und Biomedizin. Zum philosophischen Diskurs der Bioethik*. Frankfurt a. M./New York. 2000, S. 69.

9) Braun, a. a. O. S. 73.

性の歴史（人類史）全体のなかにおいてのみ十全に発展しうる」。この意味で，「人間性という概念をカントは人格内における人間性の統制的理念として，われわれに課せられた義務として展開した」（p.6）。

答申はブラウン的に解釈されたカントの「人間性の理念」を紹介しながら，個としての尊厳に尽きない尊厳概念にも言及している。

4．「人間の尊厳」の保護は誰に対して妥当するか？

この最後の問いはもっとも厄介である。とりわけ，体外授精によって母体外に存在するようになったヒト胚が「人間の尊厳」の保護範囲に含まれるかをめぐって，2001年ドイツは激しい議論にゆれた。それはES細胞研究のためにヒトの受精卵を破壊することが倫理的に許されるのかという論争であった[10]。本審議会も大激論を展開し，試験管内のヒト胚の取り扱いについて，ついに意見の一致を見ることができなかった。

本答申第1章IV－1（p.18-23）は，着床前のヒト胚が尊厳の保護の対象となりうるのかをめぐって，重要な論点整理を行っている[11]。

答申はまず，ドイツ基本法第1条の「およそ人間の尊厳は不可侵である」という規定をふまえ，人間の尊厳が認められる要件として，「人間である（Menschsein）」こと以上の前提——たとえば自己意識や知性をもっていること等——を必要としないという立場を明らかにする。したがって，「試験管内の胚も人間として発達する潜在的能力をもっている」以上，「ヒト胚を人間の尊厳の保護範囲から排除することはできない」との立場を鮮明にする。

問題はこの保護が無条件のものか，条件付きかというところにある。

α）「ヒト胚は無条件の保護に値するという立場」は，受精とともに発生する生命の発達を一つの連続的な過程としてとらえ，誕生前の人間も保

10）山﨑純「ドイツ生命政策はルビコン河を渡るか？」『創文』2002年2月，松田純「ES細胞研究をめぐるドイツの激論」『平成14年度環境対応技術開発等（バイオ事業化に伴う生命倫理問題等に関する）報告書』バイオインダストリー協会，2003年，p.23-36. http://www.jba.or.jp/katsudou/rinri-rep/H14-2.pdf 参照。

11）この部分の主たる起草者はおそらくホネフェルダー委員であろう。記述が氏の論文，例えばHonnefelder, Ethische Aspekte der Forschung an menschlichen Stammzellen. In: *Bonner Universitätsblätter 2001*, S. 27-32. などと酷似している。

護に値すると考える。それゆえ，保護に値することの始まりを受精以外の別の時点に設定することはどれも，「恣意的である」と批判する。しかも「尊厳の不可侵と生命の保護とは緊密に結びついている」として，胚も含めて「人間の生命はそのものとしていつでも尊厳を有していて，権利主体がすでに成立しているか否かに左右されない」と主張する (p.20-21)。

　β)「ヒト胚は発達段階に応じて保護に値するという立場」は「胚にはたしかに最初から人間の尊厳が属するのであるが，しかしこの尊厳は絶対的な生命保護までも命じるものではない」と考える。人間の尊厳は他のもろもろの基本的権利や価値や財（善）との比較考量を許さないが，生命保護については事情が異なり，胚の生命を絶つことが人間の尊厳の侵害になるとは限らないとする (p.21)。むしろ生命保護と他のもろもろの価値や基本的権利とを比較考量することは倫理的でもある。たとえば，廃棄される運命にある「余剰胚」から作成されたES細胞をもとに，難病を克服する画期的な治療法が開発され，多くの人命が救われる可能性がある，といった議論である。

　　「十全な保護を他の主体としての人間に義務づけるような資格は，人間のある特定の発達段階において初めて想定される。したがってヒト胚は，特にその発達の初期段階においては，派生的にのみ保護に値する」(p.21)。

　この立場のうちラディカルな型 (β-1) は，自己意識や理性などの能力の持ち主のみが権利主体としての人格であり，生命保護の対象となりうるという，いわゆる「パーソン論」である。これは「人間の尊厳」を「人間であるという性質」以外のものに依存させるという点で，「すべての人間は基本的に平等だという考え」(p.22) に反する。これは現在のドイツでは論外である。

　もう一つの型 (β-2) は，胚が保護される資格は発達とともに次第に高まるとするものである。重要な区切りとして，原始線条の形成による形態形成の開始などが挙げられるが，いずれも，一つの連続的発達のなかに恣意的な区切りを設定しようとするものという批判を免れない。

　実際に対立するのは α) と β-2) である。答申はこの両者の「共通点と差異」をまとめている。

二つの立場はいずれも人間の生命の始まりを受精の完了のなかに見て，人間の生命を初めから保護に値すると考える。したがって発生のどの時点においても，人間の生命を任意に処分できないものとみなしている。保護資格の漸次的段階説（β-2）に立つ者も，胚を「人格」とは区別されたモノとして任意に処分していいとは考えていない。初期段階の胚もモノとは違う特別な存在なのである。ここに両者の共通点がある。

両者の違いは，もろもろの善（財）が競合した場合の比較考量の際に露呈する。漸次的段階づけの見解（β-2）は，発達の初期段階において，胚の保護請求を上回る高次の目的（たとえば上記の難病の救済）に直面したとき，胚が保護に値することを比較考量することを是認する。この発達段階における胚には，後の段階に認められるような十全な道徳的地位を賦与する必要がまだないからという理由から。これに対して，α）の立場は，比較考量は同じランクの二つの善もしくは悪が葛藤した場合にのみ正当であると考える。たとえば，母体が危険に陥り，胎児（胚）を犠牲にする以外に母体を救命できない場合には，やむなく胎児の犠牲を容認せざるをえない。このようなケースにおいては，α）の立場も胚の生命保護請求が他のものと比較考量されうることを事実上認めている。この点にも共通性があると言える。

結局，問題はいかなる比較考量を倫理的に正当化できるか，という点に収斂する。しかし，この点での合意は困難であった。ヒト胚の道徳的地位とその取り扱いをめぐる対立の深さは，ES細胞の輸入を認めるか否かをめぐるは採決のなかで露呈した（輸入反対26：賛成12）。本答申もその亀裂の深さを露呈している。p.28-29の最後の文章に対して，訳注に示したように，7名の委員が反対し，最後まで不協和音を消すことはできなかった。

審議会答申は「現代医療の法と倫理」を扱ったものであるが，この第1部総論部は医療分野にとどまらず，広く民主主義的福祉国家の基本原理が論じられていると見ることができる。その意味でも，今後ひろく国際的討論のなかで参照される可能性がある。わが国においても，初めに述べたように，近年さまざまな法律や指針等にしばしば「人間の尊厳」原則が採り入れられるようになってきている。しかし，この言葉の中身がほとんど理

解されないまま，とりあえず"国際的な雛型"に従っているという感じさえする。これを受容するならば，この概念の歴史的な深みと，いま現在直面している論点を理解し，いかなる意味で受容するのかを明確にしなければならないであろう。

II　遺伝子情報の取り扱い

全体展望

「第II部　遺伝子情報の取り扱い」は議論が多岐にわたっている。論述の流れを見やすく示せば，以下のようになる。

　第1章：遺伝子技術と遺伝子検査法の発展の歴史と現況および将来予想，さらに遺伝子検査に対する国内外の法的規制の状況。

　第2章：遺伝子情報を取り扱う際の諸原則，それらをめぐる重要な論点。Iは総論。まず遺伝子情報がもつ特殊性を10点にまとめた（I-1, p.83-84）上で，次の4つの原則を掲げる。

　1　知る権利と知らないでいる権利（I-2）
　2　自発性の原理（I-3）
　3　差別からの保護（I-4）
　4　情報保護（I-5）

IIは各論で，次の6分野について個別に検討する。

　1　職場医療（雇用）
　2　保険
　3　人の遺伝子試料を用いた研究
　4　同意能力のない者に対する遺伝子検査
　5　遺伝子集団検診（スクリーニング）
　6　薬理遺伝学的診断

　第3章：遺伝子診断とそこから得られる情報の取り扱いを規制するさまざまな手立て。IIIで国家レベルの遺伝子診断委員会の設置，IVで遺伝子診断法（第4章で内容を提示）の制定を提案。

　第4章：第II部の検討結果の結論として，連邦議会に対して包括的な遺

伝子診断法の制定を勧告。

以上が全体の流れである。以下，注目すべき論点を中心にコメントする。

1．社会の遺伝子化による連帯社会の危機

第1章での客観的な状況分析をふまえて，第2章「Ⅰ-1　遺伝子情報の特殊性」は，遺伝子情報を受けとめる際の基本的な構えを記述している。通常の健康診断結果と比較して，遺伝子検査の結果がもつ特徴が簡潔にまとめられている（p.83-84）。遺伝子検査は，実際に発症する前から病気になることが分かってしまうという「際立って高い予測的能力をはらみ」ながら，他方で，病気の種類によっては「実際に発症するかについての予測はたいていはまだ不確実」という状況がある。遺伝子検査の結果を過大に受けとめてしまうと，さまざまな弊害が生じる。「遺伝子決定論」と呼ばれることが多いが，ここでは「社会の遺伝子化（Genetifizierung）」という表現が注目される。答申はこれを「医療化（medicalization）」の際立った現象ととらえている（p.84）。医療化とは，本来社会的に解決されるべき問題（たとえば差別）を「病気」や「疾患」として医学的に定義し，問題の責任を社会にではなく当の本人に押しつけ，問題を医療的手段等を用いて「解決」しようとすることを言う。遺伝子検査は病気や障害の原因を当人の遺伝子的素質と結びつけ，責任を個人化する。「遺伝子的にハンディを負った」人は暮らしぶりを自分の遺伝子の構成に合わせて，自分で自分のことをやれる状態をできるだけ長く維持し，共同社会にできるだけ負担をかけないようにし，できることなら同じ遺伝子的ハンディをもった子供を持たないよう配慮する。このような期待が世の中に蔓延する可能性がある。「予測的検査を実行し，遺伝子情報を公開し，あるいはスクリーニング計画に参加せよ」という社会的な圧力が生じて，こうしたことが「社会的に責任ある行為」とされるかもしれない。そうなると，社会的な相互扶助（連帯）システムが崩壊しかねないと答申は警告する（p.85）。

2．雇用における遺伝子検査

第2章は先に示した4つの原則を考察したあと，Ⅱで個別の6分野についてそれぞれ検討する。その多角的な考察の姿勢を雇用と保険に関する検討

解　説　　　　　　　　　　　225

を例に見てみる。

　雇用関係における遺伝子検査の利用についてわが国においては，遺伝子検査にもとづく雇用の差別は許されないという議論に終始している感がある。遺伝子的構成を理由にした不採用や解雇は重大な問題であることは確かだが，事はそう単純ではない。遺伝子検査の結果はたとえば職業性喘息など労働者の職業性アレルギーを事前にチェックし，労働安全衛生と適切な人員配置に役立つ可能性もある（p.100-101）。そうなれば，労働者にとって職場の選択と健康保持にプラスになるだろう（p.104）。ただし現在の遺伝子診断技術ではそれらを的確に予測できるとは限らないという問題がある（p.97）。また特定の遺伝子的素質をもった労働者を特定の職場から排除することによって，職場環境の改善など「労働安全衛生のための客観的な措置が空洞化する危険がある」（p.104）。

　答申は，このように，遺伝子検査が雇用差別に濫用されない手立てを当面優先させながらも，遺伝子診断技術の将来の発展も見据えて，きめ細かい議論を展開している。雇用場面や職場から遺伝子検査を一切排除すべきという単純な主張ではない点が注目される。

3．保険における遺伝子検査

保険についても同様に多角的な考察がなされている。わが国においては，保険契約への遺伝子検査の導入は許されないと言うことで生命倫理学者の役割は終わりと思われている。しかしこれだけでは事は済まない。「逆選択（Antiselektion）」（p.108）という問題がある。つまり，ホーム・テスト・キットを薬局などで購入し，自宅で簡単に遺伝子を調べることができるようになったら，ひそかに自己検査し，その検査からリスクを知った人が将来の生活に不安を抱き，生活防衛のために保険に加入するような状況が生まれる。保険会社はこれに対抗して，保険申込人と保険会社との間の「遺伝子情報のアンバランス」を是正しようとするだろう。この二つの傾向が互いに強め合って保険制度への遺伝子検査の幅広い導入を促進することが起こりうる（p.115）。

　遺伝子的素質を理由に保険加入を拒否されるということは由々しい事態である。答申は最終的には，第4章の4で「保険会社が予測的な遺伝子検

査の結果を請求したり受け取ったり利用したりすることを，法的規制の枠組みで禁止すること」を勧告する (p.182)。けれども同時に，保険制度を将来にわたって維持することにも配慮し，両面を見据えた議論を展開している。ただし将来の方向性については，いくつかの選択肢を例示するにとどまっている（たとえばp.121-122）。

4．法的規制の必要性

第3章では，まずIで遺伝子診断とそこから得られる情報の取り扱いを規制する必要性が確認される。すでに遺伝子診断がさまざまな形で普及しつつあるが，いますぐ行動を起こすならば，後追いになることなく効果的な規制が可能だ，今が「チャンス」だと強調している (p.142)。

先端技術がもたらす社会的あるいは倫理的問題に対しては，たいてい問題が広く発生するようになってから，やっと対応がなされる。既成事実によってつくられた一貫性のない状況を前提にして苦渋の判断が求められることもしばしばである。遺伝子診断分野において立法措置を含むすばやい対応によってチャンスを活かせという主張は，生命倫理の政策的対応において参考になるであろう。

IIでは規制の手立てとして，次の4点が検討されている。

1　質の確保
2　医療目的に限定する
3　医師の専属事項（Arztvorbehalt）
4　情報提供，説明，カウンセリング

1は遺伝子診断の際の安全性を確保し，技術的水準の高さを，診断の精度から，検査結果を解釈しそれを被検者に告知する際の質の高さにいたるまで確保する必要性があると提言する。

2では遺伝子検査の濫用を防ぐため，それを「医療目的に限定する」ことが提案される。「健康目的に限定する」とした場合は，「健康」概念の曖昧さからさまざまな問題が生じることを考慮した上での判断である。

3では，遺伝子診断を「医師の専属事項」とすることが検討される。ドイツのすべての医師は各州の医師会に所属することが法律によって義務づけられており，厳格な職業規則のもとにおかれている。遺伝子診断を「医

師の専属事項」とすれば，遺伝子検査の濫用を防止する効果的な手立てになると考えられるからだ。しかしこれには，将来の生活設計のために自分の遺伝子的構成を知る権利を抑圧するとか，医師以外の者が簡易な検査キットを製造販売する職業上の自由を抑圧し，「自由な検査市場の成立」を妨げるとの批判もある。答申はこれら賛否両論を検討した（p.153-154）上で，制限付の「医師の専属事項」とすることを提案している。具体的には，① 医療目的に役立つ検査，② 出生前検査，③ 被検者にとって危険であるかもしれない検査の三分野を医師の専属事項とし，それ以外のものについては別の形で品質を保証し濫用を防止する手立てを講じる必要があるとしている（p.157-158）。

4では，遺伝子検査の事前・事後における情報提供と説明とカウンセリングの必要性が論じられる。とりわけ人類遺伝学的および心理社会的なカウンセリングが，遺伝子検査が適切に利用されるために，きわめて重要であるとの認識から，カウンセリングの位置づけと制度的仕組みを多面的な視点から検討している。

Ⅲは，遺伝子検査が適切に運用されるよう実施施設を監視するための中央監視委員会設置の提案である。オーストリア，スイス，イギリスなどでの先行例が参考にされている。

Ⅳは，同じくオーストリアとスイスの先行例を参考に，「遺伝子診断法」制定の提言である。科学者や医師の職業団体の自治と責任に委ねるべきとの意見もあるが，遺伝子検査がそれらの団体の領分を越えて広がる可能性が大きいことから，やはり包括的な法規制が必要との結論である。

第4章で包括的な遺伝子診断法に盛り込まれるべき内容が簡潔にまとめられている。それは同時に，第Ⅱ部全体の検討結果をふまえた，連邦議会に対する勧告となっている。

遺伝子診断と遺伝子情報をめぐっては，わが国においてもすでにさまざまな問題が生じ始めている。本答申が勧告するように，問題が広がり，既成事実が作られてから後追い的な対応を迫られるのではなく，早めの対応が求められる。その際，基本の原理から始めさまざまな問題を多角的に検討した本答申は必読文献の一つになりうるであろう。

ドイツ連邦議会「現代医療の法と倫理」審議会答申目次

はじめに

A 序文

B 倫理的な準拠点と法的な準拠点〔上巻第Ⅰ部〕

1 人間の尊厳／人間の諸権利
1.1 「人間の尊厳」概念の歴史とその根拠について
1.2 国際法の概念としての「人間の尊厳」
1.3 憲法の原則としての「人間の尊厳」
1.4 「人間の尊厳」の内容に関わる論点
  1.4.1 「人間の尊厳」の保護は誰に対して妥当するか？
  付論　試験管内のヒト胚を扱う際の倫理的な規準
  1.4.2 「人間の尊厳」の保護はどんな内容をもつか？
  1.4.3 「人間の尊厳」を保証することが他の基本的な諸権利に対してもつ関係

2 個人倫理の準拠点と社会倫理の準拠点
2.1 法の基礎としての，道徳的確信と倫理的規準
2.2 医療における，合意可能な道徳的確信と倫理的規準
  2.2.1 個人に関して
    2.2.1.1 道徳的な基本的な確信と基本的な諸権利
    2.2.1.2 医療倫理学の諸原理
    2.2.1.3 研究倫理学の諸原理
  2.2.2 社会的な相互性に関して

        2.2.2.1　制度倫理学としての社会倫理学
        2.2.2.2　諸構造についての倫理学としての社会倫理学
        2.2.2.3　正　義
        2.2.2.4　自由と自己決定
        2.2.2.5　同権と非差別
        2.2.2.6　連　帯
        2.2.2.7　参　加
  2.3　法と倫理

C　テーマ別各論

1　**着床前診断**〔下巻第Ⅰ部　詳細目次は下巻〕
 1.1　はじめに
 1.2　体外受精と着床前診断
 1.3　着床前診断との関わりにおける出生前遺伝子診断の経験
 1.4　着床前診断

2　**遺伝子情報**〔上巻第Ⅱ部〕
 2.1　〔遺伝子検査と遺伝子情報をめぐる〕状況
  2.1.1　関連諸科学をめぐる現状
   2.1.1.1　発展の歴史と方法の開発
    2.1.1.1.1　概念の説明
    2.1.1.1.2　発展の歴史
   2.1.1.2　応用と需要
    2.1.1.2.1　個人に対する，診断および予防を目的とした検査
     2.1.1.2.1.1　細胞遺伝学的検査と分子遺伝学的検査
     2.1.1.2.1.2　診断的検査　対　予測的検査
     2.1.1.2.1.3　出生前検査
    2.1.1.2.2　遺伝子集団検査（スクリーニング）
    2.1.1.2.3　薬理遺伝学的診断
   2.1.1.3　将来的に予想される発展
    2.1.1.3.1　検査実施の拡大

         2.1.1.3.2 診断の可能性と治療の余地との間にある隔たり
         2.1.1.3.3 DNAチップ技術
    2.1.2 国内外の法的規制

2.2 議論状況と評価
  2.2.1 全般的な視点
    2.2.1.1 遺伝子情報の特殊性
    2.2.1.2 知る権利と知らないでいる権利
    2.2.1.3 自発性の原理
    2.2.1.4 差別からの保護
    2.2.1.5 情報保護
  2.2.2 特殊な適用分野，および特殊な問題をはらんだ領域
    2.2.2.1 遺伝子診断と職場医療
      2.2.2.1.1 職場医療上の検査
      2.2.2.1.2 職場医療における遺伝子検査の導入
      2.2.2.1.3 法的規制
      2.2.2.1.4 検査の目的
        2.2.2.1.4.1 被雇用者の側から提起する分子遺伝学的検査
        2.2.2.1.4.2 雇用者の側から提起される分子遺伝学的検査
        2.2.2.1.4.3 第三者を保護するための分子遺伝学的検査
      2.2.2.1.5 技術発達の見通し
      2.2.2.1.6 基本的な保護目標
        2.2.2.1.6.1 自発性の原理
        2.2.2.1.6.2 労働安全衛生のための客観的な措置 対 被雇用者の選別
        2.2.2.1.6.3 差別防止
        2.2.2.1.6.4 情報保護
    2.2.2.2 遺伝子診断と保険
      2.2.2.2.1 遺伝子検査とリスク査定
      2.2.2.2.2 保険分野への遺伝子分析の導入
      2.2.2.2.3 法的規制
      2.2.2.2.4 将来展望

       2.2.2.2.5　保険分野における遺伝子検査利用の拡大がもたらすもの
        2.2.2.2.5.1　情報について自己決定する権利と知らないでいる権利
        2.2.2.2.5.2　遺伝子差別
        2.2.2.2.5.3　検査実施への影響
        2.2.2.2.5.4　社会保険への影響
        2.2.2.2.5.5　逆選択の危険
        2.2.2.2.5.6　保険数理的公平　対　道徳的公平
       2.2.2.2.6　規則化の選択肢
      2.2.2.3　人の遺伝子試料を用いた研究
      2.2.2.4　同意能力をもたない者に対する遺伝子検査
      2.2.2.5　遺伝子集団検診（スクリーニング）
       2.2.2.5.1　遺伝子集団検診の利点とリスク
       2.2.2.5.2　医療目的に役立つ検査に制限する
       2.2.2.5.3　説明とカウンセリング
       2.2.2.5.4　ヘテロ接合体スクリーニング
      2.2.2.6　薬理遺伝学的診断
       2.2.2.6.1　安全性
       2.2.2.6.2　自発性とインフォームド・コンセント
       2.2.2.6.3　情報保護とプライバシー保護
       2.2.2.6.4　スティグマ化と差別
       2.2.2.6.5　配分的正義

 2.3　規制化の必要性と可能性，および規制の提言
  2.3.1　規制化の必要性と行動の必要性
  2.3.2　規則化のさまざまな可能性，および規制を社会のなかで徹底して
        いくための手立て
    2.3.2.1　質の確保
     2.3.2.1.1　新しい遺伝子検査の許可
     2.3.2.1.2　検査実施・解釈・結果告知における質の確保
    2.3.2.2　医療目的に限定する
    2.3.2.3　医師の専属事項
     2.3.2.3.1　全般的な医師の専属事項，制限付の医師の専属事項，

　　　　　　　専門医の専属事項
　　2.3.2.3.2　医師の専属事項への賛否両論
　　2.3.2.3.3　医師の専属事項の法制化に関する本審議会の提言
　　2.3.2.3.4　医師の専属事項と出生前遺伝子検査
　2.3.2.4　情報提供，説明，カウンセリング
　　2.3.2.4.1　情報，説明，インフォームド・コンセント
　　2.3.2.4.2　人類遺伝学的カウンセリング
　　2.3.2.4.3　心理社会的カウンセリング
　　2.3.2.4.4　情報提供・説明・カウンセリング〔のあり方〕と検査利用との関係
　　2.3.2.4.5　不足するキャパシティ
　　2.3.2.4.6　情報提供・説明・カウンセリングの質が良いこと
　　2.3.2.4.7　誰が情報提供・説明および／またはカウンセリングを行うべきか？　必要な資格と制度的しくみ
　　2.3.2.4.8　情報提供と説明とカウンセリングにおける質の監督
　　2.3.2.4.9　カウンセリングを受ける義務　対　カウンセリングを提供する義務
　　2.3.2.4.10　情報と説明に対する社会的需要
　2.3.3　遺伝子診断委員会
　2.3.4　遺伝子診断法

2.4　評価と提言

　　　　　D　議論と参加〔下巻第Ⅱ部　詳細目次は下巻〕

1　民主主義的な諸要求
2　提　言

　　　　　E　残された課題〔下巻第Ⅲ部〕

1　規則関係
　1.1　〔資源〕配分

1.2　同意能力のない者に対する研究
　1.3　死に寄り添うことと死を助けること〔安楽死〕
　1.4　移植医療

2　横断的テーマ
　2.1　医師－患者関係

F　倫理的議論をさらに前進させるための全般的な提言〔下巻第Ⅳ部〕

1　作業方法と手続き
　1.1　立法手続きと決定手続きに伴う
　1.2　議論の分かれるテーマにおける調整手続きと記述方法

2　公衆との対話
3　ドイツにおける倫理的論争の構造と外国におけるそれ

G　付　録

1　委員による特別な意見表明
　1.1　「B1人間の尊厳／人間の諸権利」最終文書についてのRainer Beckmann, Prof. Dr. Honnefelder, Hubert Hüppe, Dr. Otmar Kloiber, Werner Lensing, Prof. Dr. Johannes Reiter und Dr. Gerhard Scheu委員の特別意見
　1.2　「着床前診断」章「C1.4.5.2提言」についてのWerner Lensing委員の特別意見
　1.3　「現代医療の法と倫理」審議会答申全体についてのMonika Koche委員の特別意見

2　委員による寄稿
　2.1　Prof. Dr. Linus Geisler「変貌しつつある医師－患者関係——対話原理の強化」
　2.2　Prof. Dr. Ernst Luther/Dr. Ilja Seifert「健康・病気・障害についての

社会の認識」

3　文献一覧

4　用語説明
　　（以下略）

監訳者あとがき

　本訳書のきっかけは，2001年ドイツに滞在中，ES細胞研究（治療用クローン研究）をめぐる激しい議論に遭遇したことにさかのぼる。当時ドイツ連邦議会「現代医療の法と倫理」審議会は，その政策決定に直接影響する重要な論戦の舞台となっていた。わたしがお世話になったホネフェルダー教授が本審議会の委員を務めていた。審議会の活動について質問した折，教授は審議会を傍聴させてもいいと約束して下さった。傍聴は帰国2日前にようやく実現した。その日の議題が本書第II部「遺伝子情報」の原稿の最終仕上げであった。あの日，帝国議事堂委員会室において展開されていた議論がいまこのような形で日本語に置き換わったことに，不思議なめぐり合わせを感じる。ドイツ人にも稀にしか認められない傍聴の機会を作って下さったホネフェルダー教授と，それを許可して下さったマルゴット・フォン・レネッセ会長には心から感謝している。会長からは，さらに翻訳の許可を頂き，日本語版への序文まで寄せて頂いた。重ねて感謝申し上げたい。

　審議会は学際的な委員構成になっていて，「文理融合型」の多角的な検討を行った。翻訳者の側にそれにふさわしい構えをとれなかったのは残念である。そのためさまざまな疑問に，各専門分野の先生方のお手を煩わすことになった。分子生物学や遺伝子技術については加藤憲二教授（静岡大学理学部・地球環境微生物学）にお世話になった。また静岡大学遺伝子実験施設ではPCR法（p.59訳注）やDNA組換え実験などを体験させて頂いた。法律学の概念については秋葉悦子助教授（富山大学経済学部・刑法学）にお世話になった。ここに名前をあげない方々も含めて厚く感謝申し上げたい。

　本答申の内容を初めて紹介させて頂いたのは，科学研究費プロジェクト

「独仏生命倫理研究会」の席であった。加藤尚武先生，飯田亘之先生はじめメンバーの方々から貴重なご教示を頂いた。本訳業を励まして頂いたことに厚く感謝申し上げたい。

　最後に知泉書館の小山光夫社長には今回も大変お世話になった。他の仕事に力を奪われ遅々として進まない翻訳作業に対して，「定期便」のようにやってくる叱咤激励に促されて，ようやくここに辿りついたというのが実感である。本巻のテーマ「遺伝子情報」の取り扱い，下巻のテーマ「受精卵診断」は，いずれもわが国においても，日々の報道で分かるように，緊急の課題である。本答申の内容が早く日本に紹介されないと，日本における論議に重大な欠落，場合によっては歪みさえ生じるのではないかという思いがわたしにはあった。この緊要性を小山社長が理解して下さったお陰で，本書は陽の目を見るに至った。心から御礼申し上げたい。

2004年6月

監訳者　松　田　　純

翻訳分担

日本語版への序文　松田純
第1部　松田純・小椋宗一郎
第2部第1-3章　中野真紀・松田純
第2部第4章　松田純
文献一覧・索引　小椋宗一郎
原書目次　松田純・小椋宗一郎
（全体を通じて補正・統一・訳注作成は松田が行った）

人名・団体名等索引

アーペル，カール=オットー　7
アーレント，ハンナ　26
アベンティス社　123
アメリカ食品医薬品局（FDA）　74
イギリス国防省　97
イギリス保険者協会（ABI）　113
イギリス保健省　113
医師および疾病保険連邦委員会　157
遺伝医学同業組合（ドイツ）　146，148
遺伝学と保険委員会（GAIC，イギリス）　113
「遺伝子技術の利点とリスク」審議会（ドイツ）　80, 94, 111, 116, 173, 159, 165
遺伝子検査に関する特別調査委員会（NIH，米国立衛生研究所）　146
イリッチ，イヴァン　84
ヴェーバー，マックス　42
ウェルカム・トラスト財団　73
ヴォルフ，ゲアハルト　168
ウルリッヒ（Ullrich, A.）　74
欧州連合理事会　3, 36, 39, 78-79, 92, 114, 150, 159

科学技術の発達がもたらす結果についての研究のためのヨーロッパ・アカデミー　152
家族計画および人生計画のための福音教会会議　164
カラ・カウンセリング・センター　164
カント，イマニュエル　5-8, 43
キルヒナー＝アスブロック（Kirchner-Asbrock, E.）　167
ゲヴィルト，アラン　7

ゲノム分析に関する連邦と各州合同作業部会（ドイツ）　80, 111
研究開発型製薬企業連盟　138
広報活動および倫理的諸問題検討委員会（ドイツ人類遺伝学会）　129
国連　3, 10
コルフ，ヴィルヘルム　41-42

ザンケンとバルテス　65
シェフスキ（Schoffski, O.）　108
シュタルク，クリスティアン　15
シュミトケ（Schmidtke, J）　65
ショーペンハウアー　6
人類遺伝学諮問委員会（HGAC，イギリス）　97, 109, 177
生物医学と行動研究における被験者保護のための国家委員会（米国）　36
世界医師会　39
世界保健機関（WHO）　87
ゾラ，アーヴィング・ケネス　84

デコード・ジェネッティックス社　124
デューリヒ，ギュンター　24-25
ドイツ学術振興会（DFG）　61, 144, 152-53, 178
ドイツ産婦人科学会　146
ドイツ周産期医学会　146
ドイツ人類遺伝学会（DGfH）　66, 129, 133, 146, 148, 159, 164, 167
ドイツ保険協会（GDV）　109
ドイツ連邦医師会　61, 80, 168
ドイツ連邦遺伝医学連盟　55, 158, 168
トゥーゲントハット，エルンスト　7

ナフィールド生命倫理審議会（イギリス）　177
ニパート（Nippert, I）　145-47

ハーバマース，ユルゲン　7-8
バイエルツ（Bayertz, K.）　120, 219
パスカル，ブレーズ　5
ビーチャムとチルドレス　36
ピコ・デラ・ミランドラ　4
ヒトゲノム研究の倫理的・法的・社会的影響に関するワーキンググループ，遺伝子検査に関する特別調査委員会（NIH：米国立衛生研究所とエネルギー省）　146
ビリングス（Billings, P. R.）　118
プーフェンドルフ，サミュエル　5
フォイアシュタイン（Feuerstein, G.）　136
ブローダーとヴェンター　72
フロスト＆サリバン社　71
ヘフェ，オットフリート　43, 47
ヘン，ヴォルフラム　77
ベンダ委員会　80
ホイス，テオドア　15
ホネフェルダー　xiii, 220
ホフマン，ハッソー　16
ホフマン・ラロシュ社　124

マックス・プランク生化学研究所　74
マルクス，カール　5
マルゴット・フォン・レネッセ　vii-ix, xii-xiv

ユネスコ　3
ヨーロッパ人類遺伝学会（ESHG）　69, 131

ラコルム（LACORM）　123
ルーマン，ニクラス　15
連邦および各州情報保護委員会（ドイツ）　89, 94-95, 106-07, 125-27, 132-33

連邦家庭・高齢者・女性・青年省（ドイツ）　169
連邦議会・技術結果アセスメント局（ドイツ）　115, 174
連邦憲法裁判所（ドイツ）　19, 23, 25, 32
連邦保険監督庁（ドイツ）　121
連邦保健省倫理委員会（ドイツ）　80, 111, 127
連邦文部科学省（ドイツ）　77
ロールズ，ジョン　43

事項索引

あ 行

α-1アンチトリプシン欠乏症　100
アイデンティティ　→　同一性
アデノーマ・ポリープ　114
アナウンスメント効果　156-57
アメリカにおける安全かつ有効な遺伝学的検査の施行（NIH：米国立衛生研究所ほか）　147
アメリカ障害者法（ADA）　92, 102, 105
アメリカ人権宣言　5
アルツハイマー病　62-63, 75, 114
アレルギー　100
安楽死　6, 12
ES細胞（研究）　xiv, xvi, 220, 222
EU基本権憲章　11
生きる権利　6, 14, 22, 27-28　→　基本法第2条
生きるに値しない生命　12, 17
医師−患者関係　37, 41, 152
医師の専属事項　150-58, 178, 184
医師賠償責任法（ドイツ）　77
遺伝カウンセリング　→　カウンセリング
遺伝カウンセリング指針（ドイツ連邦遺伝学連盟）　168
遺伝子
　——化　84, 187　→　医療化
　——決定論　187
　——検査法案（ドイツ）　178
　——差別　79-80, 90-92, 97, 105, 117-18, 122, 143, 182-83　→　烙印（スティグマ）
　——情報保護法案（ドイツ）　94
　——診断委員会　158, 176-78, 187　→　倫理委員会
　——プライバシー法案（米国）　128
遺伝子検査実施規程（ABI：イギリス保険者協会）　113
遺伝子検査における自己決定の確保に向けた提案（ドイツ連邦および各州情報保護委員会）　125
遺伝子的素質　26, 52, 57, 59, 71, 74, 85-86, 90-91, 98, 100-05, 140, 151-53, 155, 161, 163
遺伝子的ハンディ　85　→　遺伝子差別，烙印（スティグマ）
医療化　84, 90, 102, 151　→　遺伝子化
医療目的　35-36, 51-52, 79, 150-52, 155, 157
医療用製品法（MPG，ドイツ）　78-79, 148　→　ホーム・テスト・キット
医療倫理学　35
In-vitro診断用機器に関する1998年10月27日付欧州議会・欧州連合理事会指令　78
インフォームド・コンセント　10, 26, 36, 39, 70, 88-89, 104, 124-26, 136-37, 146, 156, 159, 161, 165-66, 174, 181　→　同意能力のない人
運動感覚神経障害　114
エートス　→　倫理観
欧州連合理事会による生物医学に関する人権協約（「生物学および医学の適用に関する人権と人間の尊厳との保護のための協定」1997年10月4日）　11,

36, 39-40, 92, 99, 114, 150, 159
オーストリア遺伝子技術法　79, 98, 112, 152, 173, 176, 184
オランダ健康診断法　99, 112
恩恵（すべての行いを患者の治療目的に捧げる）　35-36

か行

階級別医療，二階級医療　119, 140, 157
下院の科学技術委員会による報告書「遺伝学と保険」に対する政府回答（イギリス保健省）　113
カウンセリング（遺伝カウンセリング）　56, 70, 77-80, 95, 99, 114, 119, 127-28, 132-34, 141-44, 154-55, 158-75, 185　→ 非指示性，多元性
　　人類遺伝学的――　70, 141, 158, 161-62, 165, 170, 184-85
　　心理社会的――　141, 158, 162-72, 184-85
　　――・ファンド　185-86
価値　5-8, 12-13, 15, 17, 21, 23-24, 27, 31-33, 36, 41-42, 45
　　――観　27, 31, 162, 168
　　――の実践的な順位づけ　36
葛藤　6, 14, 23, 28, 86, 170
　　心理的な――　160, 162
　　妊娠をめぐる――　28
鎌形赤血球貧血症　54, 97
癌（がん）　64
がん遺伝子　61-63, 75-76, 114, 163, 165-66
環境　33, 35, 62, 72, 76, 110, 130
　　職場――　100-01, 104, 139
冠動脈疾患，卒中発作　64
基本的諸権利の一覧表　31
基本法第1条　12-13, 15-18, 28, 31-32, 34, 48
基本法第2条　14, 34　→ 自由権，生きる権利，身体を害されない権利，人格権，人格の不可侵性
基本法第3条　14, 45, 85　→ 平等，障害による非差別
基本法第4条　34　→ 世界観
基本法第5条　34　→ 研究の自由
基本法第14条　35
基本法第19条　15
基本法第20条　46　→ 社会福祉
基本法第79条　13, 32
帰結主義　3
義務　3, 6-8, 12-13, 18, 20-21, 24, 29, 33-37, 41, 43-44
義務の衝突　→ 葛藤
義務論　3
逆選択　107-08, 115, 119-20
客体化　6, 14, 24, 25　→ 道具化
業績　→ 能力
魚鱗癬，尋常性　63
キリスト教　4-5, 12-13, 32
筋ジストロフィー　54, 63, 68, 114
薬の望ましくない作用（副作用）　38, 57, 68, 72, 135-37
クラインフェルター症候群（47，XXY）　166
ケア　26, 36, 46, 88, 163, 172
刑法　48, 90, 157, 186
刑事訴訟法　77-78
血栓症（第V因子欠損症）　63
権原（Titel）　22
権利の衝突　→ 葛藤
研究
　　――の自由　15, 34, 37-40　→ 基本法第5条
　　本人以外のところで役立つ――　11, 24, 36-40, 128-29, 181
　　胚を消耗する――　36
　　未成年者を対象とする――　39　→ 同意能力のない人
　　――倫理学　37
健康目的　79-80, 114, 150-51
健康保険法（ドイツ）　77
「現代医療の倫理と法」審議会（ドイツ

事 項 索 引

連邦議会） xv
公共的な行動　42-43
高血圧症　134
高コレステロール血症　68
拘束的，拘束力　3-4,7,9,13,27,32-33,42,47
公平（fairness）　120
功利主義　43
国際法　10,11
「子供の障害が予期される際の妊婦カウンセリングのための基準整備」モデル・プロジェクト（ドイツ）　170
コミュニケイション　7-8,16,47
→　社会的合意
コンテクスト　3-5,7

さ 行

財　13,20-21,23,43,120　→　善
差違化　118,121
臍帯穿刺　67
細胞遺伝学的検査　51,55,58,64,97
差別　→　障害による非差別，人種差別，遺伝子差別
死　24,41,48
CEマーク　78,79
私化（Privatisierung）　42
自己意識　9,10,19,22
自己決定(権)　5-6,26,34,37,43-44,146,154,173　→　インフォームド・コンセント
　情報についての――　85-86,93-95,106,116,120,126,129,142-41,43,181
自己決定ならびにインフォームド・コンセントに関して提案される倫理指針（WHO）　87
自己規制　94,109,178-79
自己責任　86,120
自己目的性　5-6,20
自然主義化　9
自発性（の原則）　85,87-90,104,134,137,162,183
市民協約（1966年の「市民的および政治的権利に関する国際規約」）　10-11
社会的な相互性　31,40-41
社会的合意　8,32-33,48
社会福祉　35,43,45
社会倫理学　40-44,47
自由権　11,14,25-28,34,43-44,47
→　人格権，基本法第2条，研究の自由
絨毛生検　56,66-67,77,145
受精卵　→　体外受精
受胎前診断〔卵子診断〕　58　→　着床前診断
出生前診断，出生前遺伝子検査　53-54,57-58,64,67-69,78,85,94,112,145-46,150,152,155-61,164-75,184
守秘義務　35-36,154,176,186
障害による非差別　12,15,26,45,90,102,105-06,150,157,166-70　→　基本法第3条，アメリカ障害者法，アナウンスメント効果
承認論　→　コミュニケイション論
情報保護　52,92-95,106,124-27,133,138-39,142,183-86
　――法　95,106,124-27,142-43,149,186
職業倫理　31,35,37,48　→　自己規制
職場医療　91,96-107,143,183
知らないでいる権利　85-87,116,125,129,181,184
自律　6-7,33,35-36
知る権利　85-87,125,153,181
人格　6,11,14,19,21-22,33,39,43
　――権（プライバシー権）　14,25,26,33-34,44,52,85,92,116,129,153,155　→　基本法第2条，プライバシー保護
　――的発展　33-34
　――の不可侵性　11,14,25-26
　→　統合性，被験者の不可侵性

事 項 索 引

唇顎口蓋裂　64
神経管閉鎖障害（二分脊椎）　64,66,156
人工授精　→　体外受精
人種差別　12,83,139,145
身体を害されない権利　14,26,28,34　→　基本法第2条
スイス「人に対する遺伝子検査に関する連邦法案」　79,99,112,128,149-50,152,173,176-78
膵繊維症　52,60,66-67　→　囊胞性線維症
スクリーニング（遺伝子集団検診）　53-54,58,67-71,74,85,96,98,130-34,143,146,176-77,183,187　→　トリプル・マーカー・テスト，ヘテロ接合体検査
スティグマ　→　烙印
正義　9-10,13,36,42-46
脆弱X症候群　68
政治参加　43,46-47
正当防衛　28
制度倫理学　41
生物特許　xvi
世界観　4,12-13,32　→　基本法第4条，価値観，多元性
世界人権宣言　10
責任　20,33,37,41,48,174
世俗化，世俗的　4,5,7,13
世話法　39-40
善（Gut），善きもの　13,21,23,25,33-34,36,43　→　財
潜在的な利益　39-40
染色体検査　55-56,64,75
臓器の摘出　26,48
相互性　→　社会的な相互性
損害としての子　→　ロングフル・バース
尊厳　4-6,9　→　人間の尊厳

た　行

第Ⅰ～Ⅳ層試験（治験）　37-38,136
体外受精　18-19,58,80　→　ヒト胚
体外診断用医療機器に関する1998年10月27日付欧州議会の指令」　144
「胎児異常の診断後の意志決定（DADA）」BIOMED2プロジェクト　166
胎児性赤芽球症　54
胎児皮膚生検　67
胎児の選別　→　妊娠中絶，優生学（積極的な——）
大数の法則　110
大腸癌　62-63,75,165
大腸ポリポーシス　63
多因子性遺伝病　57,62,64,115
ダウン症候群　58,65,156
多元性　9,13,42,46
地位，人間の特別の地位　4,14,16,19-23,26,29,32-34,48
——論　15-16
チップカード　186　→　情報保護
着床前診断　xv-xvii,57-58,68-69,78
DNAチップ　59,76-77,103,138,164,185
データバンク　122-24,133,138
テーラーメイド医療　57,73,135,140
癲癇　102
同意　→　インフォームド・コンセント
同意能力のない人　11,26,36,39-40,127-29,160,181
同一性，アイデンティティ　11,20,46,84,93,155　→　人格
道具化　6,10,38-40
同権　43-45,47　→　平等
統合性，身体と生命の　34　→　基本法第2条
道徳的確信　11,23,31,33,41-42
糖尿病　63-64,75

事 項 索 引

徳　37, 42
トリソミー　58, 166
　13——　66
　18——　66
　21——　→　ダウン症候群
トリプル・マーカー・テスト　65, 145, 179

な 行

名宛人　33
内泌腫瘍症　114
ナチズム, 国家社会主義　10, 12, 17, 31-32, 35
乳癌　61-63, 74-76, 91, 114, 163, 166
妊娠中絶　19, 23, 28, 69, 78, 155-56, 160-61, 166-67, 169, 173
囊胞性線維症　54, 63, 67-69, 76　→　膵線維症
ヒューマニズム, 人文主義　4, 13
能力または業績 (Leistung)　4, 14-16, 46
　——論　4, 15-16
ニュルンベルク綱領　10, 35
人間の尊厳　213-23
　——の不可侵　4, 6, 9, 11-14, 18, 20, 23, 25-27, 31, 35
　——の普遍性 (普遍主義)　4, 8, 10, 13, 14, 16
人間の尊厳の変更不可能　4, 25, 31-32
人間の不完全性　17
脳死　48
大腸腺腫症　165

は 行

バイオエシックス　xviii
白内障　64
パーソン論　221
発症前検査　52
病気 (概念的説明のある箇所のみ)　51-53, 83-85

ハンチントン病　54, 60, 63, 86, 96, 109-10, 113-14, 129, 163
ピア・レビュー　147
比較考量　4, 13, 15, 21-23, 27, 36-37, 43, 221-22　→　葛藤, 人間の尊厳の不可侵
PCR 法　59　→　マルチプレックス (PCR) 法
被験者の不可侵性　87, 127, 129　→　統合性
非対称的関係　35
ヒトゲノム計画　53-54, 75, 122
ヒトゲノムと人権に関する世界宣言　92
ヒトゲノム保護に向けたユネスコ宣言 (1997年)　80
ヒト胚, 胚　9, 18-23, 28-29, 221-22
　——の発達に応じた段階づけ　9, 21-23, 221-22
非指示性 (カウンセリングの——)　162, 169
平等, 不平等　5, 9-10, 14-15, 22, 25-26, 28, 43, 45-46, 90-91, 118, 140　→　基本法第 3 条
フェニルケトン尿症　54, 63
フェミニスト　8
副腎性器症候群　63
普遍主義, 普遍妥当性, 普遍化可能性　8-9, 13-14, 42-43, 47　→　人間の尊厳の普遍性
病理学化　140　→　医療化, 遺伝子化
品質改善サークル　172
プライバシー保護　116, 136, 138, 142-43, 182　→　人格権, 遺伝子プライバシー保護法案 (米国)
文化相対的　8
分子遺伝学, ——的検査　51-60, 64-71, 76-77, 83-84, 97, 100-05, 109, 135, 144, 148-49, 153, 172, 178
ヘテロ接合体検査　52, 54, 57, 69, 133-34, 151, 183

ヘモクロマトーシス（血色素沈着症）
　　63,68-71
ヘルシンキ宣言　39-40
ベルモント報告　36
防御権　26,44
法定疾病者保険法　71
膀胱癌　100
法律の留保　141
ホーム・テスト・キット（インターネット上での遺伝子検査の商品化）
　　115,119,123　→　医療用製品法
保険
　公的健康——（社会——）　75,78,
　　107-08,115-16,119,122,146,156-
　　58,177,185
　私的——　106-22,130,139,143,
　　177,182
　私的——におけるゲノム分析の利用に反対する連邦参議院決議（ドイツ，2000年11月）　111
　——契約法（VVG）　109,111
　——数理　110,120
ポリジーン疾患　62,75

ま　行

マルチプレックス（PCR）法　164
　　→　PCR法
マルファン症候群　63
民主主義　27,46　→　基本法第20条
民法618条（ドイツ）　105,183
無危害（決して傷つけてはならない）
　　35-36
網膜芽細胞腫　63
持ち回り検査（リレー視察）　148,172

や　行

薬事法（ドイツ）　39
薬理遺伝学的な検査または診断　52,
　　57-58,71-75,103,134-40,143
優生学　131,134,150
　——的差別　84
　積極的な——　155
幽門狭窄　64
融和統合　45,47,90
羊水穿刺　54,56,58,64,66-67,78,145
予測的遺伝子検査（発症前診断）　52,
　　57,60-62,75,79-80,84-86,91,99,
　　101,103,106,109,112,114,117,127,
　　132,140,150,159-61,178,182,184
四原理　36

ら　行

ライフ・スタイルまたは生活設計
　　44,62,132,150,152,158
　——のための遺伝子検査　151-58
烙印（スティグマ）　24-25,91-92,
　　130,136,139,143,150,175,182,187
卵巣癌　114
リスク　38-39
　——構造調整（RSA）　115-16
　——査定　107-09,112,116,122
倫理委員会　38,40,95,129,137,177
　　→　遺伝子診断委員会
類，人類，類的存在　6,11,14,19,33
連続性　20
連帯　43,45-46,85,111,116,120,122,
　　156-57,216-17
労働安全衛生法　96,105,183

松田　純（まつだ・じゅん）（監訳）
1972年静岡大学人文学部哲学専攻卒業，1979年東北大学大学院文学研究科倫理学専攻博士課程修了．東北大学助手をへて現在静岡大学教授．文学博士．1990-91年ドイツ，テュービンゲン大学哲学部客員研究員，2001年ボン大学「科学と倫理のための研究所」，ドイツ連邦文部科学省「生命諸科学における倫理のためのドイツ情報センター」客員教授．
〔主要著作等〕『神と国家――ヘーゲル宗教哲学』創文社，1995年，2003年補正版，論文「Enhancement（増進的介入）と「人間の弱さ」の価値」（『続・独仏生命倫理研究資料集』千葉大学，2004年），ヘーゲル『宗教哲学講義』（翻訳）創文社，2001年など．

中野真紀（なかの・まき）
1993年獨協大学外国語学部ドイツ語学科卒業，1999-2002年ボン大学付属ドイツ語コースおよび東洋言語翻訳科（日本語・韓国語専攻）で研修．2003年より製薬会社勤務の傍ら，ドイツ語翻訳，英語・韓国語の校正も手がける．

小椋宗一郎（おぐら・そういちろう）
1996年明治大学政経学部卒業，2001年静岡大学人文社会科学研究科修士課程修了．現在一橋大学社会学研究科博士課程在学．2003年4月よりボーフム大学ヘーゲル研究所留学．
（翻訳）ヒレ・ハカー「フェミニスト生命倫理学」（松田純と共訳，『続・独仏生命倫理研究資料集』千葉大学，2004年）など．http://www.geocities.jp/s_booker_o/index.htm に「ドイツと日本，世界での妊娠中絶問題」などを特集．

〔人間の尊厳と遺伝子情報〕　　　　　　　ISBN4-901654-35-7
2004年7月20日　第1刷印刷
2004年7月25日　第1刷発行

監訳者　松　田　　　純
発行者　小　山　光　夫
印刷者　藤　原　良　成

発行所　〒113-0033 東京都文京区本郷1-13-2
　　　　電話(3814)6161　振替 00120-6-117170
　　　　http://www.chisen.co.jp
　　　　　　　　　　　　　　　株式会社　知泉書館

Printed in Japan　　　　　　　　　印刷・製本／藤原印刷